核医学医师规范化培训指导用书

核素显像临床应用实例系列丛书

Radionuclide Imaging Used in Skeletal Diseases

骨骼系统疾病核素显像临床应用

丛书主编　王　茜　王雪梅

丛书主审　王　铁

分册主编　王　茜　李　原　姚稚明

分册副主编　李河北　杨　芳

北京大学医学出版社

GUGE XITONG JIBING HESUXIANXIANG LINCHUANG YINGYONG

图书在版编目（CIP）数据

骨骼系统疾病核素显像临床应用 / 王茜，李原，姚稚明主编 . —北京：北京大学医学出版社，2023.12

ISBN 978-7-5659-3045-4

Ⅰ.①骨…　Ⅱ.①王…②李…③姚…　Ⅲ.①骨疾病－核医学－影像诊断　Ⅳ.①R680.4

中国国家版本馆 CIP 数据核字（2023）第 228521 号

骨骼系统疾病核素显像临床应用

主　　编：王　茜　李　原　姚稚明

出版发行：北京大学医学出版社

地　　址：（100191）北京市海淀区学院路 38 号　北京大学医学部院内

电　　话：发行部 010-82802230；图书邮购 010-82802495

网　　址：http://www.pumpress.com.cn

E-mail：booksale@bjmu.edu.cn

印　　刷：北京信彩瑞禾印刷厂

经　　销：新华书店

策划编辑：高　瑾

责任编辑：梁　洁　　责任校对：靳新强　　责任印制：李　啸

开　　本：889 mm×1194 mm　1/16　　印张：12.75　　字数：388 千字

版　　次：2023 年 12 月第 1 版　2023 年 12 月第 1 次印刷

书　　号：ISBN 978-7-5659-3045-4

定　　价：98.00 元

编者名单

丛书主编 王　茜　王雪梅

丛书主审 王　铁

主　　编 王　茜　李　原　姚稚明

副 主 编 李河北　杨　芳

工作秘书 赵赟赟　陈津川

编　　者（按姓氏笔画排序）

卫　华	山西医科大学第一附属医院	张　丽	首都医科大学附属北京世纪坛医院
王　茜	北京大学人民医院	张　娟	首都医科大学附属北京同仁医院
王　铁	首都医科大学附属北京朝阳医院	张卫方	北京大学第三医院
王雪梅	内蒙古医科大学附属医院	张连娜	北京积水潭医院
	中国科学技术大学附属第一医院	张建华	北京大学第一医院
王　巍	首都医科大学附属北京友谊医院	张毓艺	北京积水潭医院
文　哲	首都医科大学附属北京世纪坛医院	陈　钊	北京大学第一医院
代文莉	宜昌市中心人民医院	陈春雨	吉林国文医院
兰晓莉	华中科技大学同济医学院附属协和医院	陈津川	北京大学人民医院
任　凌	北京电力医院	陈紫薇	北京积水潭医院
刘　萌	北京大学第一医院	陈皓鋆	厦门大学附属第一医院
江春亭	北京大学第三医院	武　萍	山西医科大学第一附属医院
许燕峰	首都医科大学附属北京友谊医院	武志芳	山西医科大学第一附属医院
孙　龙	厦门大学附属第一医院	范　岩	北京大学第一医院
孙楚楚	北京电力医院	岳明纲	北京大学人民医院
严　凯	宜昌市中心人民医院	周　欣	北京大学肿瘤医院
李　囡	北京大学肿瘤医院	郑玉民	中日友好医院
李　眉	首都医科大学附属北京同仁医院	郑朋腾	首都医科大学附属北京世纪坛医院
李　原	北京大学人民医院	赵晓斐	复旦大学附属儿科医院
李河北	北京大学人民医院	赵瑞芳	复旦大学附属儿科医院
杨　芳	北京积水潭医院	赵赟赟	北京大学人民医院
杨吉刚	首都医科大学附属北京友谊医院	郝科技	北京大学人民医院
吴　华	厦门大学附属第一医院	郝新忠	山西医科大学第一附属医院
吴　哈	复旦大学附属儿科医院	胡　涛	宜昌市中心人民医院
吴彩霞	北京大学第一医院	侯小艳	北京大学第三医院
邱李恒	北京大学人民医院	逄一臻	厦门大学附属第一医院
何艳琼	宜昌市中心人民医院	姜丽娇	吉林国文医院
邸丽娟	北京大学第一医院	姚稚明	北京医院

徐　燕　宜昌市中心人民医院

高　平　北京大学人民医院

高　璇　北京积水潭医院

高俊田　吉林国文医院

姬　涛　北京大学人民医院

黄代娟　华中科技大学同济医学院附属
　　　　协和医院

曹　卫　华中科技大学同济医学院附属
　　　　协和医院

曹国祥　华中科技大学同济医学院附属协
　　　　和医院

龚成鹏　华中科技大学同济医学院附属
　　　　协和医院

韩萍萍　中日友好医院

童冠圣　首都医科大学附属北京世纪坛
　　　　医院

廖栩鹤　北京大学第一医院

序

核医学影像是现代医学诊疗技术的重要组成部分。随着分子医学的快速发展，核素显像的临床应用也日益增加，并在精准化、个体化医疗中发挥着越来越重要的作用。与此同时，培养更多具有良好岗位胜任能力的核医学专业医师也成为我国医学教育迫切需要解决的问题。由于当今的核医学影像与临床各亚专业学科知识相互交叉、渗透，只有在核医学专业医师知晓相关疾病知识、临床医师了解核医学技术特点的情况下，核医学影像技术才能帮助临床解决更多的疑难问题。

主要针对核医学住院医师培训的微信公众号"核医学住院医规培"在北京医学会核医学分会、中国医学影像技术研究会及中国医师协会核医学医师分会等多个学术团体的支持下创办于 2016 年。该公众号以定期推送案例的方式对核素显像技术的操作、诊断与临床应用进行具体化培训，至今已推送来自全国 40 余家优秀教学医院和培训基地的近 300 个病例，既涵盖了传统核素示踪技术的临床应用，也涉及新设备、新技术的应用热点，形成了比较完整的教学病案体系，为核医学专业医师的毕业后教育提供了素材和教学范本。这些病例不仅受到广大核医学专业医师的喜爱，也吸引了其他专科医师的关注。为了方便核医学专业医师学习在不同系统疾病诊疗中应用核素显像，也便于临床医师了解核素显像在相关专业领域中的应用，我们对微信平台上发表的病例进行了整理、补充和归纳，并按照疾病系统分类为若干分册，以"核素显像临床应用实例系列丛书"的形式出版发行。

本套丛书的参编人员均为来自全国各大教学医院的医疗与教学一线工作者，所提供的临床真实病例在经过编写、加工和凝练后，变成了一份份临床资料完整、图像特征鲜明、知识点清晰的教学案例，成为住院医师专业学习的重要资源。本套丛书力求涵盖核素显像的各分支领域，并通过病例对核素显像所针对的不同临床问题进行逐一介绍，一些病例还展示了具有专业特色医疗单位开展的新技术。每个病例均包括患者病史及检查目的、核素显像检查、病例相关知识及解析，旨在进一步说明技术方法、影像特征、诊断要点及针对的临床问题等。希望本套丛书可同时作为核医学医师专业培训及其他专科医师了解相关核医学技术的参考，并进一步推进核医学技术的临床应用。

王　茜　王雪梅

前言

本书是"核素显像临床应用实例系列丛书"的分册之一,介绍核医学影像技术在骨骼系统相关疾病诊疗中的临床应用。骨骼系统病变种类繁多,既可原发于骨骼,也可为其他疾病累及骨骼。骨显像作为核医学传统优势项目,以其高灵敏度、大视野、无绝对禁忌证等优势在骨骼系统疾病的临床诊疗中发挥着重要作用。近年来,单光子发射计算机断层显像(single photon emission computed tomography,SPECT)/计算机断层扫描(computed tomography,CT)逐渐成为主流显像设备,断层显像及CT的应用在提升诊断效能的同时也对核医学专业医师的技术应用能力提出了更高的要求。与此同时,亲骨显像剂以外的其他单光子和正电子显像剂也越来越多地用于骨骼系统疾病诊断,尤其针对多系统疾病骨骼受累等较为复杂的临床情况。因此,核医学专业医师不仅需要强化对断层解剖及CT征象的学习,还需不断加强对各种疾病临床知识的了解,具备将影像所见与临床资料进行综合分析的能力。

本分册的显像技术篇简要介绍临床涉及骨骼系统疾病诊断的常用核医学显像技术与方法,临床应用篇则对不同类型骨骼系统疾病诊疗中核素显像的应用进行介绍,共 65 个临床案例,包括转移性骨肿瘤(病例 1 ~ 8)、原发性骨肿瘤(病例 9 ~ 18)、血液系统疾病相关骨病变(病例 19 ~ 24)、代谢性骨病(病例 25 ~ 36)、缺血性骨病变(病例 37 ~ 39)、炎症性骨病变(病例 40 ~ 52)及其他骨病变(病例 53 ~ 65)。在本分册编写过程中,各位编委对病例进行了多次修改和凝练,力求通过典型或具有代表性的病例展示疾病的影像特征,并结合相关临床知识说明核素显像的临床作用,帮助核医学专业医师建立基于临床需要的影像诊断思维方法。本书在内容、编排等方面仍可能有不妥之处,恳请广大读者给予批评指正,以便在修订时得以完善。

王茜　李原　姚稚明

目 录

显像技术篇

核素显像是一种以放射性核素或其标记化合物为示踪剂（显像剂），以射线探测设备探测并显示其在体内的分布与变化情况的成像技术，因此也被称为功能显像。使用放射性核素标记物对骨骼进行成像始于 20 世纪 60 年代初。尽管 X 线、计算机断层扫描（computed tomography，CT）、磁共振成像（magnetic resonance imaging，MRI）等多种影像技术在骨骼疾病的诊疗中发挥着重要的作用，但核素显像是从另一方面提供特有的诊疗信息。

在骨骼系统疾病诊疗中，核素显像主要用于良恶性疾病的诊断与鉴别诊断、恶性肿瘤的分期及治疗后随访等。该技术具有如下优势：①具有很高的灵敏度，可较常规影像技术更早、更多地发现病灶，且所检出的病变可发生在结构改变之前；②一次性全身大视野成像能够显示全身各部位骨骼，而病灶的全身分布及对显像剂的摄取情况可以提示疾病的特征性病理改变，从而帮助诊断与鉴别诊断；③可反映疾病的活动状态；④无绝对禁忌证。

核素显像中所使用的成像设备有两种类型——单光子发射计算机断层显像仪（single photon emission computed tomography，SPECT）和正电子发射断层显像仪（positron emission tomography，PET），分别用于探测单光子核素标记显像剂和正电子核素标记显像剂。随着技术的进步，结构成像技术中的 CT 被引入，目前 SPECT/CT 和 PET/CT 已成为核素显像的常用成像设备（图 1）。用于骨骼系统疾病诊断的显像剂有多种类型，其中靶向骨组织的亲骨性显像剂的临床应用最为广泛，包括锝 -99m- 亚甲基二磷酸盐（^{99m}Tc-methylene diphosphonate，^{99m}Tc-MDP）单光子显像剂和氟 -18- 氟化钠（^{18}F-sodium fluoride，^{18}F-NaF）正电子显像剂。其他反映细胞代谢、受体分布及基因表达等的分子探针亦可用于骨骼系统疾病的诊断。本篇对显像技术做简要介绍，以帮助读者理解其临床应用[1-3]。

一、SPECT 和 SPECT/CT 骨骼显像

（一）显像原理

使用 SPECT 对骨骼进行成像是一种已被临床广泛认识的核医学技术。由于诊断的敏感性高，方法简便，且无禁忌证，SPECT 被广泛用于多种骨骼系统疾病的诊疗，也是目前临床使用频度最高的一种核素显像。骨骼 SPECT 显像中最常使用的显像剂为 ^{99m}Tc-MDP。^{99m}Tc-MDP 经静脉注射随血流到达全身

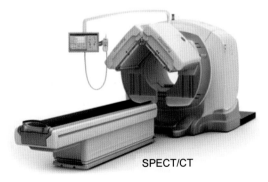
SPECT/CT

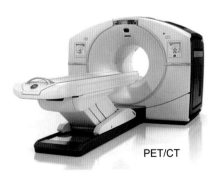
PET/CT

图 1　核素显像成像设备。

骨骼，一方面可通过与骨骼中的羟基磷灰石晶体发生离子交换和化学吸附作用而沉积于骨组织，另一方面可通过有机结合的方式与骨胶原结合而聚集于骨组织，利用 SPECT 成像设备进行探测就可显示全身骨骼影像。

由于各处骨骼对 ^{99m}Tc-MDP 的摄取量与该处的血流量、骨代谢活跃程度及交感神经功能状态等因素有关，所以当局部骨组织的骨代谢旺盛、血供增加、成骨细胞功能活跃时，可较正常骨骼聚集更多的显像剂，表现为"热区"；相反，当局部骨组织的骨质破坏增加（破骨细胞功能增强）或血供减少时，骨显像剂的聚集就会减少而表现为"冷区"，但多数情况下骨质破坏的周边会同时伴有成骨反应，所以大多数以溶骨性骨破坏为主的病灶还可看到冷区边缘部分显像剂摄取的增加。此外，当交感神经兴奋时，会出现局部血管收缩，造成显像剂的分布减少；而各种原因引起交感神经损伤时，会出现局部血管扩张，使显像剂的分布增加。因此，局部骨骼对显像剂的摄取从某种程度上可反映该处所发生的病理改变。

（二）显像方法

1. 检查前准备

患者在骨显像检查前 24 h 内应避免消化道钡剂检查；检查当日无须禁食；显像剂注射后多饮水并自然排尿，排尿时注意避免污染内衣裤；对于各种原因导致排尿困难的患者，建议在注射显像剂前留置导尿管，以避免膀胱内大量尿潴留。显像检查即将开始前应嘱患者摘除携带的各种金属、玉器等高密度器物，对于体内有医疗植入物者应记录说明。此外，对于因疼痛、意识障碍等不能配合检查的患者，及时与临床医生沟通，适当给予镇痛、镇静药物，避免图像采集过程中体位移动对图像质量的影响。

2. 显像剂注射

^{99m}Tc-MDP 的成人剂量为 740 ～ 925 MBq（20 ～ 25 mCi），儿童按 9 ～ 11 MBq/kg（0.25 ～ 0.3 mCi/kg）给药。给药方式为静脉注射。

3. 显像时间

一般在静脉注射显像剂 3 h 后（儿童可在给药后 2 h 后）开始图像采集。若需进行三时相骨显像，则采取弹丸式静脉注射，即在显像剂注射后即刻以 1 ～ 3 秒 / 帧的速度连续采集 1 min，获得局部血流相（blood flow phase）图像，随后的 5 min 内采集血池相（blood pool phase）图像，3 ～ 5 h 后采集延迟相（delayed phase）图像。

4. 图像采集方法

（1）采集体位：常规全身骨显像图像采集一般要求患者取仰卧位，双上肢自然下垂、贴近躯干，双手五指分开、掌心向上平放于身体两侧，双足分开、内翻呈"内八字"样，自然呼吸，扫描期间保持体位不动。局部骨骼平面显像时可根据检查目的和病情需要，选择适宜的采集体位，如侧卧位、斜卧位、站立位、坐位、骑跨位等。局部 SPECT/CT 采集时一般取仰卧位。

（2）采集方式：一般情况下，骨显像常规采集前、后位全身平面像。但需要注意的是，图像采集完成后应对图像进行初步观察，判断是否满足诊断需要，并决定是否需要加做局部平面像或 SPECT/CT。SPECT/CT 可解决许多仅依靠 SPECT 诊断困难的情况，其在骨显像中的应用也明显增加，但图像采集过程中应根据患者的具体情况灵活选择更加适宜的方案。例如，对于局部定位明确的病灶，当仅希望获得其相应的解剖影像信息时，可考虑仅加做局部 CT；当加做单纯局部平面像即可满足诊断需要，或患者持有近期 CT 影像资料时，应尽量避免给患者增加额外的受照剂量。

（3）采集条件：推荐的骨骼 SPECT 显像图像采集条件见表 1。各医疗单位可根据实际临床应用情况进行适当调整与修改。

表 1 推荐的骨骼 SPECT 图像采集条件

显像方式	图像采集条件
全身骨显像	探头配备低能高分辨准直器，设定能峰 140 keV，窗宽 15%～20%，放大倍数为 1.0，矩阵 256×1024，以 10～15 cm/min 的床速进行全身前、后位平面图像采集
局部骨显像	采集时间、准直器、能峰、窗宽与全身骨显像相同，矩阵、放大倍数和采集计数（时间）需根据实际情况选择，通常为矩阵 256×256，放大倍数为 1～1.5，采集 500～1000 k 计数
三时相骨显像	放大倍数为 1.0～1.5，矩阵 128×128，在弹丸式静脉注射显像剂后即刻以 1～3 秒/帧的速度连续采集 1 min，获得局部动脉血流灌注影像，即血流相；随后以 1 分钟/帧的速度连续采集 5 min，或采集一帧 300～500 k 计数的静态影像，即为血池相；注射后 3～5 h 内采集全身或局部静态影像，即延迟相
SPECT/CT	探头配备低能高分辨准直器，放大倍数为 1.0，矩阵 128×128，围绕身体进行 360° 连续采集，每 3°～6° 旋转一帧，每帧采集 30～60 s，共获得 60～120 帧图像。同机低剂量 CT 设置管电流 20～40 mA，管电压 130 kV，层厚 5 mm，间隔 2 mm，从颅顶至足底方向连续采集

（三）正常骨显像表现

正常成人的 ^{99m}Tc-MDP 骨显像表现为全身骨骼显影清晰，放射性分布左右对称。由于各部位骨骼的结构、血供及代谢活跃程度等情况不一，故显像剂分布有所差异，富含松质骨的区域（如肋骨、椎骨、髂骨及长骨的骨骺等）通常可摄取更多的显像剂，而长骨骨干的密质骨多，显像剂摄取较少。处于生长发育期的儿童在骨显像中可见骨骺生长中心处的显像剂聚集较正常成人明显增多（图 2）。

（四）生理性摄取与变异

由于显像剂经由肾排泄，故正常人骨显像中可见双肾和膀胱显影。此外，一些组织的生理性改变或正常的解剖变异等亦可造成显像剂摄取现象，在阅片时应加以识别。此类摄取常见于以下情况：①游离

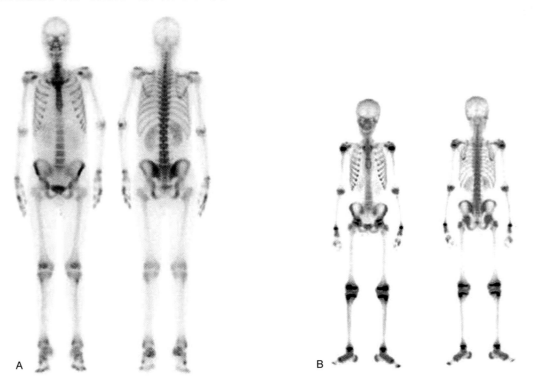

图 2 正常成人（A）及儿童（B）^{99m}Tc-MDP 全身骨显像。

$^{99m}TcO_4^-$被甲状腺摄取；②甲状软骨钙化、肋软骨钙化所致显像剂浓聚；③胸骨形态变异可致放射性分布多样化；④双侧乳腺可轻度显影；⑤骨骼肌腱附着部位可见点状显像剂摄取增高；⑥脊柱侧弯造成的负重改变可导致骶髂关节放射性分布不对称；⑦骨骼形态变异可导致颅骨放射性分布不均匀、胸骨显影多样性、肋骨出现"叉状肋"等。

（五）临床应用

骨显像的临床应用主要包括：恶性肿瘤骨转移的诊断及转移灶治疗随访；原发性骨肿瘤的诊断与治疗后随访；代谢性骨病诊断；骨髓炎早期诊断；隐匿性骨折诊断；缺血性骨坏死、骨梗死的诊断；人工关节置换术后并发感染的诊断。

二、三时相骨显像

在常规^{99m}Tc-MDP骨显像之前加做血流和血池显像，并与随后进行的骨显像一同用于骨骼病变的诊断，这种显像方式被称为三时相骨显像。主要目的是在观察骨骼病变的同时获取周围软组织血流灌注改变的信息，以帮助更加准确地判断局部骨骼病变的性质和累及范围。三时相骨显像在临床上多用于缺血性骨坏死的早期诊断、骨髓炎的早期诊断及人工关节置换术后并发感染的诊断。

显像方法：采取弹丸式注射方法，在^{99m}Tc-MDP注射后即刻开始图像采集，以1～5秒/帧的速度连续采集1 min获得局部血流灌注相（又称血流相）影像；随后以1分钟/帧连续采集5 min或采集一帧300～500 K计数静态图像获得血池相影像；3～5 h后采集延迟相（又称骨骼相）影像。

正常人的血流相、血池相及延迟相显像中显像剂均呈对称、均匀性分布。血流相在显像剂注射8～12 s可见局部大血管显影，随之软组织轮廓逐渐显示；血池相软组织显示更为清晰，但仍可见大血管影像；延迟相中血管及软组织显像剂分布减少，骨骼显影清晰。当局部发生感染、损伤或出现占位性病变时，血流相、血池相可见异常显像剂浓聚现象（图3）。

三、^{99m}Tc-MIBI骨骼显像

（一）显像原理

锝-99m-甲氧基异丁基异腈（^{99m}Tc-methoxyisobutylisonitrile，^{99m}Tc-MIBI）是一种单光子显像剂，可以通过跨膜电位扩散进入细胞并在线粒体内聚集。当细胞代谢旺盛、线粒体丰富时，会表现出对显像剂的高度摄取。MIBI显像在临床上有多种用途，可用于心肌显像、甲状旁腺显像和肿瘤显像等，在骨

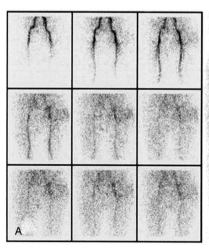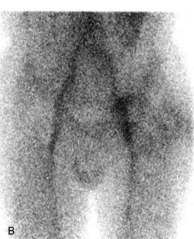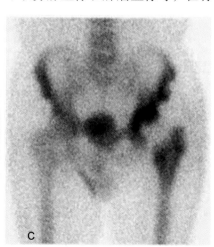

图3　股骨颈外伤性骨折后并发软组织损伤及股骨头缺血性骨坏死患者的^{99m}Tc-MDP三时相骨显像。A. 血流相图像；B. 血池相图像；C. 延迟相图像。

骼系统疾病诊断中，MIBI 显像同样具有多种显像机制及临床应用，如协助检出由甲状旁腺功能亢进引发的代谢性骨病，作为亲肿瘤显像剂或作为多药耐药基因表达显像剂用于检出骨肿瘤及评估骨肿瘤新辅助化疗的疗效等。

（二）显像方法

^{99m}Tc-MIBI 显像时，通常在显像剂注射后 15 min 采集早期相图像，90 ～ 120 min 采集延迟相图像，以动态对比方法观察显像剂在靶组织中的洗出情况。^{99m}Tc-MIBI 显像的图像采集方法可参考 ^{99m}Tc-MDP 骨显像。在涉及占位性病变诊断时，提倡加做局部 SPECT/CT，以了解更多的解剖与定位信息。肿瘤、炎症等骨与软组织病变均可表现出对 ^{99m}Tc-MIBI 的异常摄取，因此，影像判读要根据患者的实际情况，并结合临床资料进行分析。

四、PET/CT 骨骼显像

PET 成像具有更高的空间分辨率，因此图像更清晰，而多种分子显像剂又可提供代谢、受体分布、基因改变等方面的诊断信息，在骨骼系统疾病中具有更加广泛的开发与应用前景。PET/CT 在骨骼系统疾病诊疗中的应用日益增加，其中 ^{18}F-NaF PET/CT 骨显像在配有加速器的医疗单位正在越来越多地用于临床。

（一）显像原理

^{18}F-NaF 可作为亲骨性 PET 显像剂进行骨骼成像，这是由于 ^{18}F 离子与 OH^- 的化学性质类似，可与骨骼中羟基磷灰石晶体中的 OH^- 进行离子交换而具有很强的亲骨性，被注射入人体后使用 PET 或 PET/CT 进行探测成像便可显示出骨骼病变。与 SPECT 的显像剂 ^{99m}Tc-MDP 相比，^{18}F-NaF 在骨骼中的摄取比更高，血清清除速率更快。此外，^{18}F-NaF 骨显像图像为三维成像，其正常影像与 ^{99m}Tc-MDP 骨显像类似，但图像对比度和结构显示更好（图 4）。

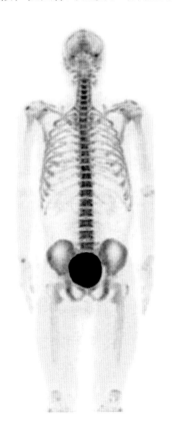
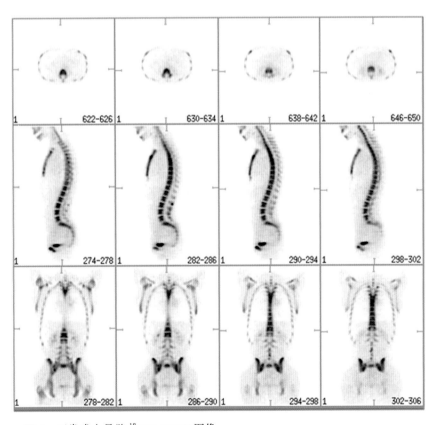

图 4　正常成人骨骼 ^{18}F-NaF PET 图像。

（二）显像方法

患者的检查前准备基本同 ^{99m}Tc-MDP SPECT 显像。显像剂 ^{18}F-NaF 的注射剂量为成人 185～370 MBq（5～10 mCi）；儿童按 2.22 MBq/kg（0.06 mCi/kg）给药，总剂量范围为 18.5～185 MBq（0.5～5 mCi）。静脉注射显像剂后 45 min 至 2 h 间采集图像，图像采集时患者取仰卧位，双上肢自然下垂、贴近躯干，全身放松，平静呼吸，扫描范围从颅顶至足底。图像采集条件：使用二维或三维模式，1～3 分钟/床位，床位重叠 25%～30%，矩阵 128×128 或 256×256。

（三）影像判读

在 ^{18}F-NaF 骨显像中，显像剂分布基本与 ^{99m}Tc-MDP 骨显像相同，影像判读方法也基本相同。但 ^{18}F-NaF PET 图像为三维图像，对病变的显示更加清晰，可检出 ^{99m}Tc-MDP 骨显像中未显示的病灶，并可以标准摄取值（standardized uptake value，SUV）进行定量分析。

五、^{18}F-FDG PET/CT 肿瘤显像

（一）显像原理

^{18}F- 氟代脱氧葡萄糖（^{18}F-fluorodeoxyglucose，^{18}F-FDG）是葡萄糖类似物。经静脉注射后，^{18}F-FDG 可在葡萄糖转运蛋白的帮助下通过细胞膜进入细胞，在细胞内己糖激酶（hexokinase）的作用下磷酸化，生成 6-P-^{18}F-FDG。由于 6-P-^{18}F-FDG 不能进一步代谢而滞留在细胞内，因此通过正电子成像设备（PET/CT）进行探测成像就能观察体内葡萄糖代谢状况。由于恶性肿瘤细胞或炎症细胞（如中性粒细胞、单核巨噬细胞）均可通过非氧化的葡萄糖分解途径产生比正常细胞更多的能量，其细胞膜葡萄糖转运蛋白过度表达，己糖磷酸激酶活性显著增高，因此可积聚大量 ^{18}F-FDG，通过 PET/CT 探测，可显示出病灶的部位、形态、大小、数量及代谢活跃程度。

（二）显像方法

患者在检查前 24 h 内应避免剧烈活动；禁食 6 h 以上，避免口服或静脉输注含糖液体，将血糖水平控制在 11.1 mmol/L 以下。对于因疼痛、意识障碍等不能配合检查的患者，应适当给予镇痛、镇静药物，以避免图像采集过程中体位移动影响图像质量。

预先建立静脉通路，按 3.7～5.55 MBq/kg（0.10～0.15 mCi/kg）的剂量静脉注射 ^{18}F-FDG，50 min 后开始图像采集。显像剂注射后嘱患者取卧位或坐位，安静、避光休息，多饮水；保持候诊环境温度适宜，注意患者保暖，以减少棕色脂肪摄取显像剂；上机显像前嘱患者排空膀胱，排尿时注意避免尿液污染体表及衣物。

（三）图像采集

常规情况下，采集野应至少包括颅底至双侧股骨中段，可根据患者的实际情况调整显像方案，以满足诊断需要。常规使用 CT 定位扫描后进行螺旋采集，各单位可根据不同设备选择适宜的管电流、管电压、扫描时间、螺距、层厚、间隔等参数进行较低剂量 CT。PET 图像使用二维或三维模式采集，1.5～3 分钟/床位，床位重叠 25%，矩阵 128×128 或 256×256。

（四）正常 ^{18}F-FDG PET/CT 影像

正常 ^{18}F-FDG PET/CT 影像表现（图 5）：①大脑：双侧大脑半球皮质、基底神经节、丘脑及小脑呈对称分布的高度摄取 FDG，而脑白质和脑室低摄取或不摄取 FDG。②头颈部：可见双侧扁桃体、唾

液腺对显像剂低度摄取，儿童腺样体及环境温度较低时的棕色脂肪可呈现高低不等的显像剂对称性分布。③心肌组织：在不同生理状态下可见左心室不同程度显影。④胸部：因气体含量较高，双肺内的显像剂分布通常显著低于纵隔血池；儿童胸腺及具有分泌功能的乳腺可呈轻 - 中度、均匀性摄取。⑤肝、脾：均可见均匀性摄取 FDG。⑥泌尿系统：因显像剂经肾排泄，双肾、输尿管、膀胱及尿道可见不同程度的显像剂摄取。⑦胃肠道、前列腺及处于生理周期的子宫内膜和双侧附件：可见不同程度的显像剂摄取。⑧脊柱：可见弥漫均匀性 FDG 摄取。⑨全身各部肌肉：可见不同程度的显像剂分布，与受检者的运动或紧张状态有关。

目前 ^{18}F-FDG PET/CT 显像在临床肿瘤学中的应用已得到广泛认可，在肿瘤的良恶性鉴别诊断、恶性肿瘤的分期、复发或残余肿瘤的检出、放化疗疗效评估及放疗生物靶区的选择等方面发挥着重要的作用。^{18}F-FDG PET/CT 在骨骼系统疾病的应用主要涉及骨痛的病因鉴别诊断、以骨转移瘤为首要临床发现患者原发性肿瘤的检出，以及原发性骨肿瘤的分期与治疗评估等方面。

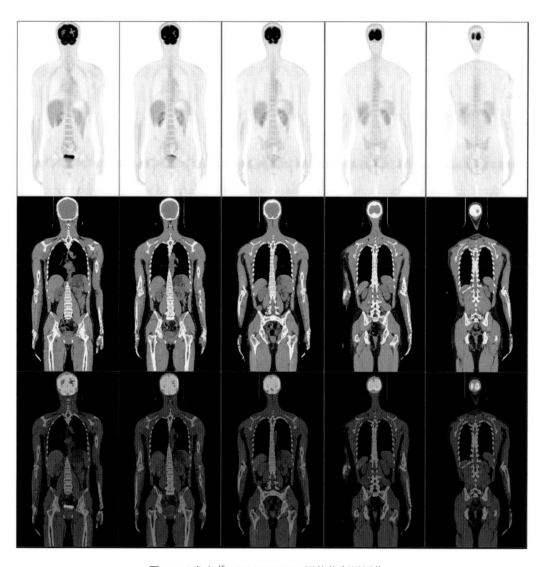

图 5 正常人 ^{18}F-FDG PET/CT 冠状位断层图像。

参考文献

［1］潘中允.实用核医学.2版.北京：人民卫生出版社，2014.

［2］张永学，黄钢.核医学.2版.北京：人民卫生出版社，2014.

［3］Elgazzar A H. Orthopedic nuclear medicine. Berlin：Springer，2004.

（王茜）

骨骼系统疾病核素显像临床应用

I. 转移性骨肿瘤

转移性骨肿瘤的骨显像表现

病史及检查目的

患者为 48 岁女性，3 个月前因剑突下疼痛，胃镜检查发现幽门占位，遂行胃大部切除术＋胃空肠吻合术，术后病理诊断为胃幽门部低分化腺癌，弥漫浸润型，部分呈印戒细胞癌表现，伴有胃周淋巴结转移。患者术后规律化疗，自觉偶有腰痛，无需处理可自行缓解，但近期复查 CT 时发现脊柱多发骨质破坏。为进一步评估全身骨转移情况，行 ^{99m}Tc-MDP 全身骨显像检查（病例图 1-1）。

骨显像检查

方法及影像所见：静脉注射显像剂 ^{99m}Tc-MDP 4 h 后行全身前、后位平面骨显像。全身骨骼显像清晰，颅骨、脊柱、骨盆、肋骨、双侧肩胛骨、双侧肱骨及股骨近端等部位可见多发、大小不等、形态各

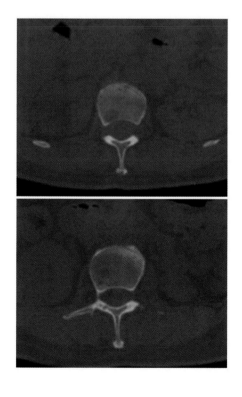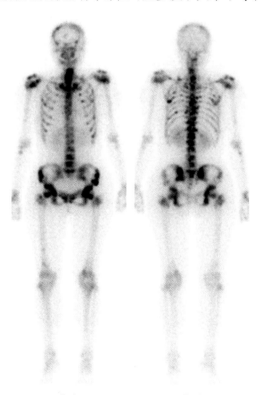

Ant   Post

病例图 1-1 CT 及全身前、后位骨显像。

异的放射性浓聚灶。双肾显影尚清晰。

检查意见：全身骨多发血运代谢增强灶，考虑胃癌多发骨转移。

病例相关知识及解析

骨显像最主要的临床应用是观察恶性肿瘤是否发生了骨转移，以确定治疗方案。骨显像对转移性骨肿瘤的检出比 X 线检查早 3～6 个月，这是因为 X 线检查在骨病变部位的矿物质减少 30%～50% 时才能观察到阳性表现，而骨转移发生的早期只要局部血运及代谢发生变化，即可在骨显像中呈现阳性改变。此外，全身骨显像是大视野成像，即一次显像即可获得全身骨骼影像，便于对病灶的筛查，且患者接受的辐射剂量低于相应的 CT 检查。由于这些优势，临床上将该项检查作为诊断转移性骨肿瘤的首选检查。各种原发恶性肿瘤均可发生骨转移，尤其是肺癌、乳腺癌和前列腺等，其骨转移往往先于其他部位，所以临床上常遇到以骨转移所致的骨痛为首发症状而就诊的患者。因此，了解骨转移的显像特征对疾病早期诊断、分期及治疗方案的选择等都具有重要的意义。

转移性骨肿瘤在骨骼 SPECT 显像中的典型影像表现为：全身骨出现多发、非对称性分布的、大小不等、形态各异的放射性浓聚灶，可出现于骨骼的任何部位，但以中轴骨受累最为常见。恶性肿瘤发生骨转移时均可见上述影像表现，但不同来源的原发性肿瘤又有其各自独特的生物学行为，也可反映在骨显像中，了解常见恶性肿瘤的骨显像特征，有助于临床正确地分析判断[1-3]。

肺癌骨转移的主要途径为血行播散，当癌细胞由肺静脉进入体循环后，可向全身播散，转移部位主要是红骨髓丰富的中轴骨，但由于肿瘤栓子可随血循环到达肢体远端形成种植性转移，所以肺癌患者中四肢骨及远端骨的转移相对常见。由于周围型肺癌易直接侵犯或累及肋骨和胸膜并造成胸腔积液，骨显像可表现出胸膜对显像剂的摄取。此外，在肺癌患者中，一些伴随的良性改变亦可造成异常的显像剂摄取，如肥大性肺性骨关节病、手术创伤、放疗后改变（早期摄取增高，后期摄取减低）等（病例图 1-2）。

乳腺癌骨转移病灶多表现为溶骨性病变与成骨性病变混合存在。癌细胞除经血行播散转移外，可经内乳淋巴引流至胸骨处形成转移灶，还可通过局部侵犯累及肋骨。此外，一些与肿瘤本身或治疗相关的阳性表现亦可在骨显像中显示，如乳腺肿瘤组织内的矿化作用导致肿瘤对骨显像剂的异常摄取；肿瘤切

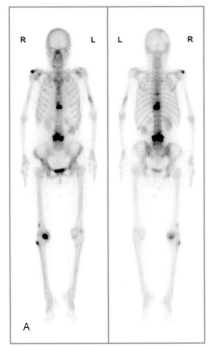
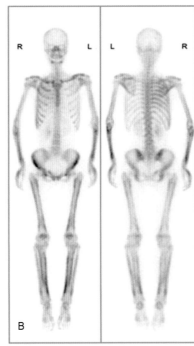
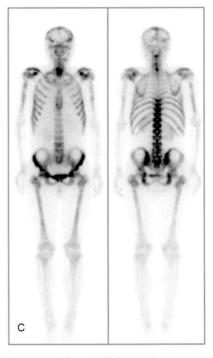

病例图 1-2　肺癌患者骨显像。A. 肢体远端骨转移；B. 胸膜侵犯、肥大性肺性骨关节病；C. 放疗后改变。

除术后局部软组织衰减作用减低导致相应区域肋骨显示较对侧增强；淋巴清扫术后淋巴回流受阻造成患侧上肢肿胀伴显像剂摄取增高；局部放疗后，放疗野内骨骼可出现早期显像剂摄取增高，后期摄取减低现象等（病例图 1-3）。

　　前列腺癌骨转移病灶多以成骨性改变为主，骨盆、腰椎及股骨为转移的好发部位。前列腺癌发生骨转移多与患者血清前列腺特异性抗原（prostate specific antigen，PSA）水平相关。因此，在治疗后的临床随访中，若发现血清 PSA 升高，应及时行骨显像检查。若骨显像阴性，则应考虑骨外转移的可能。此外，当恶性肿瘤发生弥漫性骨转移时，骨显像可表现为"超级骨显像"，此种影像在前列腺癌患者中相对常见（病例图 1-4）。

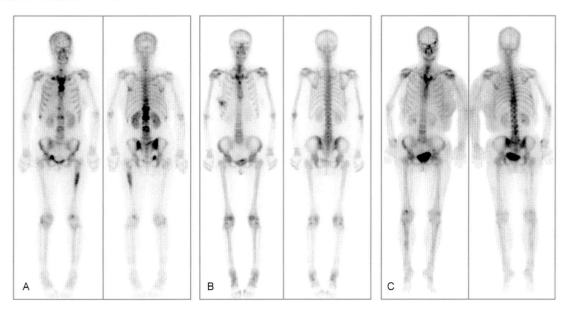

病例图 1-3　乳腺癌患者全身骨显像。A.乳腺癌骨转移；B.乳腺癌术前骨显像见肿瘤摄取骨显像剂；C.乳腺癌术后患侧出现淋巴回流障碍。

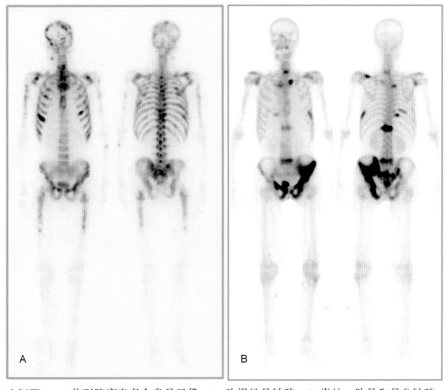

病例图 1-4　前列腺癌患者全身骨显像。A.弥漫性骨转移；B.脊柱、肋骨和骨盆转移。

参考文献

［1］潘中允.实用核医学.2版.北京：人民卫生出版社，2014.

［2］张永学，黄钢.核医学.2版.北京：人民卫生出版社，2014.

［3］Elgazzar A H. Orthopedic nuclear medicine. Berlin：Springer，2004.

（岳明纲）

病例 2　表现为"超级骨显像"的弥漫性骨转移

病史及检查目的

患者为 61 岁男性，3 年前因前列腺癌行放射性粒子植入术及内分泌治疗。近期血清学检查：游离前列腺特异性抗原（free prostate-specific antigen，f-PSA）14.620 ng/ml（参考值：< 1.0 ng/ml）；总前列腺特异性抗原（TPSA）58.210 ng/ml（参考值：< 4.0 ng/ml），F/T 0.25（参考值：> 0.20）；碱性磷酸酶（alkaline phosphatase，ALP）645 U/L（参考值：45 ~ 125 U/L）。CT 检查发现脊柱及骨盆多发弥漫分布的成骨性骨质破坏（病例图 2-1）。为进一步了解全身骨病变情况，行 ^{99m}Tc-MDP 全身骨显像检查（病例图 2-2）。

骨显像检查

方法及影像所见：静脉注射显像剂 ^{99m}Tc-MDP 4 h 后行全身前、后位平面骨显像。全身骨骼显影清晰，颅骨、脊柱、胸骨、双侧肋骨、双侧肩胛骨、骨盆诸骨、双侧股骨近端可见多发异常放射性浓聚

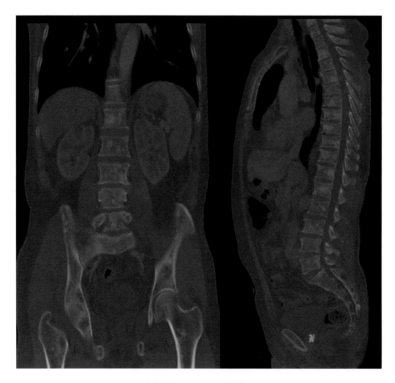

病例图 2-1　CT 图像。

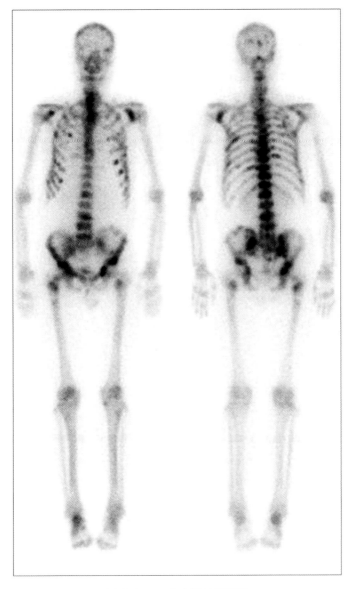

病例图 2-2　全身骨显像图像。

灶，双肾未见显影，膀胱内无明显显像剂滞留，呈"超级骨显像"表现。

检查意见：全身骨多发血运代谢增强灶，考虑前列腺癌弥漫性骨转移。

病例相关知识及解析

转移性骨肿瘤在骨显像中有一种特殊的表现形式，即超级骨显像（super bone scan）。超级骨显像由 Osmond 等在 1975 年提出，是指全身骨骼广泛浓聚显像剂，肾显影浅淡甚至不显影，膀胱内显像剂分布较少的情况。正常情况下，显像剂注射 3 h 后，骨骼摄取不足 40%，而其余大部分通过泌尿系统排出体外[1]。当骨代谢明显增高，更多的显像剂被骨骼摄取时，经肾排泄的显像剂就相应减少，导致双肾及膀胱显影浅淡或不显影。值得注意的是，很多疾病能够引起骨代谢异常而在骨显像中表现为超级骨显像，主要可分为以下 4 类：①恶性肿瘤骨转移，可见于前列腺癌、乳腺癌、胃癌、颅内神经胶质瘤、肺癌、膀胱癌及结肠癌等；②代谢性骨病，包括甲状旁腺功能亢进、肾性骨营养不良、Paget 病、骨硬化症、骨软化症等；③血液系统疾病，如白血病、再生障碍性贫血、骨髓纤维化等；④其他特殊疾病，包括肥大性肺性骨关节病、骨纤维结构不良、甲状腺功能亢进症和肢端肥大症[2-3]。不同原因导致的超级骨显像，其影像表现有所不同，将影像与临床结合，通常可正确诊断。

临床上以超级骨显像为表现的转移性骨肿瘤最常见，易发现于前列腺癌、乳腺癌和消化道肿瘤等患者。由于转移性病灶在骨髓分布广泛，骨显像中通常可见中轴骨弥漫、不均匀性摄取增高，亦可伴多发、局灶性放射性浓聚灶，呈"补丁样"改变，四肢骨受累多集中于长骨近端。因此，转移性骨肿瘤的典型超级骨显像表现为：中轴骨及四肢骨近端呈明显放射性浓聚，而长骨远端及颅骨显影相对减淡。值得注意的是，在骨转移所致的超级骨显像中，若肿瘤细胞弥漫性浸润骨髓，可表现为全身骨显像剂均匀性摄取增高，可能会被误诊。此种骨显像曾被称为"beautiful bone"。而表现出骨髓弥漫性均匀性骨显像剂摄取增高的情况还可见于血液系统恶性肿瘤，如白血病。

其他类型疾病在骨显像中所表现的超级骨显像与转移性骨肿瘤不同，如甲状旁腺功能亢进并发的代谢性骨病通常表现为颅骨、下颌骨及四肢骨远端放射性增高更加明显的"超级骨显像"（详见代谢性骨病相关病例）；血液系统恶性肿瘤则多表现为全身骨骼均匀、一致的放射性摄取（病例图2-3）。

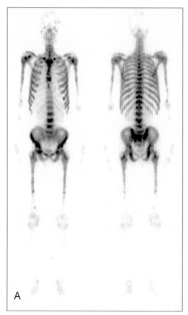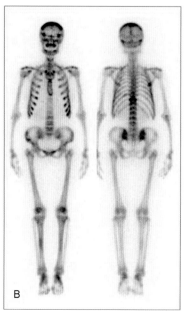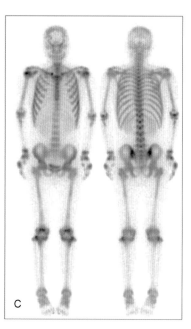

病例图2-3　A.骨转移瘤患者的"超级骨显像"；B.代谢性骨病患者的"超级骨显像"；C.白血病患者的"超级骨显像"。

参考文献

［1］Cheng T H，Holman B L. Increased skeletal：renal uptake ratio：etiology and characteristics. Radiology，1980，136（2）：455-459.

［2］Kim S E，Kim D Y，Lee D S，et al. Absent or faint renal uptake on bone scan. Etiology and significance in metastatic bone disease. Clin Nucl Med，1991，16（8）：545-549.

［3］Kanen B L，Loffeld R J. Hypertrophic osteoarthropathy as the cause of a super scan of the bone in a patient with prostate cancer：a case report. J Med Case Rep，2008，2：104.

（侯小艳　张卫方　王茜）

病例 3　SPECT/CT 在骨转移诊断中的增益价值

病史及检查目的

患者为 42 岁男性，有乙型肝炎病史 20 余年，近期因出现腹胀伴骶尾部疼痛就诊。腹部 MRI 检查发现肝右叶占位、肝硬化伴腹腔积液。肝占位穿刺病理检查结果提示为肝细胞癌。为进一步明确患者是否出现骨转移，行 ^{99m}Tc-MDP 骨显像检查（病例图 3-1）。

骨显像检查

方法及影像所见：静脉注射 ^{99m}Tc-MDP 4 h 后行全身前、后位平面显像。结果显示：全身骨骼显像清晰，颈胸腰椎放射性分布基本正常，颅骨、胸骨、肋骨及四肢长骨放射性摄取基本均匀、对称；因患者膀胱过度充盈，骶尾部病变观察不满意。随后加做盆腔 SPECT/CT，于 CT 影像可见骶骨溶骨性骨质破坏伴软组织肿物形成，肿物范围 13.8 cm×10.7 cm×11.2 cm，骨显像中除瘤体内残存骨质部分见少许不均匀显像剂摄取外，肿瘤实体大部无明显放射性分布。

检查意见：骶骨血运代谢异常灶，结合病史考虑肝癌骨转移可能性大。

最终临床诊断

患者行骶骨肿瘤切除术，术后肿瘤组织病理学检查证实为转移性骨肿瘤。

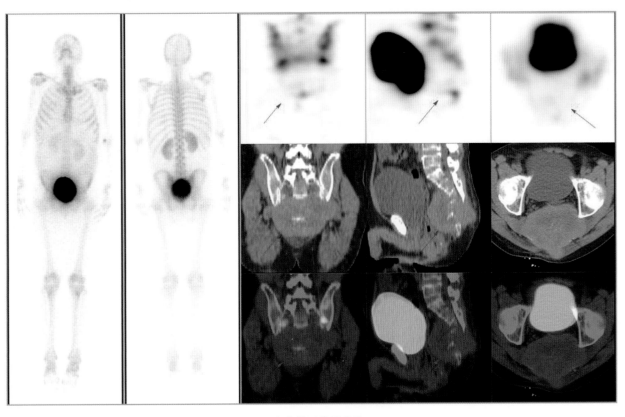

病例图 3-1　全身骨显像及盆腔 SPECT/CT。

病例相关知识及解析

转移性骨肿瘤是最常见的骨骼恶性肿瘤。核素骨显像一次扫描可获取全身骨骼影像，便于对转移性骨肿瘤进行筛查。然而，常规的全身平面显像受图像分辨率较低及结构重叠等因素的影响，有时对病变的观察与判断存在困难，正如本例患者膀胱内大量显像剂的潴留影响了对可能存在病变的骶骨区域的观察。目前 SPECT/CT 已逐步取代了单纯 SPECT，其获得的骨骼断层图像不仅可弥补平面显像对小病灶显示不清及定位不准确的缺陷，还可避免组织重叠的干扰；而同时获得的 CT 图像又可提供解剖信息，对准确判断病变性质发挥了至关重要的作用。本例患者通过 SPECT/CT 去除了膀胱伪影的干扰，显示出骶骨占位的恶性肿瘤影像特征。因此，骨显像用于骨转移诊断时，应根据全身平面显像结果及时决定是否需要进一步加做局部 SPECT/CT，这是盯机工作的主要内容。

在骨显像常规采集全身前、后位平面图像之后，通过加做局部 SPECT/CT 补充额外信息，将对骨显像的临床应用产生增益价值，尤其是对于转移性骨肿瘤的诊断。具体体现在以下几个方面。

（1）骨转移的早期检出：转移性骨肿瘤在全身平面显像中多以全身多发骨病变为主要特征，但当遇到发生于脊柱的单发 / 双发病变时，往往与其他良性骨病变（如椎体退行性改变）存在鉴别困难的情况[1]。此时加做局部 SPECT/CT，不仅可详细定位病灶位置，还可显示有无骨质破坏及软组织肿物形成，从而帮助更准确地判断病变的性质。一般来说，脊柱转移性病变多发生于椎体，并向椎弓根侵及，同时伴有骨质破坏和软组织肿物形成，但需注意处于早期阶段的病变可能仅表现为椎体异常放射性浓聚，而无明显的骨密度改变（病例图 3-2）；若病变位于椎体边缘部分或椎小关节，同时伴有骨质增生样改变，则提示为脊柱退行性改变（病例图 3-3）。

（2）溶骨性转移病灶的检出：对于位于骨髓内尚未累及骨皮质的小病灶，或溶骨性病变缺少周边成骨反应时，全身平面显像易表现为阴性，常见于甲状腺癌、肾透明细胞癌、网状细胞肉瘤、成神经细胞瘤、组织细胞肉瘤和多发性黑色素瘤等发生骨转移的情况，而借助 CT 影像可提高对这些表现为放射性冷区的小病灶的诊断准确性。

（3）骨盆病变的检出：前列腺癌、直肠癌等发生骨转移时常累及脊柱和骨盆，肿瘤压迫或神经功

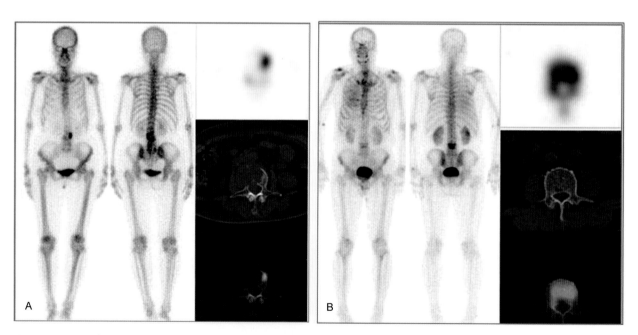

病例图 3-2 肺癌骨转移患者的全身平面显像与局部 SPECT/CT。A. 第 3 ～ 4 腰椎（L3 ～ 4）椎体放射性浓聚灶，在 SPECT/CT 检查中可见明显骨质破坏和软组织肿物影；B. L4 椎体放射性浓聚在 SPECT/CT 相应部位上见病灶位于椎体并向椎弓根侵及，未见明显骨质破坏。

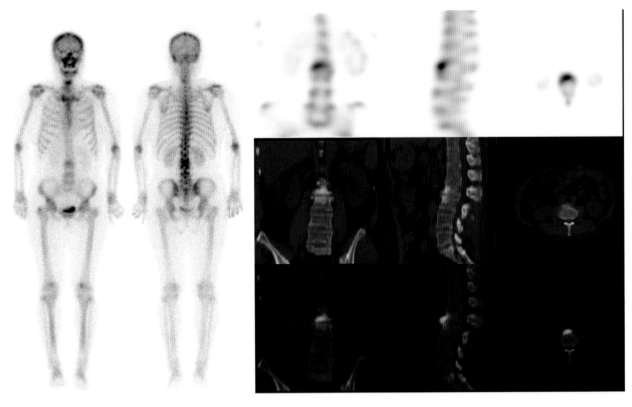

病例图 3-3 结肠癌术后患者的平面骨显像。第 12 胸椎（T12）和 L1 椎体异常放射性浓聚，SPECT/CT 示病灶位于椎体边缘和椎小关节，相应部位见骨质增生，提示脊柱退行性变。

能受损均可造成患者排尿困难，导致膀胱内尿液潴留，从而严重干扰对骨盆骨的观察。SPECT/CT 显像可显著提高对骶骨、耻骨等部位病变的检出率，并可替代导尿后再次显像的方法。

总之，SPECT/CT 可进一步确认平面显像所示病灶的位置，并通过功能影像与 CT 解剖影像诊断信息的相互印证、互相补充，排除假阴性与假阳性，同时可发现尚无形态学改变或核医学平面显像显示不清的早期病变，使核素骨显像的诊断准确性得以明显提升。因此，SPECT/CT 中 SPECT 和 CT 的优势互补、相得益彰，可获得"1 + 1 > 2"的效果。

参考文献

［1］Jiang L，Han L，Tan H，et al. Diagnostic value of ^{99m}Tc-MDP SPECT/spiral CT in assessing indeterminate spinal solitary lesion of patients without malignant history. Ann Nucl Med，2013，27（5）：460-467.

（高平　王茜）

病例 4　转移性骨肿瘤治疗效果评估

病史及检查目的

患者为 53 岁女性。6 年前因右侧乳腺肿物行保乳手术切除，术后病理诊断为浸润性导管癌伴腋窝淋巴结转移（3/35）。1 年前再次发现右侧乳腺肿大，质地硬，伴皮肤水肿，胸部 CT 检查发现右侧乳腺及前胸壁软组织团块影，并侵犯前纵隔，胸骨可见溶骨性骨质破坏，对侧腋窝见肿大淋巴结，右侧胸膜可见转移灶；核素骨显像检查示胸骨及右侧第2前肋放射性浓聚灶；血清肿瘤标志物测定示CA15-3升高。临床考虑肿瘤复发转移。患者行10个疗程化疗后CA15-3恢复至正常范围，胸部CT示右侧乳腺、胸壁至前纵隔肿物体积较前明显缩小，胸骨溶骨性病灶内可见矿化，淋巴结及胸膜转移性病灶基本消失（病例图4-1）。为进一步观察全身骨骼病变情况，复查骨显像。

骨显像检查

影像所见：化疗后 99mTc-MDP 全身前、后位平面骨显像示全身骨骼显像清晰，鼻骨和上颌骨处可见点状、片状放射性浓聚灶，与前次（化疗前）骨显像结果比较无明显变化；胸骨及右侧第2前肋病灶放射性摄取程度较前明显增高；左侧第7～9前肋和第10～12后肋新见多发点状放射性浓聚灶，呈线状排列；其余诸骨未见明显异常放射性分布（病例图4-2）。经追问病史，患者近期有外伤史，且损伤区域涉及该处肋骨。

检查意见：化疗后胸骨及左侧第2前肋病灶范围扩大，结合临床，考虑与肿瘤活性受抑制的同时局部骨修复反应相关；肋骨多发血运代谢增强灶考虑为外伤性骨折所致。

病例相关知识及解析

全身骨显像不仅可以早期发现骨转移，还可用于已确诊骨转移患者的临床随访，即通过观察病变累及范围、病灶数量及放射性浓聚程度的变化等，评价其对治疗的响应情况或进行预后判断[1]。骨转移患者经过内分泌治疗及化疗的系统治疗后，若临床症状明显好转，骨显像通常可观察到病灶数目减少及放射性摄取减低。但值得注意的是，一些患者在早期随访的骨显像中可能表现为部分骨转移病灶的放射性摄取程度增加或出现新的骨转移病灶，而随着时间的延长，这些放射性摄取均呈不同程度的减低，甚至接近正常，这种表现被称为"闪烁现象"（病例图4-3），多见于治疗后的前列腺癌或乳腺癌骨转移患者，其他实体肿瘤（如肺癌、膀胱癌及胃癌）伴骨转移患者也可出现。骨显像中"闪烁现象"通常出现于有效治疗开始后2周至3个月，发生率因肿瘤不同而异，如前列腺癌骨转移患者的发生率约为

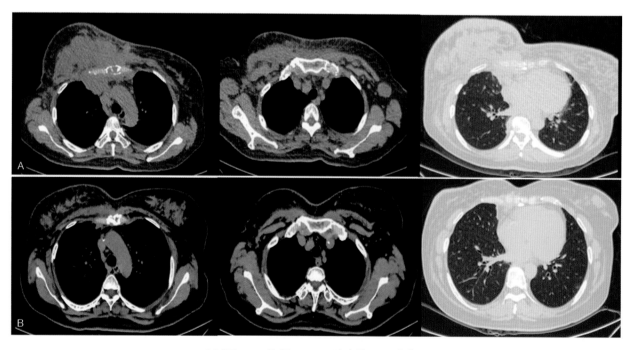

病例图 4-1　胸部 CT。A. 治疗前；B. 治疗后。

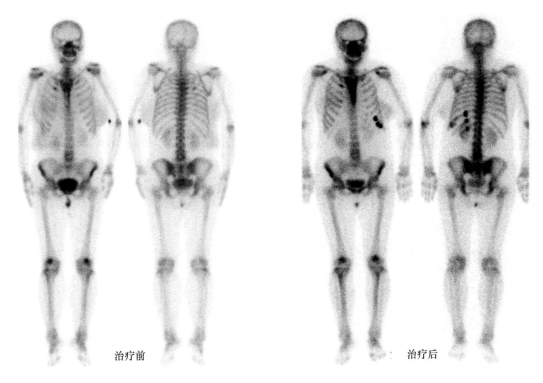

治疗前 治疗后

病例图 4-2 患者化疗前、后骨显像对比。

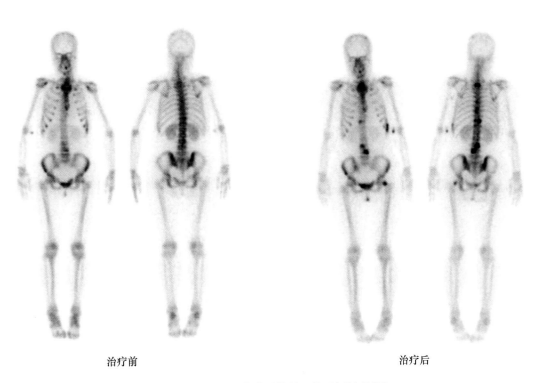

治疗前 治疗后

病例图 4-3 化疗后的骨显像"闪烁现象"。

25%，而在乳腺癌患者中约为 33%。为了避免早期随访时骨显像将其误诊为疾病进展，误导后续临床治疗决策的制订，通常建议患者在 6 个月后复查确认。但是，这解决不了临床和患者迫切需要的治疗后早期疗效评估的问题，因此目前临床上不推荐用骨显像来监测转移性骨肿瘤的治疗疗效，最常用的检查为 ^{18}F-FDG PET/CT 显像，除了可以观察骨病变的情况，还可以了解其他脏器转移的情况。

在转移性骨肿瘤治疗后的早期随访过程中，当骨显像示病灶累及范围或数量分布发生明显变化时，比较容易判断治疗转归情况。然而，当病灶累及范围和病灶数量分布没有明显变化，仅有放射性摄取程度发生变化时，判断须格外慎重。对于一些成骨性转移病灶，病灶本身的肿瘤性成骨及治疗后的骨修复过程都会导致显像剂摄取增加；而对于溶骨性病灶，随着治疗后肿瘤性软组织的消失和局部骨修复反应的发生，也会出现显像剂摄取增加的情况。因此，仅凭放射性摄取程度判断转移性骨肿瘤的治疗转归很容易向临床发出错误的信息。本例患者以溶骨性骨质破坏为主，化疗后骨显像示病灶放射性摄取程度进一步增加，而临床表现及其他影像资料均证实化疗效果显著，综合考虑骨显像为治疗后"闪烁现象"。因此，当病灶累及范围和病灶数量分布没有明显变化而仅表现为放射性摄取程度的变化时，一定要结合临床及其他影像，避免判断错误。此外，SPECT/CT 的应用可使这个问题得到更好的解决[2]。

参考文献

［1］赵祯，刘斌，王建涛，等. SPECT/CT 融合显像对骨良恶性病灶诊断和处理决策的影响. 中国临床医学影像杂志，2011，22（4）：289-292.

［2］董科，石洪成，刘江，等. SPECT/CT 显像在肿瘤骨转移同一病灶动态随访中的价值. 中华核医学与分子影像杂志，2013，33（3）：199-202.

（郝科技　李河北）

病例 5　^{18}F-NaF PET/CT 用于转移性骨肿瘤的检出

病史及检查目的

患者为 44 岁女性。因发现"左侧乳腺肿物 7 年余，生长加速伴有乳腺皮肤内陷 3 个月"就诊。乳腺超声提示：右侧乳腺肿物，大小 2.5 cm×2.2 cm；右侧腋窝见 3 枚肿大淋巴结，其皮髓质分界不清。胸部 CT 示：右侧乳腺癌可能；右侧第 6 肋、第 9 肋骨质破坏，考虑乳腺癌转移。组织病理学检查提示右侧浸润性导管癌（Ⅱ级）伴同侧腋窝淋巴结转移。为进一步了解全身骨转移情况，行 ^{18}F-NaF PET/CT 全身骨显像检查（病例图 5-1）。

^{18}F-NaF PET/CT 检查

方法及影像所见：静脉注射 ^{18}F-NaF 50 min 后先行全身 PET 骨显像，随后进行相同范围的低剂量 CT 扫描。全身骨骼显像清晰。额骨右侧，左侧蝶骨小翼，右侧肩胛骨关节盂下，右侧第 2、6、9 肋骨，L2 左侧关节突，T10 椎体及椎板，T12 左侧关节突，L5 椎体及右侧横突，第 1 骶椎（S1）双侧翼突，右侧髂骨翼，左侧髋臼，右侧股骨干可见多发放射性浓聚灶，相应部位 CT 呈溶骨性、成骨性或混合密度病灶；右侧股骨小转子处有点状放射性浓聚灶，相应 CT 未见骨结构异常；CT 可见左侧髂骨后部溶骨性病灶，相应 PET 未见异常放射性浓聚；L4 椎体前缘、双侧膝关节及双足部多点状放射性浓聚灶，同机 CT 见椎体边缘、膝关节及双足部骨质增生硬化。

检查意见：全身骨多发 ^{18}F-NaF 浓聚灶，考虑乳腺癌多发骨转移；L4 椎体前缘、双膝关节及双足部退行性病变。

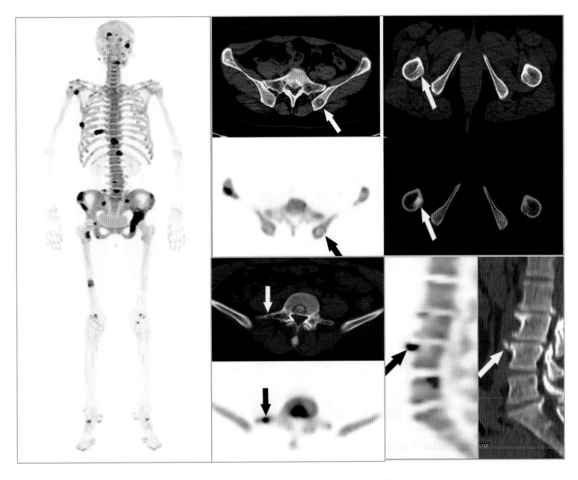

病例图 5-1　^{18}F-NaF PET/CT 骨显像图像。

病例相关知识及解析

^{18}F-NaF 是一种用于探测骨骼病变的高敏感性、亲骨性的 PET 显像剂，也是一种"古老的"骨显像剂。早在 1962 年，Blau 等首次介绍 ^{18}F-NaF 并将其应用于骨显像[1]，1972 年美国食品药品监督管理局批准 ^{18}F-NaF 应用于临床显像。近年来，随着 PET/CT 和医用回旋加速器在医疗单位配置的增加，^{18}F-NaF PET/CT 骨显像也越来越多地应用于临床。

^{18}F-NaF 摄取机制类似于 ^{99m}Tc-MDP，是建立在离子交换的基础之上。^{18}F-NaF 经静脉注射进入人体，血液中的 ^{18}F 离子在红细胞和血浆内迅速达到平衡，然后在骨内沉积或经肾排泄。通过毛细血管到达骨细胞外间隙的 ^{18}F 离子，透过包绕在羟基磷灰石晶体表面的结合水壳，到达羟基磷灰石晶体表面和内部，羟基磷灰石 [$Ca_{10}(PO_4)_6OH_2$] 表面的—OH 离子与 ^{18}F 离子快速交换，形成氟磷灰石 [$Ca_{10}(PO_4)_6{}^{18}F_2$] 而沉积于骨内（实际上，^{18}F 离子完全融入骨内需要数天或数周时间[2]）。^{18}F-NaF 的摄取是骨血流状况和成骨活动的反映。在 PET 图像上，^{18}F-NaF 摄取增加的异常区域表示骨内羟基磷灰石晶体表面的暴露面积或提供给 ^{18}F 离子的结合位点增加。

尽管目前 ^{99m}Tc-MDP SPECT 全身骨显像仍是检测转移性骨肿瘤最常用的手段，但 ^{18}F-NaF PET 对转移性骨肿瘤的探测敏感性高于 ^{99m}Tc-MDP SPECT[3]。这是由于 ^{18}F-NaF 具有比 ^{99m}Tc-MDP 更好的药代动力学特性（病例表 5-1），其血浆蛋白结合率低，在血液和软组织内清除快速，首次通过时的骨摄取率高，骨骼对 ^{18}F 离子的摄取率约为 ^{99m}Tc-MDP 的 2 倍，即使在较短的摄取时间内也可获得高靶本底比值（target to background ratio，T/B）图像。另一方面，PET 具有更高的分辨率，相比于 ^{99m}Tc-MDP SPECT

显像，图像颗粒更为细腻，骨骼显影更为清晰（病例图 5-2），一些在 ^{99m}Tc-MDP SPECT 显像中表现为假阴性的溶骨性病灶可能在 ^{18}F-NaF PET 上显示出来。

病例表 5-1　骨显像剂 ^{18}F-NaF 与 ^{99m}Tc-MDP 的比较

参数	^{18}F-NaF	^{99m}Tc-MDP
半衰期	110 min	6.02 h
血浆蛋白结合率	仅与少量血浆蛋白结合	从注射开始的约 25% 到注射 4 h 后约 50%
首次通过摄取率	接近 100%	60% ~ 70%
血浆清除	快速	缓慢
从注射至显像的时间	0.3 ~ 1.5 h	3 ~ 4 h
空间分辨率	PET 的分辨率更高	SPECT 的分辨率较低

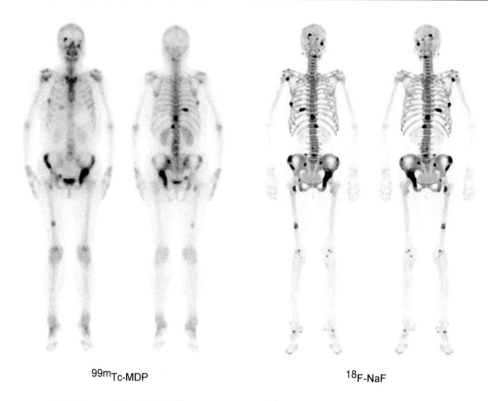

99mTc-MDP

18F-NaF

病例图 5-2　同一患者的 ^{18}F-NaF PET/CT 与 ^{99m}Tc-MDP SPECT 全身骨显像。

参考文献

［1］ Wong K K, Piert M. Dynamic bone imaging with ^{99m}Tc-labeled diphosphonates and ^{18}F-NaF：mechanisms and applications. J Nucl Med，2013，54（4）：590-599.

［2］ Bastawrous S, Bhargava P, Behnia F, et al. Newer PET application with an old tracer：role of ^{18}F-NaF skeletal PET/CT in oncologic practice. Radiographics，2014，34（5）：1295-1316.

［3］ Langsteger W, Rezaee A, Pirich C, et al. ^{18}F-NaF-PET/CT and ^{99m}Tc-MDP bone scintigraphy in the detection of bone metastases in prostate cancer. Semin Nucl Med，2016，46（6）：491-501.

（郝新忠　卫华　武萍　武志芳）

病例 6 前列腺癌患者的非同源性骨转移

病史及检查目的

患者为 75 岁男性，因"前列腺癌术后 9 年，腰痛 1 个月"就诊。患者 9 年前因前列腺癌行根治性前列腺切除术［T1N0M0，Gleason 评分（4 ＋ 3）分］，术后行内分泌治疗 9 年，近期出现腰痛。实验室检查：PSA 0.45 ng/ml（参考值：0 ～ 4 ng/ml）。为帮助临床明确有无骨转移及选择合理的治疗方案，患者分别行 ^{99m}Tc-MDP 骨显像和镓 -68- 前列腺特异性膜抗原（^{68}Ga-prostate-specific membrane antigen，^{68}Ga-PSMA）PET/CT 显像。

骨显像检查

方法及影像所见：静脉注射 ^{99m}Tc-MDP 4 h 后使用 SPECT 成像设备行全身前、后位平面图像采集（病例图 6-1），结果示：全身骨骼显像清晰，放射性分布呈弥漫、不均匀性增高；颅骨、脊柱、胸骨、双侧肩胛骨、双侧肋骨、骨盆诸骨、双侧股骨近端及右侧肱骨近端可见多发异常放射性浓聚灶；双肾及

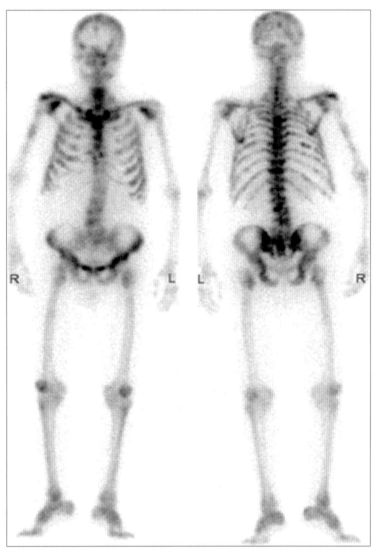

病例图 6-1 全身骨显像。

膀胱未见显影，软组织本底显像剂摄取减低，呈"超级骨显像"表现。

检查意见：全身骨多发血运代谢增强灶，考虑为前列腺癌多发骨转移。

⁶⁸Ga-PSMA PET/CT 检查

方法及影像所见：患者于骨显像后在静脉注射 ⁶⁸Ga-PSMA 60 min 后行 PET/CT 显像（病例图 6-2）。结果示：中轴骨及四肢骨呈 ⁶⁸Ga-PSMA 弥漫性高摄取；骨盆多骨呈成骨性骨质破坏改变伴 ⁶⁸Ga-PSMA 弥漫性高摄取（SUV_{max}：3.45）；余全身淋巴结及内脏器官未见 ⁶⁸Ga-PSMA 异常摄取及异常结构改变。

检查意见：全身多发骨病变呈 ⁶⁸Ga-PSMA 高摄取，符合前列腺癌骨转移表现。

临床随访

患者随后行 PET/CT 引导下穿刺活检，选择右侧髂骨 ⁶⁸Ga-PSMA 摄取增高灶作为活检靶区（病例图 6-2）。然而，最终病理诊断考虑转移性腺癌。免疫组织化学结果示 CK7 阳性、NKX3.1 阴性，不支持前列腺癌转移，故建议查找消化道等其他器官是否有原发灶。为进一步明确恶性病变的原发灶，在患者及其家属知情同意的情况下，该患者入组镓 -68- 成纤维细胞激活蛋白抑制剂（⁶⁸Ga-fibroblast activation protein inhibitor，⁶⁸Ga-FAPI）PET/CT 显像的临床试验（病例图 6-3）。

静脉注射 ⁶⁸Ga-FAPI 60 min 后行 PET/CT 图像采集。PET/CT 图像示中轴骨及四肢骨多发 ⁶⁸Ga-FAPI 异常浓聚灶。腹部区域可以观察到 3 个异常浓聚灶。腹部横断位图像示：胃窦部胃壁稍增厚伴 ⁶⁸Ga-FAPI 局灶性摄取增加；双侧肾上腺 ⁶⁸Ga-FAPI 摄取增加，同机 CT 未见明确形态学改变。显像结果提示：胃窦部恶性肿瘤伴全身广泛骨转移；双侧肾上腺 ⁶⁸Ga-FAPI 高摄取病灶考虑为激素治疗引起的慢性炎症所致。

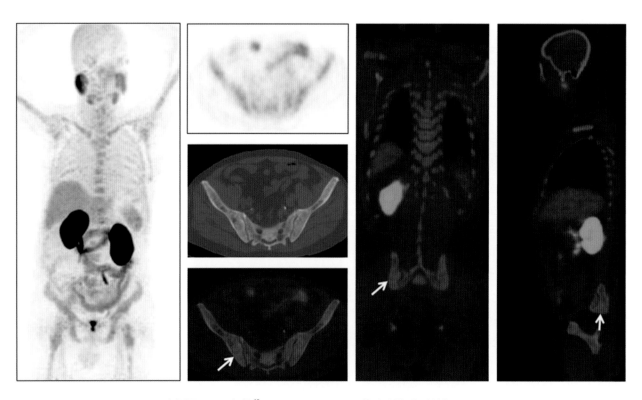

病例图 6-2 患者 ⁶⁸Ga-PSMA PET/CT。箭头所指为活检靶区。

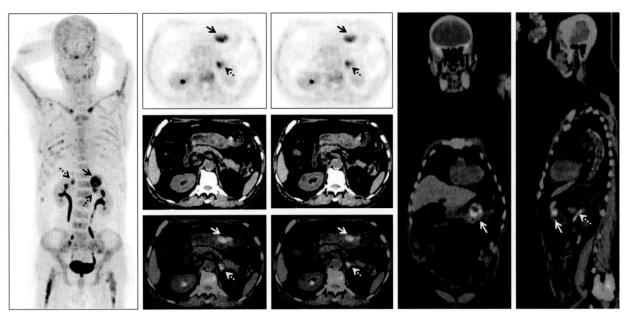

病例图 6-3　^{68}Ga-FAPI PET/CT。腹部横断位图像示：胃窦部胃壁（实线箭头）稍增厚伴 ^{68}Ga-FAPI 局灶性摄取增加；双侧肾上腺（虚线箭头）^{68}Ga-FAPI 摄取增加。

最终临床诊断

该患者随后进行胃镜检查，病理结果证实为胃印戒细胞癌。病理科医师重新分析了之前 CT 引导下骨活检的免疫组织化学结果，证实符合转移性胃印戒细胞癌。

病例相关知识及解析

前列腺癌在我国男性泌尿系统、生殖系统恶性肿瘤中发病率已跃居第三位，且死亡率较高。很多患者在初诊时就已经出现肿瘤转移，且根治性治疗后部分患者会出现临床复发或病情进展。目前对前列腺癌复发和转移灶的评估主要依靠影像学方法，如骨显像、CT、MRI、PET/CT 等。^{99m}Tc-MDP 骨显像对于恶性肿瘤骨转移具有较高的诊断价值，因此常作为前列腺癌骨转移的首选检查方法。但是，^{99m}Tc-MDP 骨显像对复发性前列腺癌所提供的诊断信息有限，因其无法检测淋巴结和内脏器官的转移情况，所以不能精确评估前列腺癌的进展情况。近年来，核素标记 PSMA 在前列腺癌诊疗中的作用受到关注，其临床应用迅速发展。

PSMA 为一类 Ⅱ 型跨膜蛋白质，在正常前列腺、良性前列腺增生和前列腺癌组织中均有表达，但在前列腺癌组织中表达水平明显升高，且其表达程度会随着肿瘤的进展、Gleason 评分和血清 PSA 水平的升高而增高。因此，以放射性核素标记的 PSMA 配体作为显像剂，通过病灶对显像剂的摄取程度来评估组织 PSMA 的表达情况，并在此基础上结合 CT 或 MRI，可实现对前列腺癌病灶的有效诊断和定位。与 SPECT 骨显像相比，PSMA PET/CT 具有更高的敏感性和特异性，可准确定位前列腺癌灶在前列腺内的分布，并判断周围组织侵犯、淋巴结转移、骨转移及其他远处转移[1-2]。然而，人们发现部分其他类型肿瘤（如分化型甲状腺癌、乳腺癌、神经鞘瘤、胶质瘤、肾细胞癌、移行细胞癌、肺腺癌等）及良性病变在 ^{68}Ga-PSMA 显像中亦可呈阳性。一方面，这说明 PSMA 并非特异性针对前列腺癌，也可用于其他组织来源肿瘤的诊断；另一方面，这提示我们在影像诊断中应注意密切结合患者的其他临床资料进行综合分析。就本例患者而言，因既往有前列腺癌病史，近期出现骨痛，故 MDP 及 PSMA 显像的阳性结果均使临床首先考虑到前列腺癌骨转移，但最终活检病理却显示转移性骨肿瘤为其他组织来源，这提示我们在鉴别诊断这类患者时应有更多的考虑。

在本例中，另一种新型 PET/CT 显像剂（即核素标记的 FAPI）帮助检出了真正导致骨转移发生的原发性肿瘤。成纤维细胞活化蛋白（fibroblast activation protein，FAP）通常在正常组织中不表达，但在90% 以上的恶性上皮性肿瘤（如乳腺癌、肺癌、结直肠癌）间质成纤维细胞中呈高表达，因此 FAP 抑制剂（FAPI）被逐渐开发及应用于肿瘤探测[3-5]。68Ga-FAPI 影像探针由德国海德堡大学医院于 2018 年报告研发，目前国内已进入临床试验。在多种恶性肿瘤原发灶及转移灶的检测中，68Ga-FAPI 较 18F-FDG PET/CT 具有更高的敏感性，可以发现更多病灶，有助于肿瘤的分期评估。与 18F-FDG PET/CT 比较，68Ga-FAPI PET/CT 具有以下优势：①无需禁食准备；②成像不受血糖水平影响；③更适用于一些由于器官本底高或肿瘤生物学特性所致 FDG 摄取不高的情况（如脑肿瘤、肝肿瘤、消化系统肿瘤及腹膜、大网膜和肠系膜的肿瘤转移等）。本例表现为由胃印戒细胞癌骨转移所致的超级骨显像。18F-FDG PET/CT 在检测胃印戒细胞癌方面存在局限性，而通过 68Ga-FAPI PET/CT 可以清楚地观察到胃印戒细胞癌的原发灶和转移灶。因此，68Ga-FAPI PET/CT 在胃印戒细胞癌的诊断和分期方面具有良好的应用前景。此外，68Ga-FAPI PET/CT 还显示出该患者双侧肾上腺对显像剂的摄取，这可能与激素治疗所引起的慢性炎性反应有关，提示诊断中需注意鉴别。

参考文献

［1］臧士明，王峰，黄悦，等. 68Ga-PSMA-11PET/CT 对去势抵抗性前列腺癌的诊断价值. 中华核医学与分子影像杂志，2017，37（3）：142-146.

［2］李曾，廖洪，毛顿，等. 18F-PSMA-1007 PET/CT 在初诊前列腺癌精准评估中的价值及对临床治疗决策的影响. 中国癌症杂志，2020，30（3）：231-236.

［3］Chen H，Pang Y，Wu J，et al. Comparison of 68Ga-DOTA-FAPI-04 and 18F-FDG PET/CT for the diagnosis of primary and metastatic lesions in patients with various types of cancer. Eur J Nucl Med Mol Imaging，2020，47（8）：1820-1832.

［4］Kratochwil C，Flechsig P，Lindner T，et al. 68Ga-FAPI PET/CT：tracer uptake in 28 different kinds of cancer. J Nucl Med，2019，60（6）：801-805.

［5］Pang Y，Huang H，Fu L，et al. 68Ga-FAPI PET/CT detects gastric signet-ring cell carcinoma in a patient previously treated for prostate cancer. Clin Nucl Med，2020，45（8）：632-635.

（逄一臻　陈皓鋆　孙龙　吴华）

病例 7　脊柱良性转移性平滑肌瘤

病史及检查目的

患者为 41 岁女性，因"腰痛 1 年余，加重 2 个月"入院。患者 1 年前腰部扭伤，之后腰部反复疼痛伴活动受限，胸腰段增强 MRI 示 T12 椎体占位，考虑浆细胞瘤可能性大（病例图 7-1），未进一步诊治。近 2 个月腰痛加重并出现下肢麻木、行走无力，无下肢放射痛、恶心、呕吐、进行性消瘦及潮热、盗汗等症状。体格检查示双下肢腹股沟平面以下皮肤浅感觉稍减退。肿瘤标志物及感染相关实验室检查未见异常。妇科 B 超示子宫后壁低回声，考虑子宫肌瘤可能性大。行 T12 椎体病灶穿刺活检，病理诊断考虑平滑肌分化肿瘤，高分化肉瘤不除外。为进一步明确 T12 椎体病变性质及排除转移瘤，行 18F-FDG PET/CT 检查（病例图 7-2）。

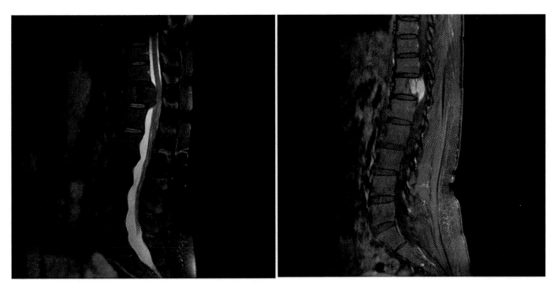

病例图 7-1　脊柱胸腰段 MRI 图像。

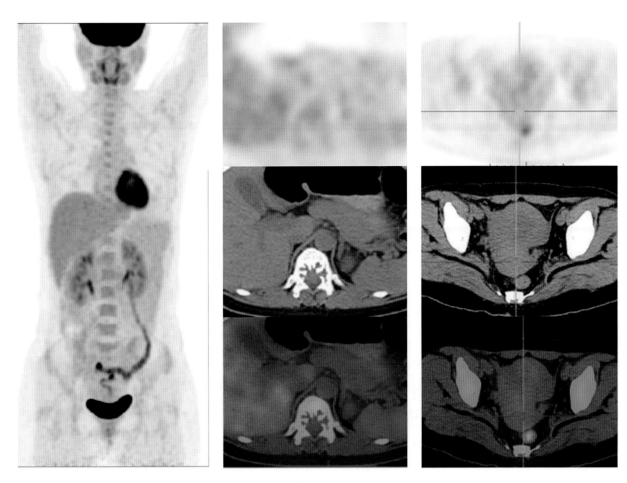

病例图 7-2　^{18}F-FDG PET/CT 图像。

既往史：患者曾于 23 年前接受子宫肌瘤切除术。

^{18}F-FDG PET/CT 检查

方法及影像所见：患者于静脉注射 ^{18}F-FDG 60 min 后行 PET/CT 图像采集，经计算机处理后获得横断面、冠状位和矢状位三方位 PET、CT 及融合断层图像。结果示：T12 椎体后缘有一不规则溶骨性骨质破坏区，其内见残存粗大骨嵴和软组织密度影，相应椎管受压变窄。该病变累及范围 2.3 cm×1.3 cm，FDG 摄取程度（SUV$_{max}$：1.9）低于周围正常椎体；子宫形态饱满，宫体与宫颈间可见等密度突起，最大横截面积 3.6 cm×3.7 cm，放射性摄取程度与子宫肌层相当。双肺及扫描野其余部位未见明显异常结构改变或 FDG 摄取。

检查意见：T12 椎体溶骨性骨质破坏，无 FDG 摄取程度增高表现，结合子宫肌瘤病史，子宫来源的良性转移性平滑肌瘤可能性大，扫描野内其余部位未见明确转移征象；子宫软组织密度结节，符合子宫肌瘤表现。

临床随访

患者行 T12 椎体肿物手术切除，肉眼观肿物切面呈灰白色，质韧，大小 3.3 cm×3.0 cm×1.0 cm，累及骨皮质及骨髓质。病理结果（病例图 7-3）示：肿瘤细胞呈梭形，无明显异型性，免疫组织化学结果：S-100（－），CD117（－），CD34（－），SOX10（－），EMA（－），HMB（－），DOG（－），Desmin（＋），Caldesmon（＋），Myogenin（－），SMA（＋），P53（约 20% 细胞弱＋），PR（约 80% 细胞＋），ER（约 80% 细胞＋），FH（＋），Ki-67（约 1% 细胞＋），符合平滑肌源性肿瘤，结合患者子宫平滑肌瘤病史及手术史，考虑良性转移性平滑肌瘤。

病例相关知识解析

良性转移性平滑肌瘤（benign metastasizing leiomyoma，BML）在临床上较为罕见，于 1937 年由 Steiner 首次提出，常发生于有子宫平滑肌瘤手术史[1]的育龄期女性患者，现多指子宫肌瘤切除术后出现在子宫以外器官的、与子宫原发性肿瘤的组织病理学形态相似的良性实体平滑肌瘤。虽然 BML 在组织形态学上呈良性表现，但生物学行为表现为侵袭性，可通过血液转移至全身大部分器官，好发部位为肺、右心房、主动脉旁淋巴结、大网膜，也可发生于心肌、脊柱、腹壁皮肤及瘢痕等，其中以双肺最为

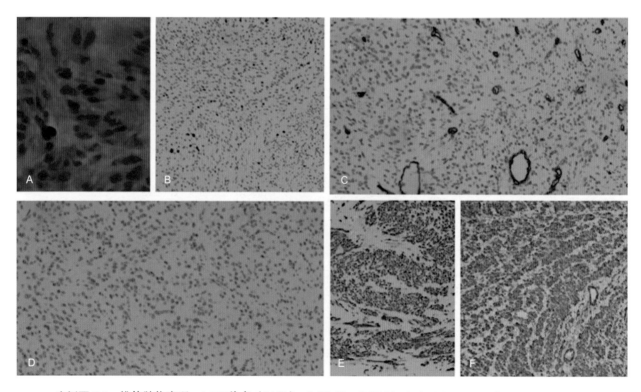

病例图 7-3　椎体肿物病理。A.HE 染色（×40）；B.Ki-67；C.CD34；D.S-100；E.Desmin；F.Caldesmon。

常见。BML发生转移的机制尚不清楚，目前较为公认的理论是子宫手术（包括剖宫产术、子宫肌瘤切除术和子宫切除术等）增加了外科诱导的血行播散的可能性[2]。确诊BML需要结合患者病史及病灶的组织病理学检查。

发生于肺的BML在临床上相对多见，该病进展较缓慢，早期患者无明显不适，少数可有咳嗽、胸痛、呼吸困难等症状。胸部CT表现无特异性，常表现为双肺多发大小不一结节，无钙化，边缘较光滑，可有分叶，也可出现空洞，胸腔积液及胸膜受累少见，增强CT中结节大部分无强化（病例图7-4）。其CT表现与恶性病变肺转移瘤相似，但肺BML的结节边缘更加清楚锐利，分布更随机；恶性转移结节更多分布于胸膜下和双肺下叶，并常伴有胸腔积液或淋巴结肿大，且病程进展迅速。

发生于脊柱的BML非常罕见，常伴有其他部位尤其是肺的转移，因此往往需要与恶性肿瘤合并的转移瘤及其他脊柱肿瘤相鉴别。脊柱BML患者多以局部压迫症状就诊，CT可见溶骨性骨质破坏，但18F-FDG PET/CT多表现为不摄取或轻度摄取FDG[3]，这与多数发生骨转移和肺转移的恶性肿瘤有所不同。对于脊柱BML，临床上需注意与下列疾病相鉴别：①血管瘤：典型脊柱血管瘤在X线平片表现为椎体内栅栏状改变，CT可见松质骨粗大网眼状、蜂窝状低密度区，CT值常低于 − 30 Hu，增粗的高密度骨小梁呈特征性圆点花纹状表现，其FDG摄取程度多低于或接近正常骨组织。②骨巨细胞瘤：通常表现为溶骨性骨质破坏，对FDG呈高度摄取。③骨髓瘤：多见于中老年人，常累及多个椎体，CT表现为溶骨性或穿凿样骨质破坏，边缘清晰，可伴有椎体压缩性骨折，可侵犯邻近结构，形成软组织肿块，压迫硬膜囊，可伴有弥漫性骨质疏松；MRI可有"胡椒盐"征；病变多表现为FDG摄取增加。④骨母细胞瘤：发生于脊椎附件上的膨胀性病变同时伴钙化骨化时，应首先考虑本病，表现为局限性、膨胀性骨质破坏，周围界限清楚或欠清晰，骨皮质可受侵犯而变薄，有反应性骨形成，瘤体内常有斑点状或索状基质钙化或骨化影，其间有溶骨性透亮区，病灶边缘常伴有明显的钙化和成骨现象；病变FDG摄取多明显增高。⑤溶骨型转移瘤：呈虫蚀状、大片状或膨胀性囊状骨质破坏，形态多不规则，边缘相对清晰，少数可有成骨改变，常伴有病理性骨折，受累椎体压缩变扁，椎旁常见软组织肿块，常累及椎弓根；病变多表现为FDG摄取增高。

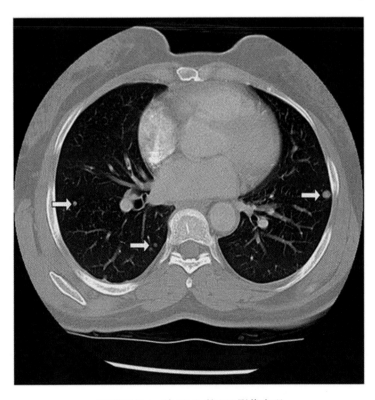

病例图7-4 肺BML的CT影像表现。

BML 为罕见疾病，临床诊断常遇到困难。本病例的 ^{18}F-FDG PET/CT 检查结果提示病灶低度摄取 FDG，不支持恶性病变；若能追溯到既往子宫肌瘤病史，应考虑 BML。此外，在 ^{18}F-FDG PET/CT 引导下进行穿刺活检也是实现早期诊断的有效方法。

参考文献

［1］Pacheco-Rodriguez G，Taveira-DaSilva A M，Moss J. Benign metastasizing leiomyoma. Clin Chest Med，2016，37（3）：589-595.

［2］Sawai Y，Shimizu T，Yamanaka Y，et al. Benign metastasizing leiomyoma and 18-FDG PET/CT：a case report and literature review. Oncol Lett，2017，14（3）：3641-3646.

［3］Zong D，He W，Li J，et al. Concurrent benign metastasizing leiomyoma in the lung and lumbar spine with elevated standardized uptake value level in positron-emission tomography computed tomography：a case report and literature review. Medicine（Baltimore），2018，97（27）：e11334.

（江春亭　张卫方）

病例 8　前列腺去势抵抗-前列腺神经内分泌癌

病史及检查目的

患者为 65 岁男性，主因"前列腺癌去势治疗 1 年半，复发根治术后 6 个月，肋骨疼痛 2 个月"入院。患者 1 年半前因 PSA 升高，行穿刺确诊前列腺癌，接受去势治疗。6 个月前发现 PSA 再次升高（0.338 ng/ml），行前列腺癌根治术，术后病理提示：前列腺癌经新辅助内分泌治疗后部分肿瘤细胞明显萎缩变性；Gleason 评分（4 + 5）分，伴有神经内分泌分化，呈小细胞神经内分泌癌形态；肿瘤浸润前列腺双侧叶，并见神经侵犯及脉管癌栓。小细胞癌部分免疫组织化学染色结果：AE1/AE3（－），PSA（－），AR（－），CgA（＋＋＋），Syn（＋＋＋），CD56（＋＋＋）。患者近期肋骨疼痛，实验室检查：PSA < 0.003 ng/ml，睾酮 0.28 ng/ml（参考值：1.75 ～ 7.81 ng/ml），神经元特异性烯醇化酶（neuron specific enolase，NSE）19.97 ng/ml（参考值：0 ～ 16.3 ng/ml），胃泌素释放肽前体（pro-gastrin releasing peptide，proGRP）1352.00 pg/ml（参考值：0 ～ 65.7 pg/ml）。为协助诊断，行 ^{99m}Tc-MDP 骨显像和 ^{18}F-FDG PET/CT 显像。

骨显像检查

方法及影像所见：静脉注射 ^{99m}Tc-MDP 4 h 后行全身前、后位平面显像（病例图 8-1）。检查结果见全身骨骼显像清晰，左侧第 6 肋可见小片状异常放射性浓聚灶；T6 ～ 10 椎体右侧近肋椎关节处可见点状轻度放射性浓聚灶；余骨放射性分布未见明显异常。

检查意见：左侧第 6 肋血运代谢增强灶考虑骨转移可能；T6 ～ 10 椎体右侧轻度血运代谢增强灶考虑退行性骨关节病。

^{18}F-FDG PET/CT 检查

影像所见：如病例图 8-2 和病例图 8-3 所示，患者前列腺癌根治术、内分泌治疗后前列腺缺如，原前列腺区、盆腔底部、双侧髂内外血管旁见多发肿大淋巴结，短径为 4 ～ 22 mm，呈 FDG 摄取增高（SUV_{max}：3.5 ～ 15.7），腹主动脉及下腔静脉旁未见异常淋巴结显示；左侧第 6 肋局部骨皮质中断伴软

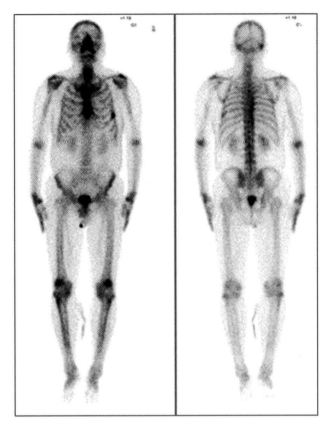

病例图 8-1 ^{99m}Tc-MDP 全身骨显像。

组织肿物形成，并呈 FDG 摄取增高灶（SUV_{max}：9.7），另外 L2 椎体左前部、左侧髂骨、左侧股骨干近端（髓腔内）多发 FDG 摄取增高灶（SUV_{max}：3.8～9.2），部分骨质密度呈轻度不均匀增高。余扫描野内未见明显异常结构改变或 FDG 摄取。

检查意见：前列腺癌根治术、内分泌治疗后，全身多发 FDG 代谢增高灶，累及盆腔淋巴结及多骨，均考虑为转移性病灶。

病例相关知识及解析

前列腺癌是男性生殖系统的常见恶性肿瘤。雄激素阻断治疗（又称去势治疗）是前列腺癌治疗的重要手段，尤其是初诊时已处于中晚期的患者的常用治疗方法。但是，在治疗后 2～3 年，肿瘤通常对内分泌治疗不再敏感，会继续快速生长，这一阶段被称为去势抵抗性前列腺癌（castration-resistant prostate cancer，CRPC），伴有转移者被称为转移性去势抵抗性前列腺癌。多种机制可导致前列腺癌去势抵抗，其中之一就是本例患者出现的前列腺癌神经内分泌分化，即神经内分泌前列腺癌（neuroendocrine prostate cancer，NEPC）[1]。

前列腺癌的恶性神经内分泌分化表现为从普通型前列腺癌到 NEPC 的一系列形态学改变，包括普通型前列腺癌伴神经内分泌分化、前列腺癌伴帕内特细胞（潘氏细胞）样神经内分泌分化、高分化神经内分泌肿瘤、小细胞神经内分泌癌、大细胞神经内分泌癌、混合性神经内分泌癌[2]。NEPC 早期多无特异性临床症状，随着疾病进展，肿瘤浸润膀胱、直肠，可出现进行性排尿困难、血尿和会阴区不适，还可产生异位内分泌激素，表现为副瘤综合征。NEPC 易合并内脏转移（脑、肺、骨转移等）或溶骨性转移，恶性程度高，预后较差。NEPC 患者通常表现为血清 PSA 水平降低，而神经内分泌标志物［如嗜铬粒蛋白 A（chromogranin A，CgA）和 NSE、突触素（synaptophysin，Syn）、乳酸脱氢酶（lactate

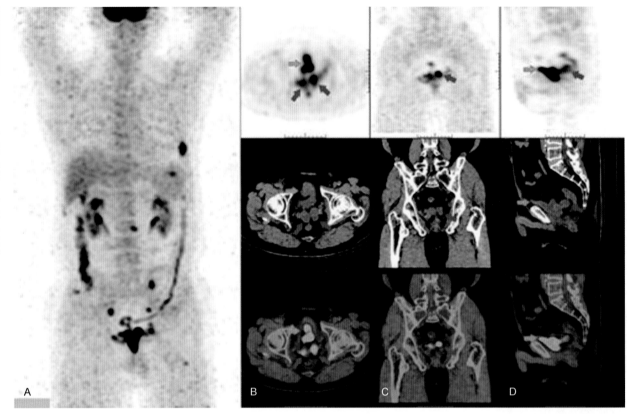

病例图 8-2　^{18}F-FDG PET/CT 图像。A. 最大密度投影（maximum intensity projection，MIP）图；B ～ D. 分别为横断位、冠状位和矢状位图像（红色箭头示原前列腺区多发 FDG 代谢增高的肿大淋巴结；蓝色箭头示膀胱显像剂生理性蓄积）。

dehydrogenase，LDH）和（或）癌胚抗原（carcinoembryonic antigen，CEA）] 水平升高。NEPC 的病理学评估过程应包括神经内分泌细胞形态学鉴定和多种神经内分泌分子标志物的检测，如 CgA、Syn、CD56、NSE 等表达水平升高，雄激素受体（androgen receptor，AR）表达水平降低，而 PSA 表达情况随 NEPC 的类型不同而有所区别。本例患者术后病理为混合性神经内分泌癌，同时具有小细胞神经内分泌成分和普通型腺癌成分。对于小细胞神经内分泌的免疫组织化学染色，目前常用的特异性神经内分泌标志物包括 CgA、NSE、Syn、PSA、proGRP 及 CD56，其中 CD56 是敏感性最高的神经内分泌标志物[3]，而 PSA 染色通常为（-），且不表达 AR。本例患者 PSA（-），AR（-），CgA（+++），Syn（+++），CD56（+++），与小细胞神经内分泌癌的免疫组织化学特征吻合。目前有关 NEPC 的治疗方案尚无统一标准，可采用化疗、新型内分泌治疗、免疫治疗等。此外，前列腺小细胞神经内分泌癌的治疗方法还包括放疗、粒子植入治疗等。

　　^{18}F-FDG PET/CT、^{68}Ga- 奥曲肽 PET/CT[4] 在前列腺神经内分泌癌（包括骨病变和软组织病变）全身病变探查和诊断方面具有较高的应用价值。本例患者 ^{18}F-FDG PET/CT 显像提示前列腺癌局部复发伴盆腔多发淋巴结转移和全身多发骨转移，骨病变的骨密度增高不显著，同时部分骨病变呈溶骨性表现，且患者近期实验室检查示 PSA 水平不高，但神经内分泌标志物 NSE 和 proGRP 水平升高，符合神经内分泌癌转移的特征。此外，该患者 ^{99m}Tc-MDP 骨显像仅显示左侧第 6 肋骨转移，提示骨显像对前列腺小细胞神经内分泌癌的诊断价值有限。尽管 ^{68}Ga-PSMA PET/CT 在前列腺癌诊断中的应用受到关注，但其在 NEPC 的诊断中有假阳性和假阴性结果的报道，原因可能与 PSMA 在 NEPC 中低表达有关。前列腺神经内分泌癌是去势抵抗性前列腺癌的一种特殊类型，其恶性程度高，预后差，特异性神经内分泌血清标志物和免疫组织化学标志物是确诊该病的有效手段。^{18}F-FDG PET/CT 在前列腺小细胞神经内分泌癌诊断和分期中的作用优于骨显像和 ^{68}Ga-PSMA PET/CT。

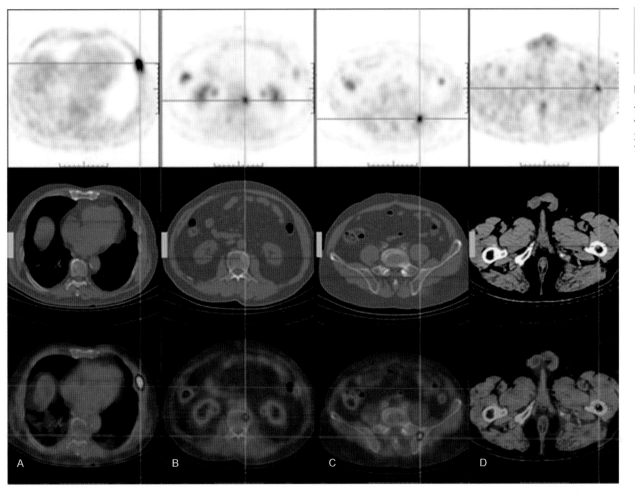

病例图 8-3　^{18}F-FDG PET/CT 图像。A. 左侧第 6 肋骨病灶；B.L2 椎体病灶；C. 左侧髂骨病灶；D. 左侧股骨病灶。

参考文献

［1］Huang Y，Zhang Y，Huang J. Neuroendocrine cells of prostate cancer：biologic functions and molecular mechanisms. Asian J Androl，2019，21（3）：291-295.

［2］魏建国，王诚，滕晓东. 对 WHO 前列腺癌伴神经内分泌分化诊断标准的解读. 中华病理学杂志，2016，45（10）：727-730.

［3］Yao J L，Madeb R，Bourne P，et al. Small cell carcinoma of the prostate：an immunohistochemical study. Am J Surg Pathol，2006，30（6）：705-712.

［4］Hope T A，Aggarwal R，Simko J P，et al. Somatostatin imaging of neuroendocrine-differentiated prostate cancer. Clin Nucl Med，2015，40（6）：540-541.

（廖栩鹤　张建华）

II. 原发性骨肿瘤

病例 9 | 骨肉瘤的骨显像

病史及检查目的

患者为 13 岁男性，主因"左侧大腿疼痛 3 个月"就诊，行双下肢 X 线检查发现左侧股骨中下段占位性病变，考虑骨肉瘤可能；胸部 CT 检查见肺内高密度结节影（病例图 9-1）。为进一步明确诊断和分期，行 ^{99m}Tc-MDP 全身骨显像（病例图 9-2）。

骨显像检查

影像所见：^{99m}Tc-MDP 全身前、后位平面骨显像示骨骼显像清晰，左侧股骨中远段膨大变形，呈团块状不均匀高度放射性浓聚灶；双侧股骨近端可见点状、片状放射性浓聚灶；另于右侧第 3 ~ 4 前肋间及左侧腹股沟区域见点状放射性浓聚灶。使用同机 CT 加做盆腔局部扫描后，见双侧股骨近端成骨性骨质破坏及左侧腹股沟淋巴结钙化。

检查意见：左侧股骨中远段占位呈高 MDP 摄取表现，考虑原发性成骨性恶性肿瘤，骨肉瘤可能性大；双侧股骨近端血运代谢增强灶考虑肿瘤骨转移；右侧肋间放射性浓聚灶考虑肿瘤肺转移；左侧腹股沟放射性浓聚灶考虑肿瘤淋巴结转移。

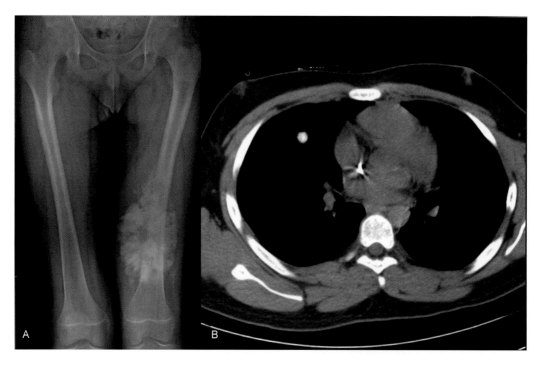

病例图 9-1 双下肢 X 线检查（A）及胸部 CT（B）。

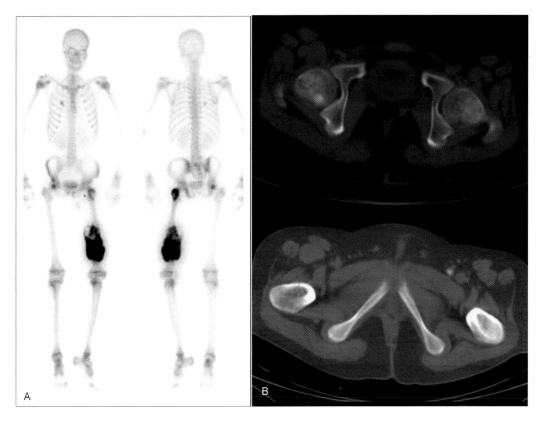

病例图 9-2　全身骨显像（A）及同机盆腔 CT（B）。

最终临床诊断

股骨中远段肿物穿刺病理诊断：符合骨肉瘤；双侧股骨近端及左侧腹股沟高密度淋巴结穿刺活检证实为肿瘤转移。

病例相关知识及解析

骨肉瘤（osteosarcoma）是临床上最多见的一种原发性骨恶性肿瘤，约占原发性骨恶性肿瘤的 20%。骨肉瘤好发于骨骼迅速生长的青春期，好发年龄为 10 ～ 20 岁，男性多于女性。目前发病原因不明，Paget 病和放疗病史是骨肉瘤发生率升高的因素，出现创伤时可能会促进发现肿瘤。病变多见于四肢长骨的干骺端，尤其是股骨远端、胫骨近端和肱骨近端。患者早期症状不典型，晚期可出现持续性疼痛，以夜间为著，局部肿胀并可触及质地中等或坚硬的肿块，皮肤可出现张力高、发亮、色暗红、皮温高和浅静脉怒张，局部骨质破坏严重时可出现病理性骨折，患者可伴有发热、体重下降、贫血等全身症状。

骨肉瘤的特点是能直接从肿瘤细胞产生骨或骨样组织，由肉瘤性成骨细胞、瘤性骨样组织和肿瘤骨构成。大多数骨肉瘤的 X 线检查表现为软组织肿物、瘤骨形成、骨膜反应及骨质破坏，其中肿瘤内见棉絮状、象牙质状或针状瘤骨是骨肉瘤的特征性表现。MRI 对肿瘤髓腔和软组织侵犯范围的显示更为清晰，肿瘤矿化（成骨或钙化）部分表现为 T2 低信号，而非矿化部分则表现为 T2 高信号，同时 MRI 有助于区分肿瘤内细胞区域、坏死区域和液化区域。

在骨显像中，由于显像剂 ^{99m}Tc-MDP 具有亲骨性，可为骨肿瘤的鉴别诊断提供肿瘤组织来源信息。来源于骨基本组织的肿瘤（如骨肉瘤和软骨肉瘤）通常具有成骨特性，可摄取显像剂，尤其是骨肉瘤，常显示出高度的显像剂浓聚；而尤因肉瘤、脊索瘤、神经纤维瘤等骨附属组织来源的肿瘤，由于无成骨特性，故不摄取骨显像剂。因此，骨肉瘤在骨显像中通常以团块状高度放射性浓聚灶为特征性表现，这有助于肿瘤早期鉴别诊断。此外，多数骨肉瘤的恶性程度较高，早期即可发生肺转移，亦可出现骨、淋巴结、软组织等的转移，通常提示预后不良[1]。骨显像不仅有助于骨肉瘤的早期鉴别诊断，也可检出其转移灶，无论位于骨内还是骨外，因其均具有成骨特性。因此，骨显像的大视野成像对骨肉瘤的临床分期及治疗方案的确立具有重要意义。

在骨肉瘤的转移途径中，肺内转移是最常见的转移方式，约15%的骨肉瘤患者在就诊时已存在肺转移，而25%～40%的患者在治疗过程中或治疗结束后发现肺转移灶。许多肺转移患者无明显症状，故临床上通常将胸部CT作为早期诊断骨肉瘤肺转移的检查方法，但也有研究表明CT检出的肺内结节中约32%经手术病理证实为良性病变[2]。实际临床中，骨肉瘤在发生肺转移之前出现骨转移的情况较为罕见，故当骨显像中观察到胸部点状放射性浓聚灶时，应首先考虑肺转移的可能，对于平面像重叠在肋骨上的病灶，加做SPECT/CT或联合胸部CT可做出判断。同时，骨显像对肺内转移灶的检出与病灶内的矿化活动状态相关，对于无明显矿化的病灶、陈旧性病灶或微小病灶，骨显像可产生假阴性结果[3]。本例患者为青少年，出现左侧股骨占位并伴有骨质破坏，骨显像检查提示肿瘤具有较高的成骨特性，这些均符合骨肉瘤的临床及病理特征，其他骨内及骨外异常显像剂摄取则考虑为肿瘤转移灶。本病例提示，骨肉瘤在骨显像中具有典型的影像表现，骨显像有助于骨肿瘤的早期鉴别诊断，同时可检出骨转移灶及骨外转移灶。

参考文献

［1］韩加，于沂阳，吴苏稼，等.影响肢体骨肉瘤临床预后的多中心回顾性研究.中国骨与关节杂志，2018，7（1）：7-13.

［2］Brader P，Abramson S J，Price A P，et al. Do characteristics of pulmonary nodules on computed tomography in children with known osteosarcoma help distinguish whether the nodules are malignant or benign. J Pediatr Surg，2011，46（4）：729-735.

［3］高平，王茜，赵赟赟，等. 99mTc-MDP SPECT/CT 显像用于骨肉瘤肺转移的诊断.国际放射医学核医学杂志，2014，38（3）：148-151.

（李原）

病例10　骨肉瘤的 18F-FDG PET/CT

病史及检查目的

患者为14岁男性，主因"右侧膝关节间断疼痛1个月"就诊。影像学检查发现右侧股骨中远段占位性病变。穿刺活检病理结果提示为富于巨细胞的骨肉瘤。随后行术前化疗，并于化疗前及化疗结束后分别行 18F-FDG PET/CT 显像，以评估肿瘤化疗疗效（病例图10-1）。

18F-FDG PET/CT 检查

影像所见：化疗前显像示右侧股骨中远段见一不规则团块状FDG浓聚影（SUV$_{max}$：24.5），CT于相应区域见骨质破坏伴软组织肿物形成，肿物内可见高密度瘤骨形成，大小6.3 cm×5.1 cm×17.3 cm，未跨越骺板累及关节面缘。扫描野内其他区域未见明显异常FDG摄取或结构改变。化疗后显像示右侧股骨肿物体积明显缩小，FDG摄取明显减低（SUV$_{max}$：3.3），其内矿化成分增多，扫描野内其他区域未

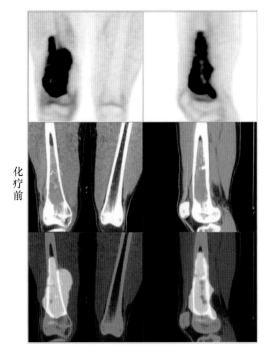
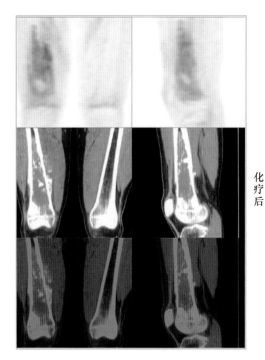

化疗前

化疗后

病例图 10-1　患者化疗前、后的 ^{18}F-FDG PET/CT 图像。

见明显异常 FDG 摄取或结构改变。

检查意见：右侧股骨骨肉瘤化疗后肿瘤代谢活性显著受抑制，提示化疗响应良好。

最终临床诊断及随访

化疗后行肿瘤切除术，术后病理提示：右侧股骨正常骨结构破坏，代之以大片出血、坏死及玻璃样变性的纤维组织，部分区域呈不规则骨样组织，分化不成熟，结合临床影像学以及前次活检病理，符合骨肉瘤化疗后改变。病理学判断肿瘤坏死率为 97.1%。

病例相关知识及解析

骨肉瘤在核素骨显像中通常表现出对显像剂的高度摄取，但这种摄取并非直接反映肿瘤细胞活性，而是反映肿瘤的成骨特性。我们在临床中可能会观察到这样一种现象，即骨肉瘤患者在化疗后肿瘤体积明显缩小的情况下仍显示对骨显像剂的高摄取，这是由于瘤体内的矿化组织对显像剂的摄取。

^{18}F-FDG PET/CT 已被广泛用于恶性肿瘤的鉴别诊断、临床分期、治疗后疗效评估及复发病灶的检出等，其在骨肉瘤诊疗中的应用也得到了临床认可。然而，根据实际临床应用情况，在骨肿瘤的早期诊断中，常规影像技术仍占主导作用，X 线检查、CT 或 MRI 所提供的肿瘤形态学信息对鉴别诊断有较大的帮助，而 PET/CT 则更多地被用于评价化疗疗效以及肿瘤复发的检出等方面[1-4]。

手术切除是骨肉瘤的主要治疗方法。早期治疗方案（截肢或局部广泛切除＋足量放疗）报道的 5 年生存率不足 20%。近年来，新辅助化疗理论（术前化疗＋手术＋术后化疗）的形成和应用不仅增加了患者保留肢体功能的机会，也使 5 年生存率提高至 65% ～ 70%，现已成为骨肉瘤的标准治疗。然而，对于那些发生肿瘤转移和复发的患者，通常认为与肿瘤对化疗的响应不佳密切相关。因此，及时监测化疗效果对选择合理的治疗方案及预后判断均具有重要意义。既往临床以化疗后手术切除的肿瘤组织的坏死率作为评价肿瘤化疗响应的"金标准"，若化疗后病理切片提示肿瘤坏死率高于 90%，则认为化疗响应良好，术后可继续维持原化疗方案；若化疗后肿瘤坏死率低于 90%，则认为肿瘤对化疗响应不佳，应调整术后化疗方案。然而，该方法操作繁琐，不能实时观察，也不适用于非手术治疗患者。

作为无创性检查，^{18}F-FDG PET/CT 已被逐步引入骨肿瘤的化疗评价过程中。由于恶性肿瘤细胞内葡萄糖代谢增高，表现出对 ^{18}F-FDG 的高摄取，因此 PET/CT 不仅可用于检出肿瘤，还可用于评估肿瘤对化疗的响应情况，当化疗将大部分肿瘤细胞有效杀灭后，肿瘤对 FDG 的摄取会明显减低。骨肉瘤的相关研究证明[1-3]，若化疗后肿瘤 FDG 摄取明显减低，提示化疗效果良好，若化疗后 FDG 摄取无明显变化，则考虑化疗响应不佳（病例图 10-2），而骨肉瘤化疗前后 SUV_{max} 的变化率与肿瘤坏死相关。但值得注意的是，由于骨肉瘤的成分复杂，易合并出血、囊变、骨折、感染等其他情况，使用 SUV 评价疗效时可能影响感兴趣区（region of interest，ROI）的勾画及对参数变化的判断，这也是不同研究结果显示的诊断效能存在较大差异（敏感性 58% ～ 100%，特异性 58% ～ 100%）的原因。在采用 ^{18}F-FDG PET/CT 评价骨肉瘤化疗效果时，应更加重视视觉观察结果，当 PET 影像显示肿瘤内部呈不均质改变时，可结合临床及其他影像技术进行综合分析。

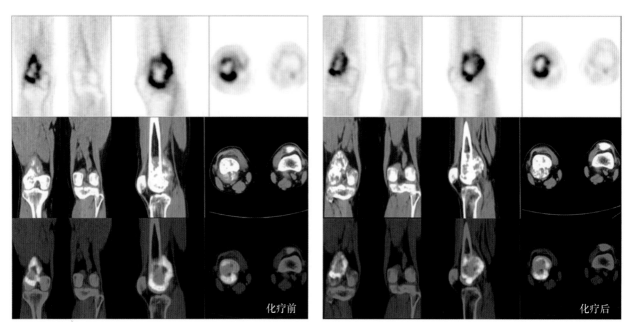

病例图 10-2 骨肉瘤化疗前后 ^{18}F-FDG PET/CT 图像。FDG 摄取未见减低（SUV_{max}：7.6 *vs*. SUV_{max}：10.9），该患者术后病理学检查提示肿瘤坏死率为 76.0%。

参考文献

［1］Hongtao L，Hui Z，Bingshun W，et al. ^{18}F-FDG positron emission tomography for the assessment of histological response to neoadjuvant chemotherapy in osteosarcomas：a meta-analysis. Surg Oncol，2012，21（4）：e165-e170.

［2］Im H J，Kim T S，Park S Y，et al. Prediction of tumour necrosis fractions using metabolic and volumetric ^{18}F-FDG PET/CT indices，after one course and at the completion of neoadjuvant chemotherapy，in children and young adults with osteosarcoma. Eur J Nucl Med Mol Imaging，2012，39（1）：39-49.

［3］Harrison D J，Parisi M T，Shulkin B L. The role of ^{18}F-FDG-PET/CT in pediatric sarcoma. Semin Nucl Med，2017，47（3）：229-241.

［4］Angelin A，Ceci F，Castellucci P，et al. The role of ^{18}F-FDG PET/CT in the detection of osteosarcoma recurrence. Eur J Nucl Med Mol Imaging，2017，44（10）：1712-1720.

（李原）

病例 11　骨肉瘤的 ^{99m}Tc-MIBI 显像

病史及检查目的

患者为 13 岁男性，因"右侧大腿疼痛 1 个月，加重伴肿胀 10 余天"就诊。肿瘤标志物及血常规未见异常。X 线检查示右侧股骨远端占位，局部病理性骨折，周围软组织肿胀。肿物穿刺活检病理结果提示骨肉瘤。拟行术前化疗。为预测及评估化疗疗效，患者分别于化疗开始前 2 天及化疗结束后 5 天行 ^{99m}Tc-MIBI 局部平面显像（病例图 11-1）。

^{99m}Tc-MIBI 显像检查

方法及影像所见：化疗前、后显像使用相同的检查方法，即在静脉注射 20 mCi ^{99m}Tc-MIBI 后，分别于 15 min 及 90 min 行早期相及延迟相局部前位平面像采集。在化疗前显像中，早期相可见右侧股骨远端肿瘤高度摄取显像剂，延迟相中该区域放射性分布明显减低，分别勾画肿瘤部位及健侧本底的 ROI，经计算得出早期相肿瘤与本底比值（T/B）为 2.80，延迟相 T/B 为 1.78，肿瘤 MIBI 的洗出率为 36.4%。在化疗后显像中，早期相及延迟相右侧股骨肿瘤对 MIBI 的摄取与化疗前显像比较均无明显减低，早期相 T/B 为 2.41，延迟相 T/B 为 1.81。

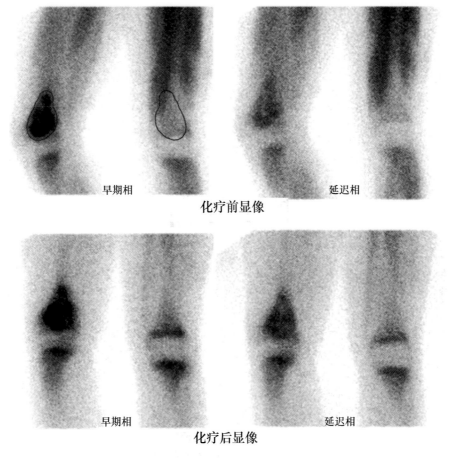

病例图 11-1　化疗前、后的 ^{99m}Tc-MIBI 显像。

检查意见：化疗前肿瘤部位显像剂洗脱明显，预测化疗响应不佳；化疗后肿瘤代谢活性受抑制不明显，提示化疗疗效不佳。

临床随访

化疗结束后 2 周，患者行右侧股骨瘤段切除术＋人工假体置换术，术后肿瘤标本见残存较多的肿瘤组织及肿瘤细胞（病例图 11-2），病理学方法计算肿瘤坏死率为 79.8%。患者于术后 4 个月出现骨转移及肺转移。

病例相关知识及解析

骨肉瘤对化疗的响应情况与患者的预后密切相关，及时的化疗监测对选择合理的治疗方案及患者的预后评估具有重要意义。尽管 ^{18}F-FDG PET/CT 可用于骨与软组织肿瘤化疗疗效的评估，但其费用昂贵、检查过程较为复杂。单光子显像中的 ^{99m}Tc-MIBI 显像具有操作相对简单、更具经济性的特点，也可用于肿瘤的化疗评估，且具有预测与评估的双重机制。

^{99m}Tc-MIBI 可以通过跨膜电位扩散进入细胞并在线粒体内聚集。恶性肿瘤细胞代谢旺盛，线粒体丰富，可表现出对 MIBI 的高度摄取，而当化疗后抑制肿瘤代谢活性时，则表现为摄取减低，因此可根据化疗前、后肿瘤摄取 MIBI 的变化来评估化疗疗效。但是，肿瘤化疗响应不佳通常与细胞多药耐药基因编码的 P 糖蛋白（P-glycoprotein，Pgp）、多药耐药相关蛋白（multidrug resistance-associated protein，MRP）等过度表达相关，Pgp 及 MRP 可将化疗药物转运出肿瘤细胞，从而降低化疗效果。MIBI 同样也可作为底物被转运出肿瘤细胞，根据早期相和延迟相显像中肿瘤对 MIBI 的洗出情况可以预测肿瘤化疗疗效。因此，对于骨肉瘤患者，化疗前可以通过肿瘤对 MIBI 的洗出情况来预测化疗疗效，化疗后可以通过肿瘤 MIBI 摄取的变化情况来评估化疗疗效。

^{99m}Tc-MIBI 显像的具体操作方法：静脉注射显像剂后分别行早期相及延迟相局部前位平面显像，将肿瘤部位及其对应健侧部位置于采集野中央；勾画肿瘤部位的 ROI，并在健侧相同的部位勾画同样大小的 ROI 作为本底，记录其内的平均计数，计算化疗前肿瘤 MIBI 洗出率及化疗前后肿瘤 MIBI 摄取变化率。T/B ＝肿瘤 ROI 计数 / 本底 ROI 计数；肿瘤 MIBI 洗出率（%）＝（T/B$_{15\ min}$ － T/B$_{90\ min}$）÷T/B$_{15\ min}$×100；化疗前后肿瘤 T/B 变化率（%）＝（T/B$_{化疗前}$－ T/B$_{化疗后}$）÷ T/B$_{化疗前}$×100。北京大学人民医院团队分析了一组骨肉瘤患者化疗前后的 ^{99m}Tc-MIBI 显像[1]，结果显示，若将化疗前肿瘤 MIBI 洗出率≤ 25% 作为化疗响应的标准，则其预测的敏感性、特异性和准确性分别为 100.0%、91.7% 和 95.8%；

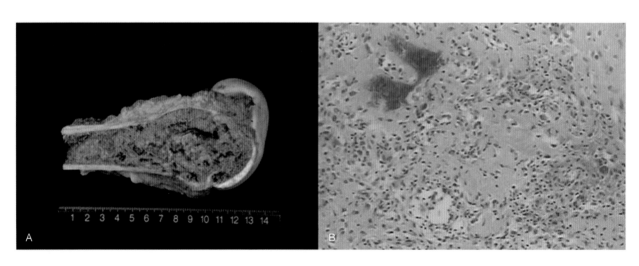

病例图 11-2　切除的肿瘤大体标本及病理切片。

若将化疗后肿瘤 MIBI 摄取变化率 ≥ 38.1% 作为化疗响应良好的标准，则其敏感性、特异性和准确性分别为 91.7%、94.4% 和 93.3%。两种方法判断结果的符合率高达 90%。肿瘤 MIBI 摄取变化率 ≥ 38.1%或肿瘤 MIBI 洗出率 ≤ 25% 的患者，其无进展生存率明显高于肿瘤 MIBI 摄取变化率 < 38.1% 及肿瘤MIBI 洗出率 > 25% 的患者。本例患者化疗前 ^{99m}Tc-MIBI 显像中，显像剂洗出明显，预示患者化疗疗效欠佳；在化疗后显像中，肿瘤 MIBI 摄取率较前仅略有减低，同样提示化疗疗效不佳，而临床随访也得到了证实。对于化疗响应良好的患者，MIBI 显像应表现为化疗前肿瘤 MIBI 洗出率较低，化疗后肿瘤 MIBI 摄取明显减低（病例图 11-3）。

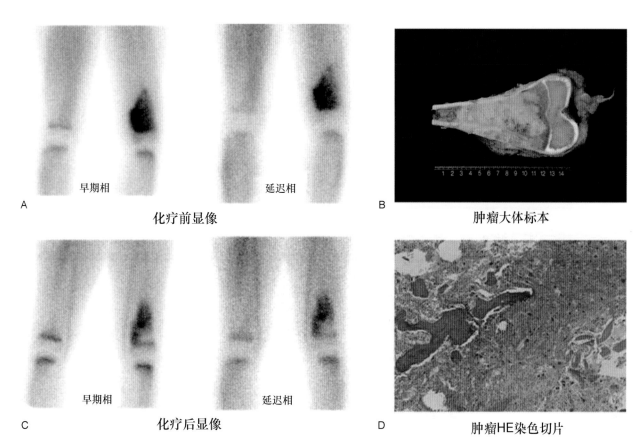

病例图 11-3　左侧股骨远端骨肉瘤患者化疗前后 ^{99m}Tc-MIBI 显像及病理标本。A. 化疗前显像，肿瘤早期相显像 T/B 为 3.22，洗出率为 14.3%；B. 手术切除的肿瘤大体标本中可见大量脂肪组织；C. 化疗后显像，肿瘤早期相显像 T/B 为 1.93，早期相显像肿瘤 T/B 变化率为 40.1%；D.HE 染色切片中仅见散在肿瘤细胞。术后病理检查显示坏死率为 91.9%。该患者术后随访 2 年，一般状况良好，未见肿瘤复发及转移征象。

参考文献

［1］Wu C，Wang Q，Li Y. Prediction and evaluation of neoadjuvant chemotherapy using the dual mechanisms of ^{99m}Tc-MIBI scintigraphy in patients with osteosarcoma. J Bone Oncol，2019，17：100250.

（吴彩霞　王茜）

病史及检查目的

患者为 25 岁男性。主因"左侧髋部疼痛 1 年余，发现盆腔占位 3 个月"就诊。近期 MRI 检查发现左侧骶髂关节混杂信号肿物，考虑软骨肉瘤可能性大（病例图 12-1）。为进一步观察全身有无其他部位病变并辅助诊断，行核素骨显像检查（病例图 12-2）。

骨显像检查

影像所见：全身骨前、后位平面骨显像结果示骶骨及左侧髂骨区域可见点状或条片状放射性浓聚灶，膀胱受推挤偏于骨盆右侧，余全身诸骨未见明显异常放射性分布。进一步加做骨盆局部 SPECT/CT 后，见盆腔内左侧有一巨大软组织肿物，同时伴骶骨及左侧髂骨骨质破坏；肿物内可见斑片状近环形高

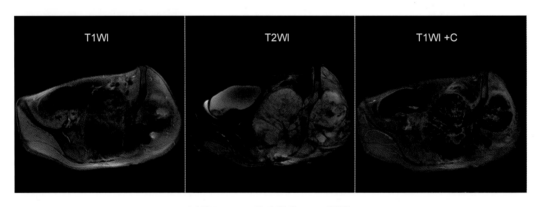

病例图 12-1　盆腔肿物 MRI 图像。

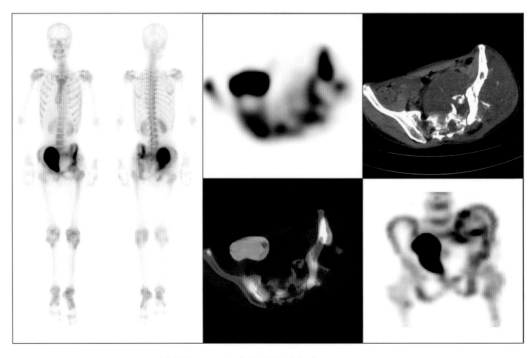

病例图 12-2　全身骨显像及盆腔 SPECT/CT。

密度钙化影；肿物钙化区、骶骨及髂骨骨质破坏区内可见显像剂高摄取，其余软组织密度部分未见明显显像剂摄取。

检查意见：骨盆肿物累及骶骨及左侧髂骨，考虑富含黏液成分的软骨肉瘤可能性大；其他区域未见明确转移征象。

最终临床诊断及随访

患者行骨盆肿瘤切除及内固定术，肿物完全切除后病理回报：肿瘤呈分叶状，肿瘤细胞轻-中度异型性，细胞呈软骨分化，伴有明显的黏液变性，考虑软骨肉瘤Ⅱ～Ⅲ级。

病例相关知识及解析

软骨肉瘤（chondrosarcoma）是发病率仅次于骨肉瘤的骨恶性肿瘤，是源于软骨细胞的恶性肿瘤。据 WHO 统计，软骨肉瘤约占原发性恶性骨肿瘤的 13%，好发于 30 ～ 60 岁人群，儿童少见，男性多于女性。国外统计病变易发生于扁骨，而国内以股骨多见[1]。

软骨肉瘤的组织学特点是肿瘤细胞产生恶性软骨组织，瘤细胞间为软骨基质，含有钙化和少量纤维组织，部分基质可呈黏液状。根据肿瘤发生部位可将软骨肉瘤分为中央型（髓内型）、周围型和皮质旁型（骨膜型）；按组织细胞学特点可分为普通型、透明细胞型、间叶型、去分化型和骨膜型，其中普通型最常见；根据组织学分化程度又可将软骨肉瘤分为低度恶性（Ⅰ级）、中度恶性（Ⅱ级）及高度恶性（Ⅲ级）。值得注意的是，在同一瘤体中可表现出不同的组织学形态，即所谓的"肿瘤异质性"。软骨肉瘤的临床表现不一，主要症状为疼痛和软组织肿块。当肿瘤生长于骨盆等周围有潜在空间的部位时，疼痛多不明显，通常在肿瘤生长至压迫周围脏器出现功能障碍或可触及时才被发现；而长骨的软骨肉瘤多发生于干骺端，早期即可引起邻近关节疼痛及关节功能障碍。

软骨肉瘤细胞有向软骨分化及形成软骨基质的特点，而 X 线 /CT 检查能够准确显示软骨基质钙化这一特点，对软骨肉瘤诊断具有非常重要的意义。软骨肉瘤的 X 线 /CT 检查常表现为轻度或显著膨胀性溶骨性骨质破坏伴软组织肿块形成，病灶内伴有环状、点状或弧形钙化，可密集成簇，呈絮状和大块状致密影，其中环状钙化是软骨肉瘤的特征性影像表现。骨皮质内缘可有轻度骨质硬化，少数可见骨皮质增厚，部分可见骨皮质受压变薄，偶可见骨皮质中断，但骨膜反应少见。CT 增强扫描时软骨肉瘤呈中高度强化，典型病例表现为环形间隔样较明显强化，中心呈斑驳样或蜂窝样强化，这种改变反映了肿瘤中心主要由软骨、黏液及坏死组织构成，边缘及间隔由纤维及血管构成。MRI 检查一般表现为分叶状病灶，T1 加权像（T1 weighted image，T1WI）呈低或等信号，T2 加权像（T2 weighted image，T2WI）呈显著不均匀高信号，钙化在 T1WI 和 T2WI 上为极低信号，环状低信号影为小叶间隔，病灶与正常组织的分界面呈扇贝状或花边状小分叶。在核素骨显像中，多数软骨肉瘤表现为对显像剂的高摄取，但当瘤体内黏液成分较多时，可能以放射性稀疏缺损为表现（正如本例患者）。以黏液变性为主的肿瘤在 SPECT/CT 图像上可见肿物大部呈较低软组织密度，基本不摄取显像剂，且显像剂低摄取区与 MRI 中 T2 高信号区相对应，而瘤体内的点状、片状显像剂摄取增高灶与肿瘤的骨质破坏区及钙化区相对应（病例图 12-3）。由此可见，采用不同的成像技术，软骨肉瘤所表现的影像特点有所不同。

在 ^{18}F-FDG PET/CT 显像中，一般认为软骨肉瘤对 FDG 的摄取程度与肿瘤分级呈正相关[2]，但临床实践中常可见如下影像表现：瘤体内富含黏液的部分呈 FDG 低摄取；钙化部分亦无 FDG 高摄取；而肿瘤细胞密集的软组织部分及肿瘤周边富血供区则表现为 FDG 高摄取（病例图 12-4）。[18]F-FDG PET/CT 在软骨肉瘤诊疗中的作用更多地体现在帮助检出骨骼以外的病变，这无疑对肿瘤分期和治疗方案的选择具有重要意义，在治疗后的临床随访中对复发及转移性病灶的检出也具有较高的价值。

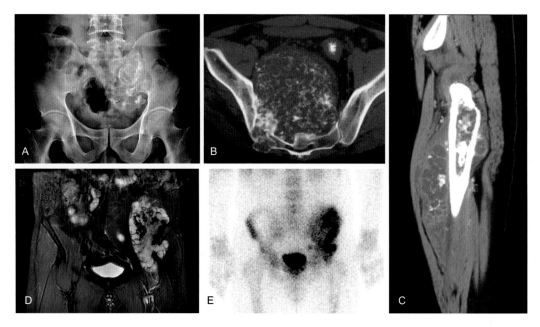

病例图 12-3 软骨肉瘤的 X 线（A）、CT（B）、增强 CT（C）、MRI（D）和骨显像（E）表现。

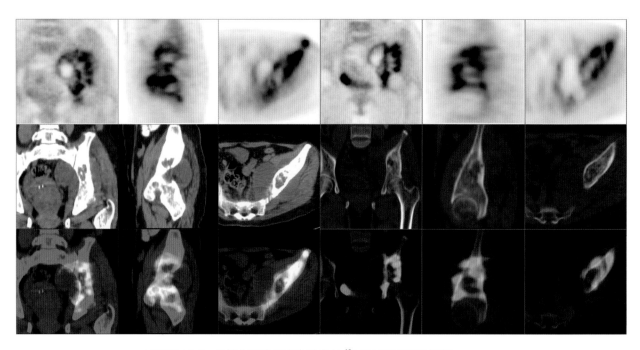

病例图 12-4 左侧盆腔软骨肉瘤患者的 ^{18}F-FDG PET/CT 图像。

与多种原发性骨肿瘤一样，骨显像与 ^{18}F-FDG 显像具有互补性诊断作用：FDG 和 MDP 摄取均增高的区域考虑为肿瘤细胞聚集且伴有骨质破坏的区域；高 FDG 摄取、低 MDP 摄取区考虑软组织肿瘤中肉瘤细胞聚集的区域；低 FDG 摄取、高 MDP 摄取区则为肿瘤内单纯的矿化区；FDG、MDP 均不摄取的区域则为细胞稀疏的黏液成分区域。因此，两种显像技术的综合分析可帮助我们了解肿瘤不同区域的组织成分，这对于临床鉴别诊断及选择适宜的活检部位具有重要意义。

参考文献

［1］段承祥，王晨光，李健丁．骨肿瘤影像学．北京：科学出版社，2004.

［2］Subhawong T K，Winn A，Shemesh S S，et al. F-18 FDG PET differentiation of benign from malignant chondroid neoplasms：a systematic review of the literature. Skeletal Radiol，2017，46（9）：1233-1239.

（李原）

病例 13　尤因肉瘤

病史及检查目的

患者为 11 岁男性。主因"发现骶骨占位 2 个月"入院。患者 1 年前无明显诱因出现腰骶部疼痛并向右侧腿部放射，6 个月前右侧下肢麻木范围扩大，曾就诊于当地医院，未发现明显异常；2 个月前再次就诊，行 MRI 检查发现骶骨占位性病变。为进一步诊治收住我院。

入院体格检查：骶尾区皮肤无红肿、破溃，皮温不高，右侧臀部、右侧会阴区至右侧下肢后方触觉及痛觉减弱。实验室检查：C 反应蛋白（C-reactive protein，CRP）8.53 mg/L（参考值：＜ 8 mg/L）；红细胞沉降率（erythrocyte sedimentation rate，ESR）43 mm/h（参考值：＜ 15 mm/h），ALP 149 U/L（参考值：45 ～ 135 U/L）。入院后行骶骨病变穿刺活检，病理检查结果提示为小细胞恶性肿瘤。为进一步明确肿物性质并观察全身骨病变累及情况，行 ^{99m}Tc-MDP 全身骨显像检查。

骨显像检查

方法及影像所见：静脉注射 ^{99m}Tc-MDP 4 h 后，先采集前、后位全身平面像，随后行盆腔 SPECT/CT 图像采集（病例图 13-1）。平面显像中骶骨区未显示明显占位性病变征象，右侧骶髂关节处见一不规则片状轻度放射性浓聚灶。加做盆腔 SPECT/CT 扫描发现，骶骨呈混合性骨质破坏伴不均匀性显像剂摄取增高，一巨大软组织肿物自骶骨凸向盆腔，肿物边缘不规整，其内未见明显钙化及显像剂摄取现象。全身其他部位未见异常显像剂摄取。

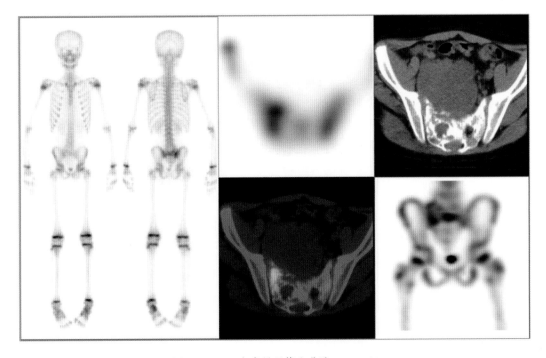

病例图 13-1　全身骨显像和盆腔 SPECT/CT。

检查意见：骶骨肿物不摄取 MDP，结合活检病理结果，提示尤因肉瘤可能性大；全身骨其他部位未见转移征象。

最终临床诊断

患者经化疗后进行肿物切除术。病理检查结果提示：小圆细胞恶性肿瘤，细胞有异型性，胞质稀少，伴灶状坏死，未见肿瘤性成骨及成软骨，免疫组织化学染色 CD99（＋），Ki-67（60%＋），符合尤因肉瘤化疗后改变（病例图 13-2）。

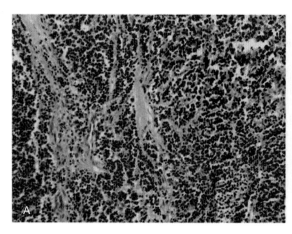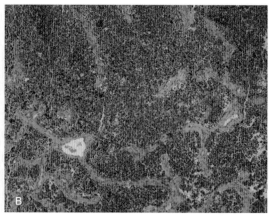

病例图 13-2 病理检查。A. 术前病变穿刺活检，提示小圆细胞恶性肿瘤；B. 肿瘤切除术后病理，未见肿瘤性成骨。

病例相关知识及解析

尤因肉瘤（Ewing sarcoma）是一种高度恶性的非成骨性肿瘤，组织学上由小圆细胞构成，没有骨样基质的产生。尤因肉瘤约占所有原发性骨肿瘤的 5%，青少年为发病高峰人群，男性多于女性[1]。病变好发于骨盆、股骨、胫骨、肱骨和肋骨，也常出现在骨骼周围的软组织中（如胸壁、臀肌、胸膜腔和颈部肌肉），具有较高的侵袭性。临床上常表现为局限性疼痛和肿块，近肿物处皮肤可有红肿和皮温增高等。由于相当一部分患者可出现发热、体重减轻、ESR 增快、贫血等全身症状，易被误诊为骨髓炎。常规影像检查在尤因肉瘤的早期诊断中发挥着重要的作用，CT 对确定肿瘤边界、明确肿瘤与软骨及关节腔的关系很有帮助，MRI 则在观察病变髓内及软组织浸润方面具有优势。由于尤因肉瘤缺乏特征性影像表现，通常需要与其他骨骼疾病进行鉴别。

在骨肿瘤的临床诊断中，穿刺活检不可缺少，但骨肿瘤的取材难度较大，且肿瘤存在异质性的问题，所取组织未必能够准确反映肿瘤内部特征。本例患者的术前穿刺活检病理诊断为小圆细胞肿瘤，这并非最终的病理诊断，因为所谓的"小圆细胞肿瘤"只是病理上根据镜下细胞形态定义的一组肿瘤，是指光镜下显示肿瘤细胞呈小圆形、分化差、嗜碱性、胞质稀少、细胞数量多、缺乏基质，而小圆肿瘤细胞可见于尤因肉瘤、淋巴瘤、神经外胚层肿瘤及小细胞骨肉瘤等。在原发性骨肿瘤中，尤因肉瘤与小细胞骨肉瘤在发病年龄、好发部位及影像学表现上均有相似之处，其鉴别诊断主要依据病理上是否存在肿瘤性成骨，若有肿瘤性成骨，则提示为小细胞骨肉瘤。骨显像可显示肿瘤的成骨特性[2]，从而帮助鉴别诊断（病例图 13-3）。由于两种疾病的术前化疗方案不同，所以骨显像对于患者术前化疗方案的确立具有一定的指导意义。但值得注意的是，尤因肉瘤在破坏骨骼的同时会引发成骨反应，并表现出肿瘤周围骨对显像剂的高摄取，而当肿瘤体积较小时，容积效应的影响可能会被误认为肿瘤本身对显像剂的高摄取，此时加做局部 SPECT/CT 可帮助准确判断。

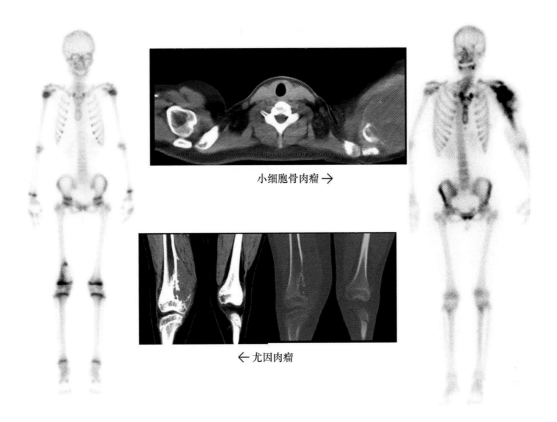

小细胞骨肉瘤 →

← 尤因肉瘤

病例图 13-3 右侧股骨尤因肉瘤与左侧肱骨小细胞骨肉瘤患者的骨显像。二者肿瘤穿刺活检病理检查均提示小圆细胞恶性肿瘤。尤因肉瘤在骨显像中不摄取显像剂，小细胞骨肉瘤表现为显像剂高摄取。

^{18}F-FDG PET/CT 亦可用于尤因肉瘤的诊断[3]。尤因肉瘤的 PET/CT 影像表现与上述骨显像不同，肿瘤表现为对显像剂 FDG 高摄取。^{18}F-FDG PET/CT 在肿瘤分期、化疗疗效评估及检出残余或复发病灶等方面均优于骨显像。肿瘤早期骨髓腔内浸润性生长可不造成明显的骨结构破坏，此时一些 CT 阴性或骨显像阴性的原发灶或转移灶可能被 ^{18}F-FDG PET/CT 检出（病例图 13-4）。此外，基于肿瘤对 FDG 的摄取程度与细胞代谢活性相关，^{18}F-FDG PET/CT 常被用于肿瘤化疗疗效的评估，化疗后肿瘤细胞活性受抑制时表现为对 FDG 摄取的明显减低，若对 FDG 仍保持较高的摄取，则提示化疗响应不佳。

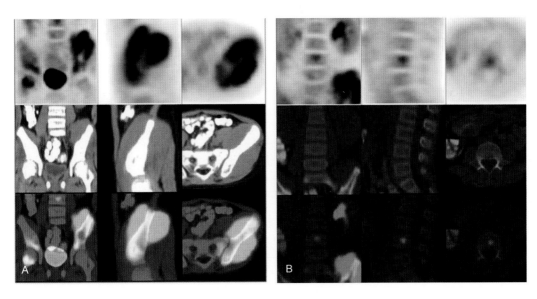

病例图 13-4 尤因肉瘤患者的 ^{18}F-FDG PET/CT 图像。A. 左侧髂骨原发性肿瘤；B.CT 阴性的骨转移灶。

参考文献

［1］段承祥，王晨光，李健丁.骨肿瘤影像学.北京：科学出版社，2004.

［2］李原，王茜，岳明纲，等.核素骨显像在骶骨肿瘤术前诊断中的应用.中华核医学杂志，2010，30（4）：237-240.

［3］Subhawong T K，Winn A，Shemesh S S，et al. F-18 FDG PET differentiation of benign from malignant chondroid neoplasms：a systematic review of the literature. Skeletal Radiol，2017，46（9）：1233-1239.

（李原）

病例 14 骨巨细胞瘤

病史及检查目的

患者为 51 岁女性，主因"左侧臀部疼痛 8 个月，发现骶椎占位 3 个月"就诊。患者 8 个月前出现左侧臀部疼痛，并伴有大小便困难，予保守治疗未见好转。3 个月前疼痛加重，行 MRI 检查发现骶骨占位，准备接受手术治疗。既往史无特殊。实验室检查多种肿瘤标志物均为阴性。为排除转移性骨肿瘤，患者先后行全身骨显像和 ^{18}F-FDG PET/CT 显像检查。

骨显像检查

方法及影像所见：静脉注射 ^{99m}Tc-MDP 4 h 后行全身前、后位平面显像（病例图 14-1）。骨显像见全身骨骼显像清晰，骶骨结构显示不清，似呈中心放射性稀疏伴周边环形放射性浓聚的"冷区"占位病

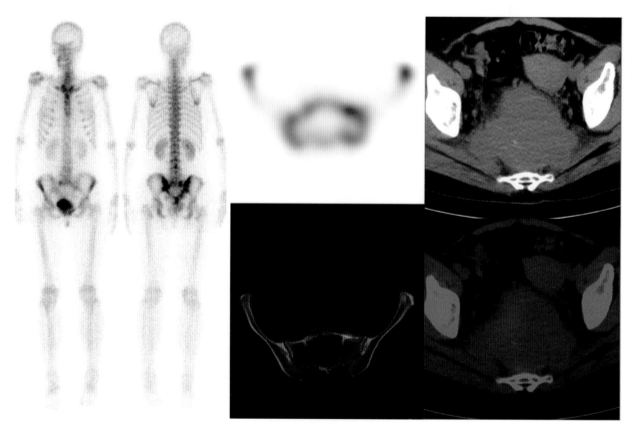

病例图 **14-1**　全身骨显像及盆腔 SPECT/CT。

变；余诸骨未见明显异常放射性分布。进一步行骨盆区 SPECT/CT 显像后，见盆腔一巨大软组织肿物形成，伴骶骨溶骨性骨质破坏，肿物内部可见点状高密度影；大部分肿瘤组织呈放射性稀疏缺损区，而瘤体内钙化区可见少许片状放射性浓聚灶，肿瘤与骨骼交界区可见环形放射性浓聚灶。

检查意见：骶骨血运代谢异常灶考虑骨原发性肿瘤可能性大，需鉴别骨巨细胞瘤和脊索瘤，建议进一步行 ^{18}F-FDG PET/CT 检查。

^{18}F-FDG PET/CT 检查

方法及影像所见：静脉注射 ^{18}F-FDG 60 min 后行 PET/CT 图像采集。经计算机处理后图像观察示盆腔巨大软组织肿物对 FDG 呈不均匀性高摄取（SUV_{max}：8.8），扫描野内其他区域未见明显异常（病例图 14-2）。

检查意见：骶骨肿物 FDG 摄取增高，结合骨显像考虑骨巨细胞瘤可能性大。

最终临床诊断结果

患者随后接受肿瘤切除术，术后病理诊断为骨巨细胞瘤。

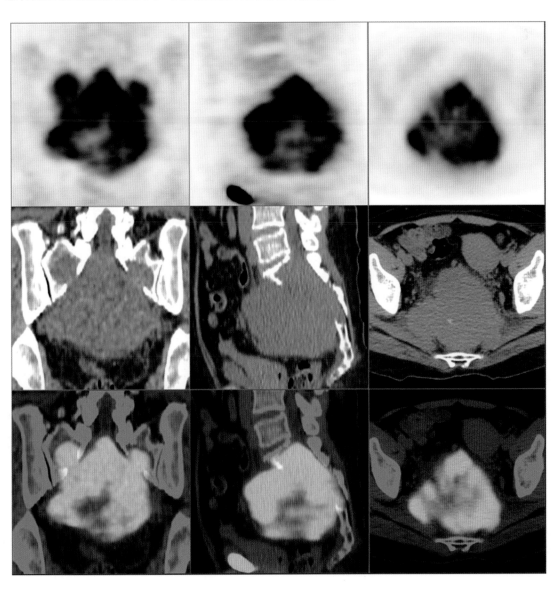

病例图 14-2 病变区 ^{18}F-FDG PET/CT 图像。

病例相关知识及解析

骨巨细胞瘤（giant cell tumor of bone，GCT）是一种临床较为常见的原发性骨肿瘤，属交界性肿瘤，大部分为良性，部分生长活跃，极少数为恶性。肿瘤组织可见成片的卵圆形或纺锤形单核基质细胞均匀分布于多核巨细胞之间，具有局部侵袭性。GCT 在我国的发病率高于西方国家，占所有原发性骨肿瘤的 20%。好发年龄为 20～40 岁，无明显性别差异[1]。病灶一般表现为单发，可发生于全身各处骨，以股骨远端、胫骨近端、桡骨远端、肱骨近端和骶骨等多见。患者早期可无症状或仅有间歇性轻微疼痛，随着肿瘤生长，疼痛逐渐加重并呈持续性。发生于骶骨的 GCT 容易生长成较大的包块，压迫周围脏器及神经而出现相应症状。典型 GCT 的 X 线检查表现为膨胀性生长的、偏心性溶骨性病变，边缘清晰但无硬化缘，病变内可见骨嵴，形成"皂泡样"改变，但此种典型征象通常在临床上仅见于约 1/3 的患者，当影像表现不典型时，与其他骨肿瘤的鉴别诊断仍存在困难。

骨显像中，GCT 通常表现为少量骨显像剂被肿瘤摄取，多被瘤体内残留的骨嵴摄取[2]。对于那些在常规影像检查中表现出"皂泡样"改变的患者，骨显像中亦可观察到此征象（病例图 14-3）。然而，随着肿瘤的生长，骨组织不断被破坏和溶解，当形成较大的软组织肿物时，可以清楚地观察到肿瘤实体内一般不摄取骨显像剂，而表现为明显的放射性稀疏缺损区，但肿瘤膨胀性生长引起的周边残骨交界区的反应性成骨可导致局部骨显像剂的高摄取，如本例患者。

在 18F-FDG PET/CT 显像中，由于 GCT 富含多核巨细胞，故通常可比恶性程度更高的骨肿瘤（如骨肉瘤、软骨肉瘤及尤因肉瘤）摄取更多的 FDG[3]，而这一特征还有助于鉴别那些表现生长缓慢、边界清晰、呈 FDG 低摄取或不摄取的良性骨肿瘤。对于年龄较大且发生于骶骨的 GCT 患者，临床应考虑的鉴别诊断主要包括：①脊索瘤：常见于骶骨的原发性骨肿瘤，好发于 50～70 岁人群，多累及下位骶椎及尾椎，肿瘤内多可见钙化及黏液成分，骨显像中肿瘤实体不摄取显像剂；由于细胞松散伴广泛黏液变性，18F-FDG 显像呈 FDG 较低摄取。②转移瘤：是骶骨最常见的肿瘤，虽然骨质破坏明显，但很少形成巨大的软组织肿物，PET/CT 检查常可见原发性肿瘤病灶和（或）其他部位的转移灶。③骨肉瘤或软骨肉瘤：发生于骶骨者较少见，尽管在 18F-FDG PET/CT 显像中呈 FDG 高摄取，且根据摄取程度将两者与骨巨细胞瘤相鉴别的意义不大，但骨显像中骨肉瘤或软骨肉瘤通常较骨巨细胞瘤表现出更明显的成骨特性。

由于 GCT 表现为对 FDG 的高摄取，因此 PET/CT 可作为评价肿瘤治疗效果的有效手段。例如，目前地诺单抗靶向治疗被认为是一种抑制骨巨细胞瘤生长的有效方法，若患者在使用地诺单抗后肿瘤代谢活性显著受抑制，提示治疗有效（病例图 14-4）；若治疗后肿瘤内仍高度摄取 FDG，则提示治疗效果不佳或肿瘤内肉瘤样变。在 GCT 的诊断过程中仍提倡结合临床、影像和病理进行综合分析。

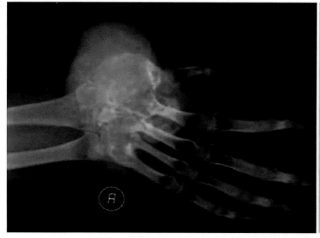
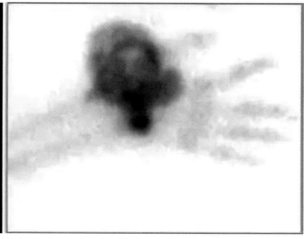

病例图 14-3 骨巨细胞瘤患者的 X 线片及骨显像。可观察到"皂泡样"改变。

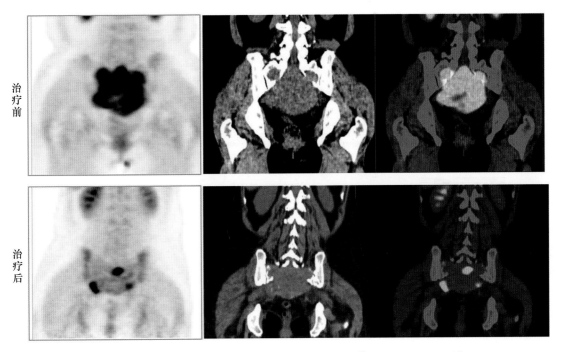

病例图 14-4 骨巨细胞瘤患者地诺单抗治疗前、后的 ¹⁸F-FDG PET/CT 图像。

参考文献

［1］段承祥，王晨光，李健丁．骨肿瘤影像学．北京：科学出版社，2004．

［2］李原，王茜，岳明纲，等．核素骨显像在骶骨肿瘤术前诊断中的应用．中华核医学杂志，2010，30（4）：237-240．

［3］Costelloe C M，Chuang H H，Chasen B A，et al. Bone windows for distinguishing malignant from benign primary bone tumors on FDG PET/CT. J Cancer，2013，4（7）：524-530.

（李原）

病例15 骶骨脊索瘤

病史及检查目的

患者为 59 岁女性，主因"骶尾部疼痛 6 个月余"就诊。6 个月前开始出现坐位时骶尾部压迫性疼痛，平卧位、站立位时疼痛减轻，不影响活动，无夜间痛，无放射痛；其间按腰椎间盘突出进行保守治疗无效，后症状逐渐加重。近期盆腔 MRI 检查提示骶骨肿瘤，脊索瘤可能性大；既往有双膝骨关节炎病史多年。为进一步鉴别诊断，行 ⁹⁹ᵐTc-MDP 骨显像检查（病例图 15-1）。

骨显像检查

方法及影像所见：静脉注射 ⁹⁹ᵐTc-MDP 4 h 后采集前、后位全身平面像，随后行盆腔 SPECT/CT 图像采集。骨显像示全身骨骼显影清晰，下位骶骨区域见一形态不规整的小片状放射性浓聚灶，双侧肩关节、膝关节可见多发点状、片状放射性浓聚灶；其余诸骨未见明显异常放射性分布。SPECT/CT 显示第

3 骶骨（S3）以下骶骨见溶骨性骨质破坏，其前方有一大小为 8.2 cm×6.4 cm×7.7 cm 的巨大类圆形软组织肿物，边界清晰，内可见少量点状及条状高密度影，肿物内的高密度矿化区域及 S3 以下骶骨可见显像剂摄取，余肿物实体大部无显像剂摄取。

检查意见：骶骨肿物符合脊索瘤表现，余骨未见骨转移征象；双肩、膝关节退行性改变。

最终临床诊断

患者随后行骶骨肿瘤切除术，术后病理提示肿瘤细胞呈圆形或多角形，细胞轻-中度异型，部分细胞呈空泡状，背景富于黏液，免疫组织化学染色结果：CK（＋），Vimentin（＋），S-100（＋），符合脊索瘤（病例图 15-2）。

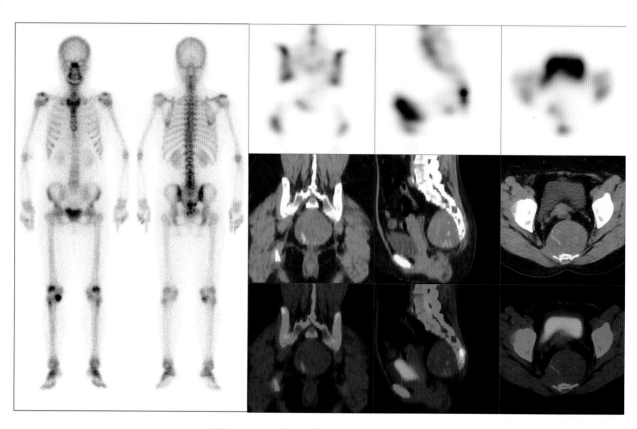

病例图 15-1　全身骨显像及盆腔 SPECT/CT 图像。

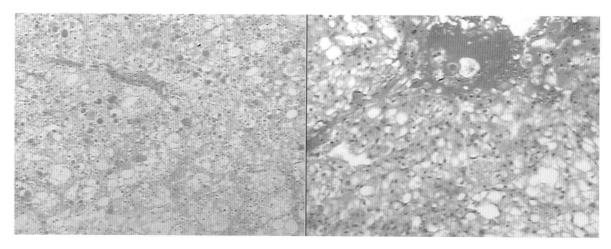

病例图 15-2　骶骨肿瘤病理切片。

病例相关知识及解析

脊索瘤（chordoma）是一类常见于颅底和骶尾骨的低度恶性肿瘤，由胚胎残留或异位脊索形成。该病的发病年龄为50～60岁，男性多于女性。不同于高度恶性肿瘤，脊索瘤进展缓慢，症状不明显时通常不易被发现；当患者出现明显症状时肿瘤体积已较大，并挤压周围结构。位于骶尾部的肿瘤常引起尾部疼痛，随后局部出现肿块，并逐渐增大，从皮下隆起，也可向盆腔内发展，压迫膀胱和直肠，引起尿失禁、便秘、坐骨神经痛等症状。在原发性骨肿瘤中，脊索瘤相对少见，占2%～4%，但对于骶骨肿瘤，脊索瘤是最常见的原发性恶性肿瘤[1]。手术切除肿瘤是脊索瘤的有效治疗方法，但术后局部复发率较高，主要是由于其局部侵袭性。

脊索瘤大体观察呈分叶状，中间有纤维性分隔，剖面呈灰白色或半透明样物质，富含黏液者质地较软，钙化较多者质地较硬。普通型脊索瘤的组织学表现类似胚胎的脊索，肿瘤内含有索状排列的巨大多角形细胞，细胞质和细胞核内含空泡，呈囊泡状。少数情况下，脊索瘤可呈软骨样分化或去分化。骶骨脊索瘤多发生于S3以下椎体靠近中线区，X线检查表现为膨胀性溶骨性病变，从骨内向外生长，可同时侵及骶骨前、后两侧，软组织肿物一般呈圆形、分叶状，基质内可见钙化。MRI中，肿瘤富含黏液时呈T2WI高信号，内可见低信号纤维分隔影，具有一定特征性。

在核素骨显像中，由于脊索瘤非骨组织来源，肿瘤实体通常不摄取显像剂，但在被肿瘤破坏的骨骼和残余骨嵴部分可见少量显像剂摄取现象（如本例患者所示）。在¹⁸F-FDG PET/CT显像中，脊索瘤可表现轻-中度显像剂摄取，其摄取程度与肿瘤内细胞密度相关。例如，普通型脊索瘤的肿瘤细胞通常较为松散，间质内富含黏液，多表现为轻度摄取FDG；若肿瘤对FDG较高摄取时，提示肿瘤细胞成分相对密集，恶性程度相对较高（病例图15-3）。在发生于骶骨的脊索瘤的鉴别诊断中，需注意鉴别的疾病主要包括骨巨细胞瘤、软骨肉瘤和神经源性肿瘤等。

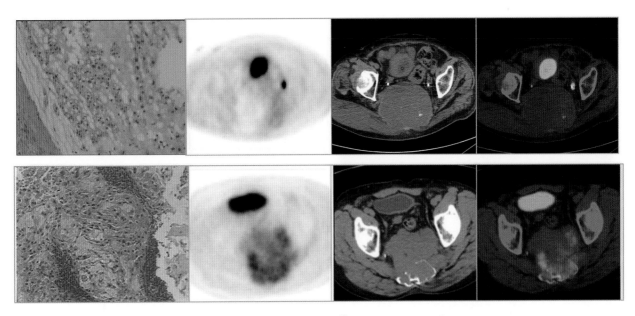

病例图15-3 不同脊索瘤患者的¹⁸F-FDG PET/CT图像。

参考文献

[1] 郭卫，李大森，蔚然，等．单中心原发骶骨肿瘤 790 例的流行病学分析．中国脊柱脊髓杂志，2014，24（11）：971-978.

（李原）

病例 16 骨软骨瘤及其局部恶性变

病史及检查目的

患者为 25 岁男性。自述于 1 年半前发现右侧髋部有一硬性包块，呈鸡蛋黄大小，无压痛，无活动后疼痛，未予诊治。后包块进行性增大，半年前无明显诱因出现右侧髋部活动后疼痛，呈进行性加重，休息后可缓解，同时包块增大明显。1 个月余前就诊于当地医院，并行 CT、MRI 检查（病例图 16-1）和穿刺活检，考虑高分化软骨肉瘤可能性大。为进一步诊治就诊于我院，行 ^{99m}Tc-MDP 全身骨显像检查了解全身骨病变情况（病例图 16-2）。

骨显像检查

影像所见：^{99m}Tc-MDP 全身前、后位平面骨显像示全身骨骼显像清晰，右侧髂骨可见向外突出的不规则团块状放射性浓聚灶，与 CT、MRI 所示的肿物吻合；双侧膝关节、踝关节周围可见多发背向关节面凸起的不规则放射性浓聚灶，其摄取程度与周边骨骼相近。随后使用同机低剂量 CT 采集双下肢 X 线图像，可见双侧股骨远端、胫骨、腓骨近端和远端多发大小不等的骨性凸起，起自干骺端，背向关节生长，宽基底与骨干相连，未见骨膜反应。

检查意见：全身多发骨病变考虑多发性骨软骨瘤；其中右侧髂骨病变血运代谢明显增高，考虑恶变可能。

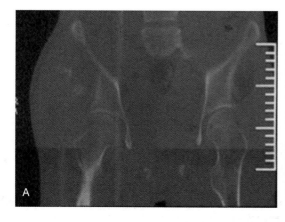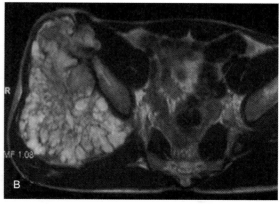

病例图 16-1 外院 CT（A）和 MRI（B）图像。

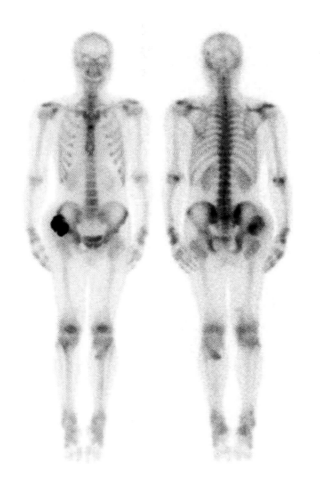
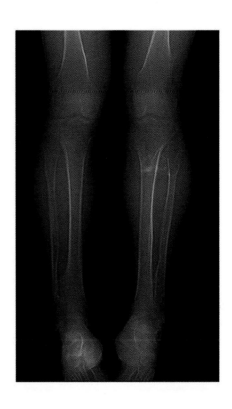

病例图 16-2　前、后位全身骨显像及双下肢 X 线检查。

最终临床诊断

追问病史后获知，患者家族内多人有类似临床表现，但均未得到明确诊断。患者随后行右侧骨盆肿瘤切除术，病理检查结果回报：送检肿瘤性软骨组织大小为 16 cm×12 cm×10 cm，呈结节状；细胞轻-中度异型性，未见明确肿瘤性成骨。结合临床影像学表现，符合软骨肉瘤（Ⅱ级）。

病例相关知识及解析

骨软骨瘤（osteochondroma）是一种常见的良性肿瘤，好发于青少年，发病率约为 1/50 000，男性多于女性。病变通常位于干骺端的一侧骨皮质，向骨表面生长，又称外生骨疣。本病可分为单发性和多发性，以单发性常见。病变最常发生于股骨远端、胫骨近端和肱骨近端，亦可发生于肩胛骨、骨盆、肋骨及掌指骨、跖趾骨。肿瘤有蒂或较宽的基底，基底部与骨相连，瘤体由骨性基底、软骨帽和纤维包膜组成。多发性骨软骨瘤具有遗传倾向，属常染色体显性遗传病，又称遗传性多发性骨软骨瘤。65% 的病例有家族史（病例图 16-3），且有一代比一代严重的趋势[1]。患者可因病变发生部位、形状、数量及继发畸形的严重程度不同而出现不同的症状，如畸形、疼痛、神经压迫症状、关节活动受限等，部分患者可表现为终生亚临床状态，而未被发现。约 80% 的患者在儿童期发现病变，但骨疣在长骨生长停止后一般不再生长。尽管骨软骨瘤属于良性肿瘤，但在少数情况下也可能发生恶变，因此需要及时进行相关检查并尽量在早期进行手术切除。值得注意的是，多发性骨软骨瘤较单

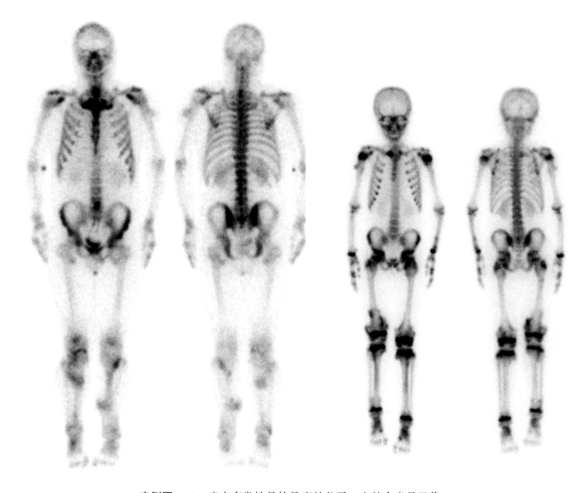

病例图 16-3 患有多发性骨软骨瘤的父子二人的全身骨显像。

发性骨软骨瘤更易发生恶变，概率为 11% ～ 20%，其恶变的组织学类型主要为软骨肉瘤。此外，就发病部位而言，发生于骨盆的骨软骨瘤更易恶变，其次是股骨。因此，对于临床显示早已停止生长的骨疣出现短期内突然增大，特别是伴有表面静脉曲张、破溃、夜间疼痛等症状时，须警惕恶变的可能。

　　骨软骨瘤典型的 X 线表现为干骺端增粗变宽，骨皮质变薄，骨疣向旁侧突起，背向关节，骨疣呈宽基底或蒂状、菜花状，肿块较大时致相应骨干膨大、畸形，部分骨疣顶部或周围可见散在钙化斑点。当肿瘤恶变时，主要表现为软骨帽不规则增厚、破坏或消失，钙化成堆，密度不均；基底部及骨干骨皮质溶骨性破坏，骨膜出现放射状骨针及 Codman 三角，软组织明显肿胀[2]。

　　核素显像在骨软骨瘤诊断中的主要作用是帮助识别肿瘤有无恶性变，并可作为患者临床随访的重要手段。骨软骨瘤对亲骨性显像剂 ^{99m}Tc-MDP 的摄取基本与正常骨组织相同，当肿瘤发生肉瘤样变时，其恶性肿瘤的成骨特性使得显像剂摄取明显增高，从而在骨显像中表现出较良性骨软骨瘤明显增高的放射性浓聚[3]，正如本例患者骨显像所示。在 PET/CT 显像中，良性骨软骨瘤无 FDG 高摄取现象，肿瘤发生恶性变时则可表现出不同程度的 FDG 摄取增高（病例图 16-4）。由此可见，骨显像和 ^{18}F-FDG PET/CT 均可用于观察骨软骨瘤病灶的全身分布情况，同时可早期检出局部发生恶变的病灶[4]。

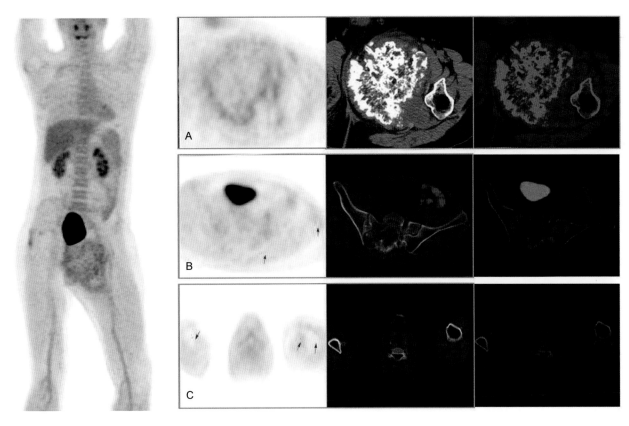

病例图16-4 25岁男性患者，10年前诊断多发性骨软骨瘤（右侧肩胛骨、右侧肋骨、左侧腹股沟区、双下肢），并行"右侧肋骨骨软骨瘤切除术"。3年前行"双下肢股骨远端、胫骨近端骨软骨瘤切除术"，病理诊断均为骨软骨瘤。近期左侧腹股沟区病变增大，行走后左下肢酸困不适，临床考虑骨软骨瘤恶变可能。^{18}F-FDG PET/CT检查示骨盆左下方巨大肿物呈FDG代谢轻度增高灶（A），符合骨软骨瘤恶变表现；全身其他部位多发性骨软骨瘤未见明显恶变征象（B～C）。

参考文献

［1］张德强，郝敬东，张锡庆，等．多发性骨软骨瘤病．中华小儿外科杂志，2003，24（2）：182-183.

［2］熊坤林，鲁宏，龚水根，等．遗传性多发性骨软骨瘤恶变的影像学表现．中国医学影像技术，2002，18（3）：269-270.

［3］潘中允．实用核医学．2版．北京：人民卫生出版社，2014.

［4］Purandare N C，Puranik A，Shah S，et al. Can ^{18}F-FDG PET/CT diagnose malignant change in benign chondroid tumors? Nucl Med Commun，2019，40（6）：645-651.

（吴彩霞　王茜）

病例 17　多发性内生软骨瘤与局部恶性变

病史及检查目的

患者为19岁男性，主因"发现多发性内生软骨瘤18年，病变部位疼痛加重1年"就诊。患者1岁半时发现左侧膝关节及左侧足踝部肿物，于当地医院行手术切除，术后病理提示为内生软骨瘤。

15年前再次出现左侧下肢、左侧髋部、左手拇指及示指肿物，并偶有疼痛感，肿物均行手术治疗，其中左手拇指及示指行植骨术，术后病理同前。此后，患者逐渐出现双下肢不等长合并左手示指、左侧下肢肿物复发，规律复查，未再行治疗。近1年来病变部位疼痛较前加重。X线检查示左手示指近节指骨及中节指骨、第二掌骨远端、拇指近节指骨、左侧髂骨、股骨、胫腓骨及左足多发骨质异常，符合多发性内生软骨瘤。为进一步评估全身骨病变情况，行 ^{99m}Tc-MDP 全身骨显像（病例图 17-1）。

骨显像检查

方法及影像所见：静脉注射 ^{99m}Tc-MDP 4 h 后行全身前、后位平面显像，见全身骨骼显影清晰，脊柱各椎体及胸骨放射性分布均匀；左侧第 5、6 前肋放射性摄取略增高；左下肢短缩畸形，失常态，左侧髂骨翼、股骨、胫腓骨、左侧足趾骨及左手掌指骨可见膨胀性不均匀片状及团片状放射性浓聚灶；其余诸骨未见明显异常。

检查意见：全身骨多发血运代谢增强灶，符合多发性内生软骨瘤表现；其中左手指骨、左侧髂骨及左下肢多发显像剂摄取明显增高灶考虑恶变可能。

最终临床诊断及随访

患者后续行左侧髋关节离断术、左侧骨盆肿瘤切除术、左手示指及第二掌骨截指术。术后病理提示（左侧股骨下段、左侧髂骨、左手示指）可见呈结节状生长的肿瘤性软骨成分，细胞排列紊乱，细胞核具有异型性，部分区域间质黏液变性，肿瘤性软骨侵犯周围骨及软组织，结合临床及影像学表现，符合多发性内生软骨瘤病恶变，呈软骨肉瘤Ⅰ～Ⅱ级表现（病例图 17-2）。

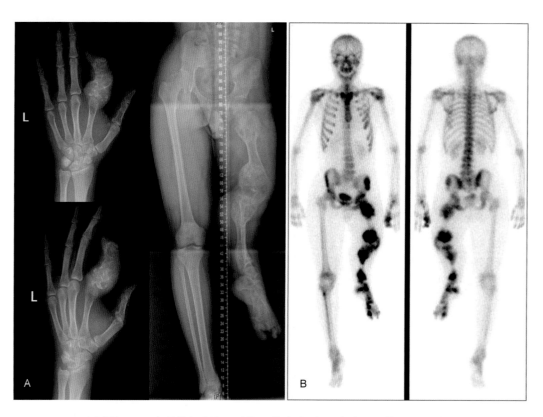

病例图 17-1　患者的左手及双下肢X线片（A）及全身骨显像（B）图像。

病例相关知识及解析

内生软骨瘤（enchondroma）由透明软骨小叶构成，是世界卫生组织定义的良性骨肿瘤中较常见的一种类型。发生在骨内的内生软骨瘤被称为中心型内生软骨瘤，发生在骨表面则被称为边缘型内生软骨瘤（骨膜软骨瘤）。内生软骨瘤常见于青少年和年轻成人，男女比例相当。单发性内生软骨瘤生长缓慢，体积小，患者可长期无症状。多发性内生软骨瘤又称内生软骨瘤病，是一种少见的非遗传性良性肿瘤，由多数不对称分布在骨内的软骨病灶在骨膜下沉积所致，易发生在机体的长、短管状骨中，单侧或双侧均可发病，最常受累的部位是指

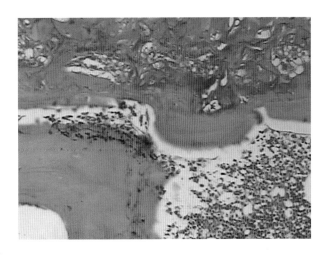

病例图 17-2 术后病理图像。

骨、趾骨、长管状骨，也可侵犯肋骨、椎骨、颅骨等，在幼儿期即有症状和体征，可导致肢体短缩和弯曲畸形[1]。多发性内生软骨瘤由 Ollier 在 1899 年首次报道，故又称 Ollier 病。此外，当多发性内生软骨瘤与海绵状血管瘤同时存在时，被称为 Maffucci 综合征。Ollier 病和 Maffucci 综合征均可继发恶性肿瘤。

多发性内生软骨瘤早期通常无明显症状，可表现为局部无痛性肿胀及手足畸形，或因病理性骨折导致疼痛而进行 X 线检查时才被发现。由于病变多呈非对称性分布，病变处软骨不能正常骨化，骺板不能正常生长，所以患者在疾病进程中会出现不同程度的功能障碍，如指骨受累会出现手指肿大畸形、活动受限；上肢受累会出现前臂弯曲、旋前受限；下肢受累会有膝内翻及膝外翻、下肢不等长、跛行等，主要的临床表现为病理性骨折时出现疼痛。有研究显示 25% ～ 30% 的患者会随病情进展恶变为软骨肉瘤[2]。多发性内生软骨瘤在缺乏临床症状时不需要治疗，可定期随访观察病情变化；出现骨软骨畸形的患者可行矫形手术，包括刮除术、截骨术、Ilizarov 固定纠正畸形等，但儿童患者病变通常较活跃，刮除术后的复发率高于成人；发生病理性骨折、骨骼生长受限或有恶变倾向时，应行手术治疗；转化为软骨肉瘤时，应行肿瘤广泛切除术。

X 线检查是诊断该病的首选检查。X 线片中可见内生软骨瘤常起始于干骺端，后逐渐向骨干延伸，病变区骨皮质膨胀、变薄，可见不规则的低密度区，边缘硬化，骨质破坏区内伴有不同程度的点状、斑片状或环状钙化，多无骨膜反应发生。若低密度区增多增大，伴有骨膜反应或软组织包块，则有恶变的可能[1]。与 X 线检查相比，CT 能更好地显示内生软骨瘤的形态学特征；MRI 易于观察病灶有无软组织侵犯。核素显像亦可用于该病的诊断，骨显像的大视野成像有助于发现全身多发病灶，评估病变范围，病变的显像剂摄取程度可辅助诊断良恶性，因此临床常将其作为多发性内生软骨瘤患者长期随访的重要手段，若发现病变放射性摄取程度明显增高，则应考虑恶变可能[2-3]。^{18}F-FDG PET/CT 也可用于多发性内生软骨瘤患者局部病灶恶变的检出，但检查费用较昂贵。

临床诊断中需注意鉴别下列 3 种情况：① Maffucci 综合征：多发性内生软骨瘤和 Maffucci 综合征的内生软骨瘤影像表现相同，但 Maffucci 综合征以多发性内生软骨瘤合并多发性软组织血管瘤为特征，其骨病变与血管瘤同时发生，而多发性内生软骨瘤不伴有多发性软组织血管瘤。②遗传性多发性骨软骨瘤：通常在骨骼表面形成大小不等的骨隆起，以膝、踝邻近的长管状骨多见，呈双侧性和对称性，而多发性内生软骨瘤多定位于骨的中心[1]。③ Jansen 型干骺端发育不良：也可见干骺端增宽及病变区内不规则低密度区、下肢骨干弯曲短缩等，但 Jansen 型干骺端发育不良有典型的临床表现，如身材极其矮小、进行性对称性无痛性关节增粗，突眼症等可帮助鉴别。虽然多发性内生软骨瘤在临床上较少见，但结合病史、临床表现及 X 线检查不难诊断。骨显像可准确显示病变累及范围，同时可根据病变的显像

剂摄取程度判断是否有恶变，还可作为临床随访的技术手段。

参考文献

［1］刘兰 . 多发性内生软骨瘤研究进展 . 中华小儿外科杂志，2012，33（5）：386-388.

［2］Casal D，Mavloso C，Meades M M，et a1. Hand involvement in Oilier disease and Maffucci syndrome：a case series. Acta Reumatol Port，2010，35（3）：375-378.

［3］Nguyen B D. Ollier disease with synchronous multicentric chondrosarcomas：scintigraphic and radiologic demonstration. Clin Nucl Med，2004，29（1）：45-47.

（高平）

病例 18　骨促结缔组织增生性纤维瘤

病史及检查目的

患者为 47 岁男性，因"臀部不适 1 个月，发现右侧髂骨肿物 2 天"就诊。患者 1 个月前无明显诱因出现臀部不适，2 天前行 CT 检查发现右侧髂骨肿物（病例图 18-1），考虑为良性骨肿瘤或肿瘤样病变。实验室检查无特殊发现。查体：右侧髂骨处可触及一隆起性包块，质地坚硬，不可推动，局部无压痛。为进一步明确病变性质，行全身骨显像＋骨盆 SPECT/CT 显像（病例图 18-2）。

骨显像检查

方法及影像所见：静脉注射 20 mCi ^{99m}Tc-MDP 3 h 后行全身前、后位平面显像。结果示：全身骨骼显像清晰，右侧髂骨区形态失常，相应区域见环形凸起的显像剂不均匀性放射性浓聚灶，余诸骨未见明显异常放射性分布。加做骨盆 SPECT/CT 后，见右侧髂骨有一呈膨胀性生长的稍低密度软组织肿物，周边骨皮质包绕，内见点片状及索条状高密度影，未见明显骨膜反应，周边未见软组织肿块，显像剂摄取主要位于病灶周边骨质硬化区及内部高密度区，且摄取程度与周边正常骨骼相当，肿物内低密度区表现为显像剂摄取减低。

检查意见：右侧髂骨血运代谢异常灶考虑原发性骨良性肿瘤可能性大，建议行组织病理学检查。

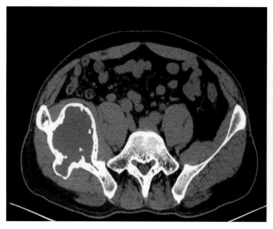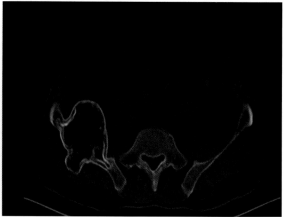

病例图 18-1　CT 图像。

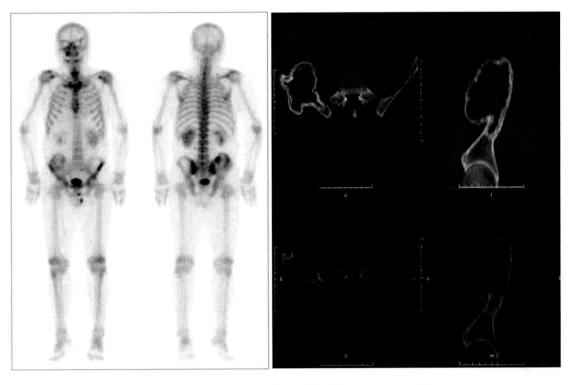

病例图 18-2　全身前、后位骨显像与骨盆 SPECT/CT 显像。

最终临床诊断

患者随后行右侧髂骨病灶切除术。病理结果：镜下见梭形细胞呈束状或旋涡状排列，细胞密度不均，核分裂少见，其间见少量分化尚好的编织骨，未见成骨细胞被覆，局部区域出血、变性坏死，部分梭形细胞于宿主骨间穿插生长。免疫组织化学结果：SMA（＋），Desmin（＋），CD34（－），β-catenin（胞质＋，部分核＋），STAT6（－），SATB-2（＋），Ki-67（2%～5%＋），S-100（－）。结合镜下所见及免疫组织化学结果，考虑为骨促结缔组织增生性纤维瘤。

病例相关知识及解析

骨促结缔组织增生性纤维瘤（desmoplastic fibroma of bone，DFB）又称骨韧带样纤维瘤、骨成纤维性纤维瘤，是一种罕见的形态学良性但生物学行为具有局部侵袭性的骨原发性纤维组织肿瘤，占原发性骨肿瘤的 0.06%～0.13%。DFB 多见于 30 岁以下的青少年，50 岁以上的患者少见，无明显性别差异。该病的发病原因不明，多认为与体内激素、外伤及遗传基因等因素有关。DFB 可发生于任何骨，以下颌骨及长骨干骺端多见。肿瘤大多位于髓腔内，骨皮质变薄，部分可穿透骨皮质形成软组织肿块。

DFB 进展缓慢，早期症状可不明显，常见症状为局部疼痛、肿胀，疼痛为间歇性或持续性钝痛；发生于扁骨者多在局部可扪及肿块，一般无功能障碍；位于关节周围者可影响关节活动；发生于脊柱者可引起神经挤压综合征[1]，少数患者以病理性骨折为首发症状。DFB 有恶变倾向，既往有恶变为骨肉瘤、纤维肉瘤及恶性纤维组织细胞瘤的个案报道。组织病理学检查可见肿瘤由分化较好的梭形成纤维细胞、成肌纤维细胞和胶原纤维组成，3 种成分在不同肿瘤之间或同一肿瘤不同部位的分布比例很不均匀；瘤细胞呈束状、波浪状或平行排列，形态与软组织侵袭性纤维瘤病相似；核分裂象罕见，细胞无明显异型性；病灶周围可见梭形成纤维细胞在宿主骨小梁间穿插、浸润，可侵犯骨皮质。临床治疗以手术切除为主，但术后复发率较高。

DFB 的影像表现多样但无特异性。临床上通常将 X 线检查作为首选方法，DFB 的主要表现为骨溶解膨胀性改变或压迫性骨吸收，骨皮质可变薄或中断，突破皮质者可形成软组织肿块。发生于长骨的病变长径与骨长轴平行，可呈中心性或偏心性，常见不规则骨嵴或分隔，周边可见明显硬化，一般无骨膜反应[2]；发生于扁骨者多呈不规则地图状骨质破坏，其内可见残存骨小梁；发生于颌骨者可表现为囊性膨胀性破坏或由假性骨小梁构成的花边状、多房网格状改变[3]。在 MRI 中，DFB 多表现为 T1WI 低信号，T2WI 稍高信号，且常见低信号分隔（与肿瘤内部纤维成分有关），增强扫描呈明显不均匀强化。在核素骨显像中，由于 DFB 为纤维组织肿瘤，无明显成骨特性，故通常表现为放射性稀疏区。然而，由于肿瘤生长压迫导致的反应性成骨，肿瘤边缘部分会表现出对骨显像剂的较高摄取，而在瘤体内部残存的骨嵴或钙化成分亦可摄取骨显像剂。肿瘤整体表现出对骨显像剂的低摄取有助于鉴别骨基本组织来源的原发性骨肿瘤，特别是对于具有较高成骨特性的骨肉瘤和软骨肉瘤的鉴别诊断有较大的辅助作用。然而，鉴于 DFB 临床罕见且临床和影像表现均缺乏特异性，应注意与以下疾病相鉴别：①骨巨细胞瘤：多见于 20～40 岁人群，发病部位以股骨下端及胫骨上端多见，病变膨胀明显，呈多房皂泡状改变，无边缘硬化和钙化。②非骨化性纤维瘤：多见于 8～20 岁人群，好发于干骺端，呈卵圆形或扇贝样偏心性囊样透光区，可呈单房或多房，边缘硬化，与正常骨交界处硬化明显，无骨膜反应。③骨纤维异常增殖症：呈囊样膨胀性、磨玻璃样、丝瓜瓤样或虫蚀样改变，病变范围较广泛，可有不同程度骨化。因此，DFB 的诊断需结合临床、影像及组织病理进行综合判断。

参考文献

[1] Lau D，Yarlagadda J，Jahan T，et al. Desmoplastic fibroma of the spine causing severe mediastinal compression and brachial plexus encasement. J Neurosurg Spine，2013，19（4）：515-520

[2] 张宁，陈琪，郭灵红，等. 骨促结缔组织增生性纤维瘤的影像学分析. 实用放射学杂志，2018（7）：1138-1140.

[3] 吴晓蕾，马威，陈卫民. 颌骨促结缔组织增生性纤维瘤的影像特征及鉴别（附病例报道）. 临床口腔医学杂志，2014，（10）：629-631.

（何艳琼　代文莉）

III. 血液系统疾病相关骨病变

病例 19　多发性骨髓瘤

病史及检查目的

患者为 49 岁男性，因"腰痛 2 个月余，加重 1 周"就诊。患者 2 个月余前搬重物后出现腰痛，间断物理治疗未见明显好转，1 周前腰痛加重，伴双下肢行走无力，同时出现胸背部等多部位疼痛。既往无恶性肿瘤病史，曾发现多囊肾 30 余年。近期腰椎 X 线检查提示腰椎骨质疏松，T11、L1、L2 及 L4 椎体变扁（病例图 19-1）。血常规：红细胞 3.00×10^{12}/L（参考值：$4.3 \sim 5.8 \times 10^{12}$/L），血红蛋白 93 g/L（参考值：130～175 g/L）；血生化：Ca^{2+} 2.79 mmol/L（参考值：2.2～2.65 mmol/L），肌

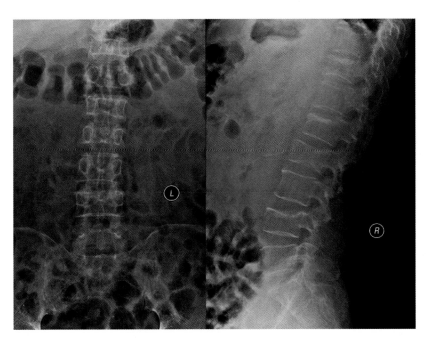

病例图 19-1　腰椎正侧位 X 线片。

酐 177 μmol/L（参考值：59 ～ 104 μmol/L）；肿瘤标志物：CEA、AFP、CA19-9、Cyfra21-1、NSE、proGRP 和 PSA 均阴性。为除外骨骼恶性病变，行 ^{99m}Tc-MDP 全身骨显像检查（病例图 19-2）。

骨显像检查

方法及影像所见：静脉注射 ^{99m}Tc-MDP 4 h 后行全身前、后位平面显像，结果示全身骨骼显像清晰，脊柱多个椎体可见条状放射性浓聚灶，呈"一"字形表现；双侧肋骨可见多发点状或垂直于肋骨走行的短线状放射性浓聚灶。此外，双肾显影外形增大，形态不规则，内有多发稀疏缺损区，符合多囊肾表现。

检查意见：全身多发骨血运代谢增强灶，结合临床考虑多发性骨髓瘤可能性大。

最终临床诊断及随访

患者进一步完善实验室检查：血 M 蛋白（＋），为 IgAκ型；骨髓穿刺涂片示骨髓增生Ⅲ级，幼稚浆细胞占 49%；骨髓免疫分型示 CD38st ＋ CD138 ＋浆细胞占 14.25%，表达 CD45、CD38、CD138、cKappa、CXCR4，不表达 CD19、CD56、CD200、CD9、CD20 等，为异常克隆性浆细胞；髂后上棘穿刺病理示：骨小梁间可见骨髓组织，其间可见灶片状淋巴样细胞，细胞中等大小，细胞核偏位，免疫组织化学染色结果：CD3（－），CD20（－），PAX-5（局灶－），CD138（＋），MUM1（＋），Kappa（＋），

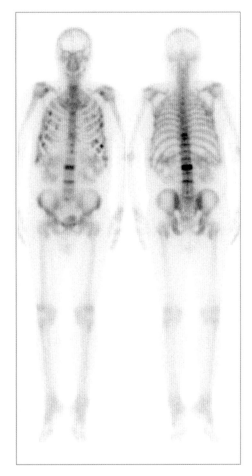

病例图 19-2　全身骨显像。

Lambda（＋），Ki-67（20%＋），符合浆细胞瘤。最终临床诊断：多发性骨髓瘤（IgAκ 型，Ⅲ B/ Ⅱ期）

病例相关知识及解析

多发性骨髓瘤（multiple myeloma，MM）是一种克隆性浆细胞异常增殖的恶性肿瘤，占所有恶性肿瘤的 1%，占血液系统肿瘤的 10% ~ 20%，国内发病率为 1/100 000，男女性比例为 2.4：1。MM 好发于中老年，中位发病年龄为 57.5 岁。MM 的常见症状包括骨髓瘤相关器官功能损伤所表现的 "CRAB" 症状，即血钙增高（calcium elevation）、肾功能损害（renal insufficiency）、贫血（anemia）和骨骼病变（bone disease），以及淀粉样变性所导致的靶器官损害等相关表现。根据患者有无症状及终末器官受损情况，MM 可分为活动型 MM 和冒烟型 MM；根据免疫球蛋白类型，MM 可分为 IgG 型、IgA 型、IgD 型、IgM 型、IgE 型、轻链型（又分为 κ 型和 λ 型）、双克隆型和不分泌型。对于活动型 MM 患者，在明确诊断和分型后还需按照传统的 Duries-Salmon（DS）分期体系、国际分期体系（international staging system，ISS）和修订的国际分期体系（R-ISS）进行分期[1]，以确立相应的治疗方案。在实际临床中，影像检查对 MM 的诊断与分期是不可或缺的。

骨骼病变是 MM 的特征性临床表现之一，其发病机制为骨髓瘤细胞释放成骨细胞抑制因子，引起破骨细胞过度活化而成骨细胞生长受抑制，导致骨吸收和骨形成这一骨重塑过程的失衡，继而出现全身性骨质疏松、溶骨性破坏及病理性骨折。病变常累及中轴骨，亦可累及四肢长骨，患者可出现骨痛和多种骨损伤并发症[2]。X 线检查目前被常规用于评估 MM 骨病，常表现为骨质疏松、局部穿凿样溶骨性改变和（或）病理性骨折。由于 X 线检查只能检出骨含量减少 30% ~ 40% 以上的病变，因此有人推荐采用低剂量 CT 评估骨病变。MRI 具有较高的组织分辨率，可以发现 MM 的骨髓浸润（特别是椎体的弥漫性病变），有助于判断可疑溶骨或骨质疏松部位有无骨髓瘤浸润。

尽管核素骨显像对于多骨病变的检出具有优势，但目前未被推荐用于 MM 骨病变的评估，其原因在于显像剂 ^{99m}Tc-MDP 的骨显像原理是基于磷酸盐类物质与羟基磷灰石晶体的离子交换和化学吸附作用，当病变周围的成骨反应活跃时，MM 骨病中的虫噬样溶骨性病灶可表现为 "阳性"，而当病变以急性溶骨性改变为主时，微小的显像剂摄取减低区难以被显示，从而表现为 "假阴性"。在实际临床中，1/2 ~ 2/3 接受骨显像检查的 MM 患者，主要检查目的是在临床诊断过程中帮助排除转移性骨肿瘤，而了解 MM 骨病的骨显像表现可为鉴别诊断提供参考。

MM 的典型骨显像表现为全身骨骼显像剂摄取普遍减低，脊柱及肋骨可见多发显像剂摄取增高灶，其中椎体病灶呈 "一" 字形浓聚，肋骨病灶呈点状或与肋骨走行垂直的短条状浓聚，这些表现实际上反映的是 MM 骨病所致的病理性骨质疏松和在此基础上继发的病理性骨折；此外，当肾功能受损时，骨显像中可见双肾显像剂分布弥漫性增高。由此可见，骨显像中 MM 骨病的病灶分布及形态改变特征与转移性骨肿瘤（多发、无规律、形态各异的显像剂浓聚灶）不同。但需注意的是，上述典型的 MM 骨显像影像不易与单纯的骨质疏松性骨折相鉴别，因此，影像诊断需注意结合临床资料进行综合分析。本例患者的骨显像中 MM 和严重骨质疏松症的特征相同，但因患者不具有原发性 / 继发性骨质疏松症的高危因素；实验室检查提示患者有贫血、高钙血症及肾功能受损，加之骨显像所示骨病变，符合 MM 的 "CRAB" 特征性表现，故 MM 诊断依据较充分。

近年来，^{18}F-FDG PET/CT 在 MM 中的应用逐渐增多，CT 与 ^{18}F-FDG PET 的结合不仅能发现小的溶骨性病灶，还能发现骨破坏出现之前存在的骨髓内克隆性浆细胞聚集及髓外软组织侵犯，因此有临床指南推荐将其用于 MM 的诊疗评估[3]。^{18}F-FDG PET/CT 检查中 MM 常表现为全身多发、弥漫性骨破坏，同时伴有 FDG 摄取增高。在 PET 影像中 FDG 高摄取的病变组织又可表现出不同的分布类型，包括骨髓弥漫性摄取增高型、骨和（或）髓外局限摄取增高型及混合型（病例图 19-3）。在临床中，一些 MM 患者在骨显像中无明显阳性表现或仅在继发性病理性骨折区域出现局限性放射性浓聚，但在 PET/CT 中可显示出骨骼弥漫性受累征象（病例图 19-4）。PET/CT 对于髓外浆细胞瘤的检出也具有较高的诊断价值，而 MM 的骨髓外浸润通常提示患者预后不良。此外，值得注意的是，临床中约有 11% 的患者可表现为 ^{18}F-FDG 显像假阴性，这可能与病灶微小、克隆性浆细胞增殖比例较低或己糖激酶缺乏等原因相关[4]，而对于此类患者，PET/CT 的诊断价值则更多地体现在通过同机低剂量 CT 明确有无溶骨性骨质破坏，以帮助确立诊断和进行 DS 分期。

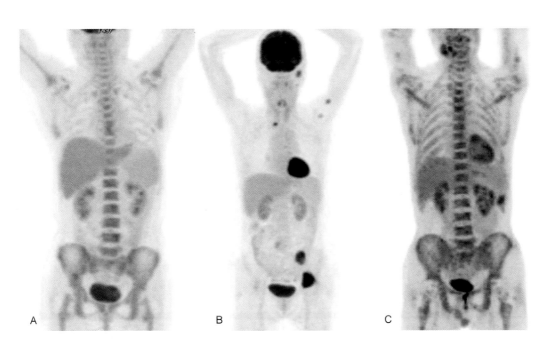

病例图 19-3　多发性骨髓瘤患者病灶的 FDG 分布形式。A.骨髓弥漫性摄取增高型；B.骨和（或）髓外局限摄取增高型；C.混合型。

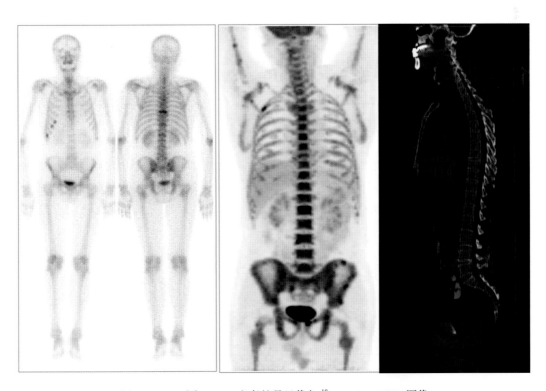

病例图 19-4　同一 MM 患者的骨显像与 ^{18}F-FDG PET/CT 图像。

参考文献

[1] 中国医师协会血液科医师分会，中华医学会血液学分会，中国医师协会多发性骨髓瘤专业委员会. 中国多发性骨髓瘤诊治指南（2017 年修订）. 中华内科杂志，2017，56（11）：866-870.

[2] 中华医学会血液学分会. 多发性骨髓瘤骨病诊治指南. 中华血液学杂志，2011，32（10）：721-723.

[3] Cavo M，Terpos E，Nanni C，et al. Role of（18）F-FDG PET/CT in the diagnosis and management of multiple myeloma and other plasma cell disorders：a consensus statement by the International Myeloma Working Group. Lancet Oncol，2017，18（4）：e206-e217.

[4] Rasche L，Angtuaco E，Mcdonald J E，et al. Low expression of hexokinase-2 is associated with false-negative FDG-positron emission tomography in multiple myeloma. Blood，2017，130（1）：30-34.

（赵赟赟）

病例 20 白血病

病史及检查目的

患者为 26 岁男性。主因"腰背痛 1 个月，发热 3 周"就诊。患者 1 个月前无明显诱因出现阵发性腰背部疼痛及左侧腹股沟胀痛，并反复发作。3 周前出现间断发热，体温最高 38.2℃。血清学检查：白细胞 $2.96×10^9$/L［参考值：（3.5 ～ 9.5）$×10^9$/L］，血红蛋白 81 g/L（参考值：130 ～ 175 g/L），血小板 $29×10^9$/L［参考值：（125 ～ 350）$×10^9$/L］；ALP 209 U/L（参考值：45 ～ 125 U/L），乳酸脱氢酶 2330.4 U/L（参考值：109 ～ 245 U/L）。胸椎正、侧位 X 线检查、腹部 CT 检查均未见明显异常。为进一步明确发热病因，行 ^{18}F-FDG PET/CT 显像（病例图 20-1）。

^{18}F-FDG PET/CT 检查

方法及影像所见：静脉注射 ^{18}F-FDG 60 min 后行体部 PET/CT 图像采集，经计算及处理后获得 PET、CT 及两者融合的三方位断层图像，结果示脊柱、胸骨、肋骨、骨盆、双侧锁骨、肩胛骨、肱骨及股骨近端呈弥漫不均匀性 FDG 摄取增高（SUV_{max}：8.3），CT 观察上述诸骨的骨密度均未见明显异常。此外，肝、脾外形增大，其实质密度和 FDG 摄取均未见明显异常。扫描野内其他区域未见明显异常结构改变或 FDG 摄取。

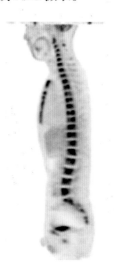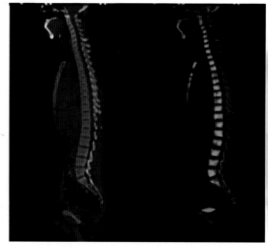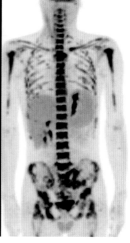

病例图 20-1　^{18}F-FDG PET/CT 图像。

检查意见：全身骨骼 FDG 代谢弥漫性增高，符合白血病骨髓浸润表现；肝脾大，不除外为白血病浸润可能。

最终临床诊断及随访

患者随后行骨髓穿刺活检，骨髓细胞学及免疫分型提示：急性淋巴细胞白血病（Ph ＋）。患者在接受规律化疗后病情缓解。

病例相关知识及解析

急性白血病是造血干细胞的恶性克隆性疾病，发病时骨髓中异常的原始细胞及幼稚细胞大量增殖，蓄积于骨髓并抑制正常造血。根据受累的细胞类型，急性白血病可分为急性淋巴细胞白血病（acute lymphoblastic leukemia，ALL）和急性髓系白血病（acute mycloid leukemia，AML）。急性白血病的诊断主要依据临床表现、外周血象和骨髓细胞学检查，细胞遗传学、细胞免疫学和分子生物学检查有助于预后判断和风险分层，继而为患者制订相应的治疗方案[1]。该病常见的临床表现为贫血、出血、发热、感染及白血病细胞浸润症状（如肝、脾、淋巴结肿大，胸骨压痛等）；大部分患者外周血检查可见白细胞水平增高，涂片中可见数量不等的原始细胞或幼稚细胞；多数患者伴有不同程度的贫血和血小板减少。骨髓穿刺活检可见骨髓中原始细胞比例明显增大，根据细胞免疫表型可确定白血病细胞的来源。超过 1/2 的患者有细胞遗传学和分子生物学染色体异常，成人 ALL 中最常见费城染色体（Ph 染色体）。

急性白血病患者在 ^{18}F-FDG PET/CT 检查中既可表现为多发 FDG 摄取增高灶，也可表现为骨髓弥漫性 FDG 高摄取。有关骨髓弥漫性高摄取对于骨髓浸润的诊断价值有待进一步研究，因其可由白血病弥漫性骨髓浸润所致，也可见于贫血、发热或升白细胞药物使用等情况。多发局灶性 FDG 摄取增高对于骨髓浸润的诊断意义较大，一方面可观察病变累及范围，另一方面有助于选择适宜的活检部位，以避免由于取材部位不当而造成骨髓活检假阴性。需要注意的是，当白血病仅累及骨髓时，临床诊断及治疗后的疗效评价等主要依据骨髓活检，但当骨髓活检结果不典型时，骨髓异常 FDG 摄取可提供诊断依据并为再次骨髓活检提示更恰当的部位。此外，由于白血病的复发率较高，可为髓内复发和（或）髓外复发，故正确评估复发情况对于治疗方法选择和患者预后评价有重要意义。[18]F-FDG PET/CT 对髓外浸润的诊断价值已得到认可，常能发现其他影像检查未发现的病灶[2]，所以当临床怀疑有白血病复发，特别是髓外复发时，常进行 PET/CT 检查（病例图 20-2）。

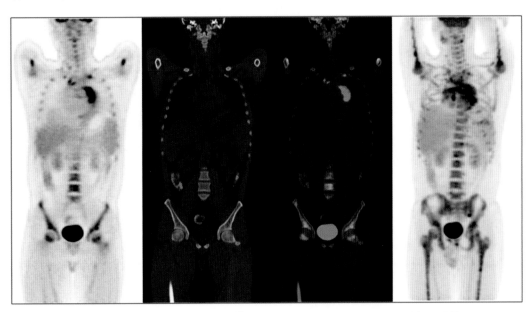

病例图 20-2 白血病复发患者的 ^{18}F-FDG PET/CT 检查。病变累及髓内和髓外。

有关骨显像用于白血病诊断的相关临床研究较少。由于白血病患者可能以肌肉骨骼疼痛为主要临床表现，骨显像可能被引入白血病的早期鉴别诊断过程中。从个案报道[3]及临床实践可以看出，白血病患者在骨显像中表现为全身骨骼弥漫性显像剂摄取增高，特别是长骨干骺端，同时可见双肾影浅淡，呈"超级骨显像"征（病例图20-3）。这种"超级骨显像"与弥漫性骨转移或代谢性骨病的表现不同，有助于成人白血病的鉴别诊断。此外，尽管白血病患者的骨显像亦可见局灶性异常显像剂高摄取，这可能造成儿童白血病与急性骨髓炎鉴别困难的情况，通过三时相骨显像有助于鉴别诊断。骨髓炎多伴有病灶周围软组织血流灌注增加；而阴性的血流相-血池相则支持白血病骨髓浸润的诊断。

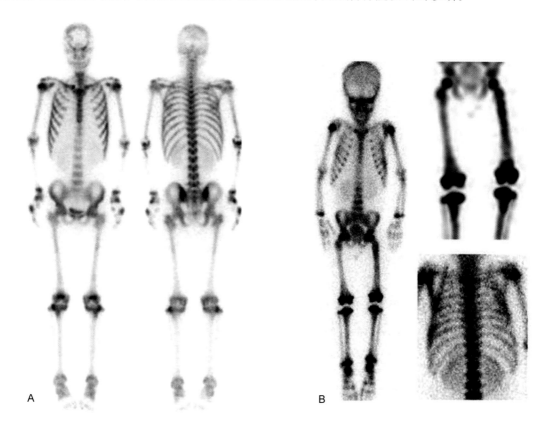

病例图 20-3　白血病患者的骨显像图像。A. 老年男性患者；B. 儿童患者。

参考文献

［1］沈悌，赵永强. 血液病诊断及疗效标准. 4 版. 北京：科学出版社，2018.

［2］李河北，王茜，赵赟赟，等. 18F-FDG PET/CT 对急性白血病髓内及髓外复发的诊断. 中国医学影像学杂志，2018，26（2）：140-143，147.

［3］Shalaby-Rana E，Majd M. 99mTc-MDP scintigraphic findings in children with leukemia：value of early and delayed whole-body imaging. J Nucl Med，2001，42（6）：878-883.

（李河北）

病例 21　朗格汉斯细胞组织细胞增生症

病史及检查目的

患儿为 3 岁女性，因"颈部疼痛 3 个月"就诊。查体于第 3 颈椎（C3）椎体附近可触及一大小为 3.0 cm×4.0 cm 的肿物，有压痛，活动性差，颈部浅表淋巴结未触及。行颈椎 X 线检查发现 C3 椎体明显变扁，呈"钱币"样改变，同时见棘突骨质破坏（病例图 21-1）。其他实验室检查无特殊发现；胸部 CT 及腹部超声检查未见明显异常。为进一步评估骨病变累及范围，行 99mTc-MDP 全身骨显像（病例图 21-2）。

骨显像检查

方法及影像所见：静脉注射 99mTc-MDP 4 h 后行全身前、后位平面显像。结果示全身骨骼显像清晰，上位颈椎相当于 C3 椎体水平可见轻度不规则显像剂摄取增高灶，其余诸骨未见明显异常放射性分布。左侧肘部条片状放射性浓聚考虑为注射点外漏所致。

检查意见：C3 椎体病变呈轻度显像剂摄取增高，建议必要时行组织病理学检查。

最终临床诊断及随访

患者随后行 C3 椎体病变穿刺活检，病理检查结果示：纤维组织中可见灶片状嗜酸性粒细胞浸润，其间可见小灶状组织细胞样细胞及散在多核巨细胞成分，个别细胞可见核沟，免疫组织化学染色结果：

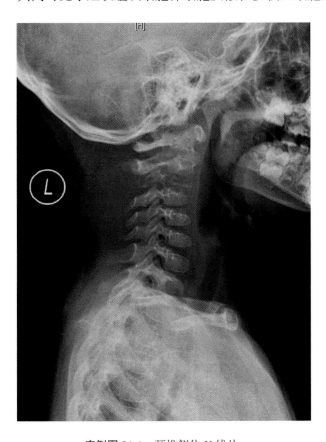

病例图 21-1　颈椎侧位 X 线片。

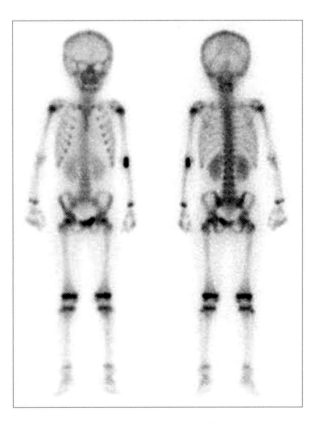

病例图 21-2　全身骨显像。

CD1a（＋），CD68（－），S-100（＋），符合朗格汉斯细胞组织细胞增生症。穿刺活检后患儿未行其他治疗。3个月后家长无意中触及患儿头顶部质硬包块，伴触痛，再次就诊时实验室检查结果：白细胞 13.12×10⁹/L［参考值（3.5～9.5）×10⁹/L］，淋巴细胞百分比 55.8%（参考值：20%～50%），血小板 403×10⁹/L［参考值：（125～350）×10⁹/L］，LDH 404 U/L（参考值：109～245 U/L），CRP 33 mg/L（参考值：＜8 mg/L），ESR 54 mm/h（参考值：＜20 mm/h）。为进一步评估病变累及范围，患儿进行 ¹⁸F-FDG PET/CT 检查。

¹⁸F-FDG PET/CT 检查

影像所见：顶骨正中、左侧颞骨见多发穿凿样骨破坏区，同时伴软组织肿块形成，部分病灶内可见纽扣样死骨，C2～4椎体及棘突处见溶骨性骨质破坏及周围软组织肿物影，其中 C3 椎体明显压缩变扁，呈"钱币"征，上述病灶区域均呈 FDG 摄取增高（SUVmax：3.4～4.5）（病例图 21-3）；左侧第 11 后肋可见一沿肋骨走行的条状 FDG 摄取增高灶（SUVmax：4.5），CT 可见溶骨性骨质破坏；双侧颈后皮下可见数个扁平状软组织结节影，直径为 1.0～2.0 cm，呈 FDG 摄取增高表现（SUVmax：1.0～2.4）；双侧颈动脉鞘周围及颌下可见多发 FDG 摄取增高的小淋巴结影（SUVmax：2.3），短径均≤0.8 cm，部分形态较圆；此外，鼻咽顶、后壁及双侧扁桃体区可见片状 FDG 摄取增高（SUVmax：5.2），相应部位 CT 见局部软组织增厚；胸腺形态饱满并可见弥漫性 FDG 摄取（SUVmax：2.3），CT 未见异常密度影（病例图 21-4）。

检查意见：全身多发 FDG 代谢增高灶符合朗格汉斯细胞组织细胞增生症表现，病变累及颅骨、颈椎、颈后皮下软组织、双侧颈部淋巴结；鼻咽部、双侧扁桃体和胸腺形态饱满伴 FDG 代谢增高，考虑生理性摄取可能性大。

病例相关知识及解析

朗格汉斯细胞组织细胞增生症（Langerhans cell histiocytosis，LCH）是一种临床罕见的疾病，以树

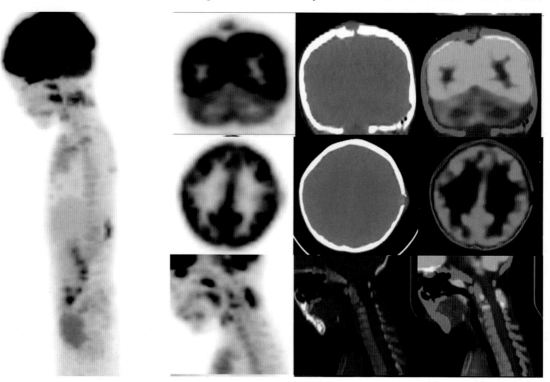

病例图 21-3 ¹⁸F-FDG PET/CT 图像。颅骨、颈椎及颈后皮下软组织病灶。

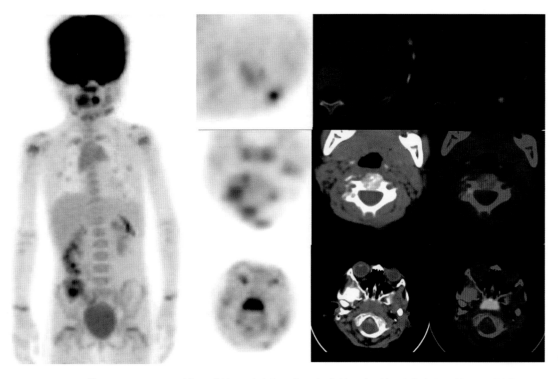

病例图 21-4 ^{18}F-FDG PET/CT 图像。肋骨和颈后皮下软组织病灶，鼻咽部及胸腺生理性 FDG 摄取。

突细胞在多个器官的单克隆异常增殖及聚集为主要表现，可发生于任何年龄，但主要见于儿童，发病高峰年龄为 1～3 岁，男性略多。病变最常累及骨骼，同时还可累及皮肤、肺、肝、脾、垂体、淋巴结和造血系统等。LCH 既往又称组织细胞增多症 X，并根据临床特点将其分为嗜酸性肉芽肿（eosiphilic granuloma，EG）、汉德-许勒尔-克思斯琴病（Hand-Schüller-Christian disease，HSCD）和莱特勒-西韦病（Litterer-Siwe disease，LSD）三种类型，由于研究发现显微镜下组织细胞增多症 X 的主要细胞成分为朗格汉斯细胞细胞，故更名为朗格汉斯细胞细胞组织细胞增多症。LCH 患者的临床症状复杂多样，实验室检查缺乏特征性，确诊依赖于病理和免疫组织化学检查发现具有特征性的朗格汉斯细胞及 Langerin（＋）、CD1a（＋）、S-100（＋）或电子显微镜下观察到细胞内伯贝克颗粒（Birbeck granule）。

骨骼是 LCH 最常累及的部位，尤其是中轴骨和长骨，患者可出现局部疼痛或可触及有轻压痛的隆起性肿块。根据病程发展，其组织病理学改变分为朗格汉斯细胞集聚和增生期、肉芽肿期和退缩修复期三个阶段，在 X 线和 CT 影像上可出现相应的骨质吸收、溶骨性骨质破坏伴软组织肿物形成和骨质增生硬化性改变，而对于不同部位、不同时期的骨病变，影像表现也有所不同。例如，颅骨病变以颅盖多见，表现为单个或多个穿凿样溶骨性骨质破坏，呈圆形或卵圆形，可跨越颅缝，局部可形成软组织肿块，病变可相互融合、重叠。病灶内可见残存骨碎片形成"纽扣征"，修复期病变边缘可见硬化；脊柱病变以胸椎多见，表现为椎体溶骨性破坏并塌陷，侧位观呈"钱币"样扁平椎，邻近椎间盘完整，椎间隙增宽；骨盆病变以髂骨翼和髋臼上缘多见，表现为不规则囊状溶骨性破坏、边缘硬化、锐利，内见死骨；肋骨病变以中后段多见，表现为囊状或多囊状骨质破坏，可形成胸壁软组织肿块；长骨受累以股骨多见，骨破坏多位于骨干和干骺端，不跨越骺板，可穿破骨皮质形成软组织肿块并见层状骨膜反应。骨显像可用于 LCH 骨骼病变的检出。在全身骨显像中，病变早期由于朗格汉斯细胞增生形成肉芽肿而替代骨组织，可显示局部显像剂摄取减低或缺损，而病变后期由于组织修复，病灶周围纤维组织发生骨化，可出现局部显像剂摄取增高表现，这在长骨受累时尤为明显，呈条索状浓聚或范围较小的局灶性浓聚[1]（病例图 21-5），但常规骨显像较难发现溶骨性小病灶或位于胸骨、颈椎、髂骨和肩胛骨等的早期病变[2]，正如本例患者，而在此情况下采用局部 SPECT/CT 可能提高诊断的准确性。

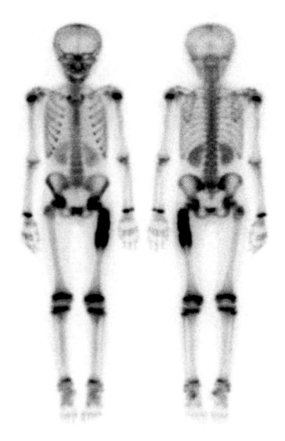

病例图 21-5　LCH 患者的骨显像图像。

对于 LCH 患者，病变累及范围不同，其治疗及预后存在差异。国际组织细胞协会将 LCH 分为单系统 LCH 和多系统 LCH，前者可进一步分为单系统单部位型和单系统多部位型；后者又根据有无危险脏器（肝、脾、肺和造血系统）受累分为危险脏器受累的多系统 LCH 和危险脏器未受累的多系统 LCH。通常单系统 LCH 预后良好，绝大多数只需要局部治疗或观察；而多系统 LCH 预后差，特别是伴有危险脏器受累者，目前尚无统一的治疗方案。临床研究显示，长春新碱联合甲泼尼龙可作为多系统 LCH 的治疗方法[3]，此外，异基因造血干细胞移植和靶向治疗也可使患者获益。由此可见，准确评价病变累及范围对于 LCH 患者来说具有重要意义。单纯骨显像仅适用于评价骨病变累及范围，而 ^{18}F-FDG PET/CT 对观察疾病的多系统受累情况具有优势，可为治疗方案的确立提供更多有价值的信息，正如本例所见，尽管骨显像在早期检查中发现了椎体单发溶骨性病灶，而随着病情进展，发生在骨骼、软组织和淋巴结的多发病灶只有在 PET/CT 检查中才能得到全面显示。LCH 病灶在 ^{18}F-FDG PET/CT 中多表现为对 FDG 的高摄取，这是因为病变组织中富含炎症细胞，其细胞内葡萄糖转运体和己糖激酶活性升高使葡萄糖代谢升高，从而导致过多的 FDG 被摄入细胞内。因此，在 LCH 的诊疗过程中，^{18}F-FDG PET/CT 可为临床分型、治疗方案选择、疗效评估及预后评价提供有价值的信息[4]。

参考文献

［1］邵虹，施美华，王静蕾，等 . 骨显像在儿童郎格尔汉斯细胞组织细胞增生症诊断及随访中的价值 . 中华核医学杂志，2005，25（1）：52-53.

［2］Howarth D M，Mullan B P，Wiseman G A，et al. Bone scintigraphy evaluated in diagnosing and staging Langerhans' cell histiocytosis and related disorders. J Nucl Med，1996，37（9）：1456-1460.

［3］Gadner H，Minkov M，Grois N，et al. Therapy prolongation improves outcome in multisystem Langerhans cell histiocytosis. Blood，2013，121（25）：5006-5014.

［4］Obert J，Vercellino L，Van Der Gucht A，et al.（18）F-fluorodeoxyglucose positron emission tomography-computed tomography in the management of adult multisystem Langerhans cell histiocytosis. Eur J Nucl Med Mol Imaging，2017，44（4）：598-610.

（赵赟赟）

病例 22　埃德海姆 – 切斯特病（Edherm–Chester 病）

病史及检查目的

患者为 66 岁男性。2 个月前无明显诱因出现腰部及右侧腿部疼痛，于当地医院就诊发现镜下血尿；腰椎 MRI 示多发骨病变，性质待定（病例图 22-1）；腹部 CT 检查发现右侧肾盂占位合并积水，考虑肾盂癌可能；行全身骨显像检查示四肢长骨对称放射性浓聚，考虑为代谢性骨病，为进一步明确诊断就诊于本院。入院后检查肿瘤标志物 PSA 轻度升高（15.42 μg/L），胸部 X 线、血常规、尿常规、血生化等均无明显阳性发现。为进一步除外恶性病变并观察病变累及范围，行 ^{18}F-FDG PET/CT 检查。

^{18}F-FDG PET/CT 检查

影像所见：左心房、主动脉及肺动脉主干周围可见环形弥漫性 FDG 摄取（SUV$_{max}$：3.8），但相应部位 CT 平扫未见明确异常结构改变；右侧肾盂扩张，内见形态不规整的 FDG 摄取增高软组织密度肿物影（SUV$_{max}$：4.9），大小 3.6 cm×2.9 cm×3.0 cm，边缘毛糙，包绕上段输尿管，同时见右侧肾盂积水；四肢长骨 FDG 摄取呈对称性弥漫性增高（SUV$_{max}$：3.2），且自关节端向骨干延伸，相应部位 CT 见

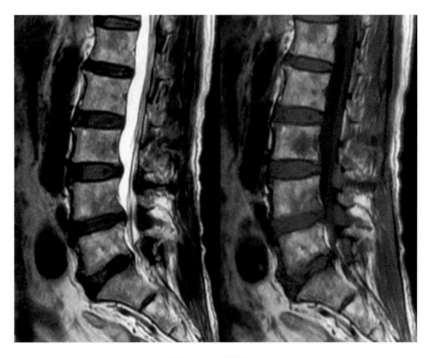

病例图 22-1　腰椎 MRI。

不规则骨质硬化，其中右侧股骨内侧髁可见溶骨性骨质破坏；脊柱及骨盆亦可见多发性质类似的骨病变。扫描野内其他脏器组织未见明显异常（病例图 22-2）。

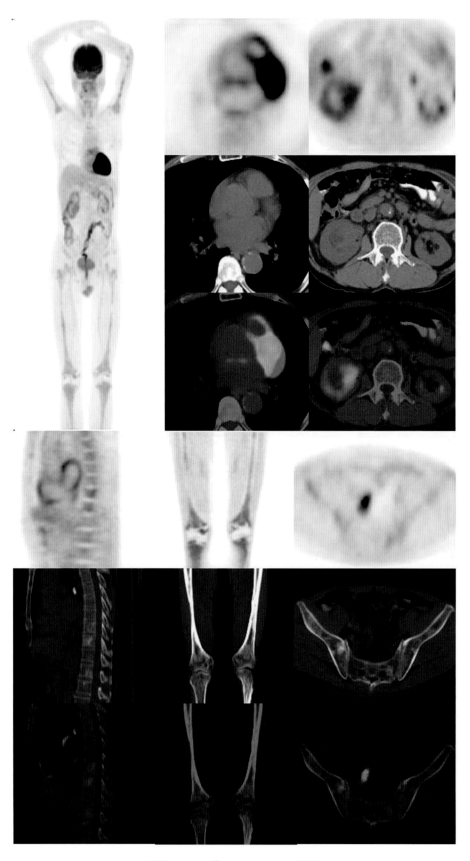

病例图 22-2　^{18}F-FDG PET/CT 图像。

检查意见：全身弥漫性骨硬化伴 FDG 代谢增高，右侧肾盂 FDG 代谢增高软组织肿物及心房及大血管周边 FDG 代谢增高灶，符合埃德海姆–切斯特病表现；建议进一步行组织病理学检查。

最终临床诊断及随访

患者随后行右肾切除术，术后病理示肿物周围肾组织结构破坏，代之以增生的纤维组织，其间可见泡沫组织细胞、淋巴细胞和浆细胞，局部见淋巴滤泡形成；免疫组织化学染色：细胞角蛋白（−），Vimentin（＋）、白细胞共同抗原（淋巴细胞＋），CD68（＋）、间变性淋巴瘤激酶（−）、S-100 蛋白（−）、Melan-A（−）、Ki-67（10%＋）。右肾切除术后患者又行右侧股骨穿刺活检，其组织病理检查结果示病灶处见骨小梁间大量泡沫状组织细胞及散在淋巴细胞浸润，免疫组织化学染色：细胞角蛋白（−）、CD68（＋），S-100 蛋白（−）。最终诊断为埃德海姆–切斯特病。

病例相关知识及解析

埃德海姆–切斯特病（Erdheim-Chester disease，ECD）又称脂质肉芽肿，是一种罕见的非朗格汉斯细胞组织细胞增生症。报道的发病年龄为 7 ～ 84 岁，平均年龄为 53 岁，男女比例为 3：1。其病因及发病机制尚不明确，目前认为该病可能为一种自身免疫性疾病。ECD 的主要病理学特点是富含脂质的泡沫样组织细胞侵犯组织形成脂质肉芽肿，镜下可见片状或带状泡沫样组织细胞弥漫浸润，常伴随不同程度的纤维化和数量不等的炎症细胞。免疫组织化学染色：CD68（＋）、CD1a（−）、S-100（−／＋），电子显微镜下无伯贝克颗粒。ECD 可累及骨骼、中枢神经系统、心血管系统、后腹膜及肾、肺等部位，临床表现多样[1]。2015 年美国血液病年会将 ECD 纳入肿瘤范畴。

ECD 患者中，骨骼受累者约占 96%，多为四肢长骨骨干、干骺端对称的成骨性骨质破坏，其中约 1/2 的患者可出现骨痛。X 线及 CT 可表现为四肢长骨（下肢为主）骨干、干骺端呈双侧对称的弥漫性骨质硬化及骨膜炎，也可有溶骨性、混合性骨质破坏及中轴骨病变。ECD 在全身骨显像中多表现为四肢骨骨干、干骺端双侧对称性放射性浓聚（病例图 22-3）。ECD 腹膜后受累者约占 68%，以肾受累多见，组织细胞可浸润肾窦、肾蒂、肾周脂肪间隙及输尿管等部位，导致肾实质受压、尿路梗阻，并可引起肾功能受损，影像学检查常见肾周软组织浸润形成的"毛发肾"（病例图 22-4）。上述影像表现对疾病诊断均有重要提示意义。此外，中枢神经系统及眼部受累（约为 51%）者临床上可出现中枢性尿崩、小脑共济失调、垂体功能异常及突眼等症状，影像检查可见好发于小脑、脑桥的硬脑膜或脑膜瘤样脑膜改变；眼部病变常呈双侧对称的球后软组织占位。

由于 ECD 的发病率低，对该病认识不足可能导致延误诊断。因此，了解该病的影像学典型表现，同时将临床、病理和影像资料相结合，将会提高诊断准确性。ECD 诊断中应注意鉴别的疾病主要包括 LCH 和代谢性骨病。LCH 与 ECD 的临床表现相似[2]，均可有骨病变及多系统损害等症状，但 LCH 好发于儿童，骨病变多为中轴骨溶骨性病变，而 ECD 的骨显像特点为四肢长骨的对称性放射性浓聚，通常自干骺端向骨干延伸；此外，免疫组织化学染色 S-100 蛋白（＋）、CD1a（＋）（朗格汉斯细胞分化标志物），电子显微镜下可见伯贝克颗粒均为 LCH 的诊断证据[3]。甲状旁腺功能亢进性代谢性骨病、肺性肥大性骨关节病、Paget 病等代谢性骨病在骨显像上均可表现出沿四肢长骨分布的放射性浓聚影，但甲状旁腺功能亢进性代谢性骨病常伴有"黑颅征""领带征"和"串珠肋"等；肺性肥大性骨关节病的放射性浓聚主要位于骨皮质，因此可见"双轨征"；Paget 病多表现为非对称的局灶放射性浓聚，可伴有骨骼变形。更重要的是，患者的病史、临床症状及特异性实验室检查有助于上述鉴别诊断。

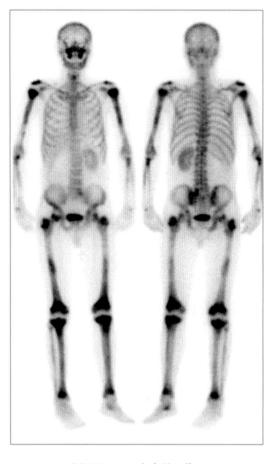

病例图 22-3　全身骨显像。

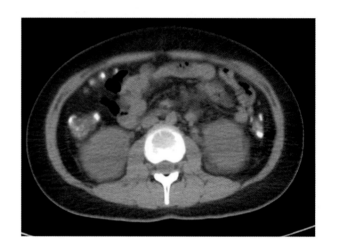

病例图 22-4　CT。ECD 累及肾，形成"毛发肾"。

参考文献

［1］张利娟，林全德，董丽华，等 . 非朗格罕斯细胞组织细胞增多症一例报告并文献复习 . 中华血液学杂志，2013，34（7）：634-636.

［2］赵赟赟，王茜，李原，等 . 脂质肉芽肿 ^{18}F-FDG PET/CT 显像一例 . 中华核医学与分子影像杂志，2015（6）：500-502.

［3］Diamond E L，Dagna L，Hyman D M，et al. Consensus guidelines for the diagnosis and clinical management of Erdheim-Chester disease. Blood，2014，124（4）：483-492.

（陈津川）

病例 23　血友病性关节病及假肿瘤

病史及检查目的

患者为 45 岁男性，因"确诊血友病 A（甲型血友病）40 年，双侧膝关节疼痛伴活动障碍 20 年，发现左侧髋部肿物 3 年"入院。查体发现左侧髋部外侧有一巨大肿物，质硬，无压痛，活动度差，边界不清；双侧膝关节僵硬，活动受限，以右侧为著，伴关节肿胀。实验室检查：Ⅷ因子活性 9.1%（参考值：50% ～ 100%），APTT-SS 119.2 s（参考值：25.4 ～ 38.6 s）。X 线检查示右膝关节诸骨明显骨质增生，关节面硬化，密度不均，关节间隙明显狭窄近消失；左侧髂骨膨胀性骨质破坏，大部缺失，形成巨大软组织肿块，内见条状骨化影。该肿物在 MRI 中呈不均匀的 T1 稍短信号和 T2 等信号，其内可见多发团片状 T1 长信号 T2 长信号影及索条状影，边界清，肿物外侧皮下见两个边界清的类椭圆形 T1 稍短信号 T2 短信号影，左侧髂骨、部分骶骨区未见明显显影，增强扫描肿物未见强化（病例图 23-1）。为进一步了解全身骨骼受累情况，行 ^{99m}Tc-MDP 全身骨显像（病例图 23-2）。

骨显像检查

方法及影像所见：静脉注射 ^{99m}Tc-MDP 4 h 后行全身前、后位平面显像，结果示全身骨骼显像清晰，脊柱各椎体及胸骨放射性分布均匀。左侧髂骨形态异常，左侧髂骨肿物处呈大片状放射性稀疏缺损区，中间可见少许轻度不规则索条状显像剂摄取影；双侧膝关节间隙消失，上下关节面见放射性浓聚灶；余诸骨未见明显异常放射性分布。

检查意见：左侧髂骨及双侧膝关节血运代谢异常灶，结合病史考虑血友病性关节病及假肿瘤。

最终临床诊断

患者行骨盆肿物切除术＋骨盆重建＋右侧膝关节旋转稳定型膝关节置换术。骨盆肿物术后病理示皮下软组织中可见囊腔结构，囊腔内可见大量出血，囊壁纤维组织增生，大量泡沫样组织细胞及炎症细胞浸润，散在少量多核巨细胞，部分囊壁压迫破坏骨组织，结合临床病史，符合血友病所致的血肿，伴有纤维包裹，形成假瘤样病变。右侧膝关节病理：滑膜组织增生，其内可见大量含铁血黄素颗粒沉积，灶片状炎症细胞浸润，结合临床符合血友病性慢性出血性关节炎。

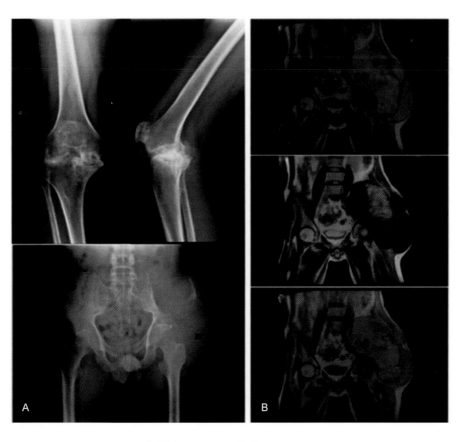

病例图 23-1 A.X 线片；B.MRI。

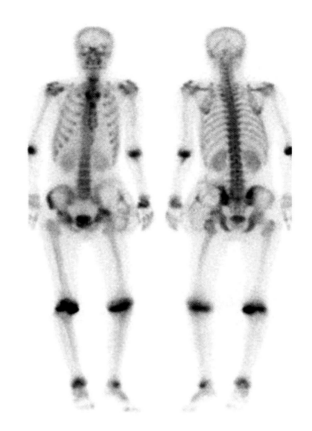

病例图 23-2 全身骨显像。

病例相关知识及解析

血友病（hemophilia）为一组遗传性凝血功能障碍的出血性疾病，包括：①血友病 A，即因子Ⅷ［又称抗血友病球蛋白（antihemophilic globulin，AHG）］缺乏症；②血友病 B，即因子Ⅸ［又称血浆凝血活酶成分（plasma thromboplastin component，PTC）］缺乏症；③血友病 C，即因子Ⅺ［又称血浆凝血活酶前质（PTA）］缺乏症。临床上以血友病 A 较为常见。其共同特征是活性凝血活酶生成障碍，凝血时间延长，终身具有轻微创伤后出血的倾向，重症患者没有明显外伤也可发生"自发性"出血。

血友病性关节病（hemophilia arthropathy，HA）是血友病最常见的并发症之一，发生率为 70% ～ 80%，是由于关节内反复出血而引起关节结构进行性破坏。HA 好发于负重关节，以膝关节最为常见，其次为踝、肘、髋、肩等关节，多以单关节出血起病，但随疾病进展可出现多关节受累。HA 的急性期表现为局部红肿、疼痛和活动受限，若关节内反复出血，血液不能被完全吸收，可形成慢性炎症，并出现滑膜增生、纤维化、软骨变性及坏死等，随之出现关节僵硬、畸形、周围肌肉萎缩。HA 的影像表现与病理变化密切相关，急性期可见关节肿胀、关节腔密度增高及关节间隙增宽等，随病情进展可表现为骨质疏松、关节软骨下囊变、关节面增生硬化；晚期出现关节间隙变窄、关节面塌陷、骨质增生骨赘形成、关节半脱位、关节畸形强直等表现[1-2]。骨骼生长期的儿童还可由于过度充血使骨骼成熟加快并出现增生肥大，骨骺和骨端过度发育增大、变方，髌骨生长提前停止而呈"方髌"表现[1]。由于 MRI 有较好的组织分辨率，对显示骨髓水肿、关节内出血及滑膜增厚有明显的优势，可清晰分辨关节囊及周围软组织肿胀，显示关节内积血、滑膜增生、韧带肿胀、关节软骨破坏等，对患者早期诊断及治疗评估均有重要价值。在临床诊断中，HA 常需要与类风湿性关节炎、关节结核及化脓性关节炎等进行鉴别，通常结合患者病史诊断并不困难。

血友病性假肿瘤（haemophilia peseudotumor，HP）：是血友病罕见的并发症，发生率为 1%～2%，主要发生于重度血友病患者。HP 是由关节外骨或软组织反复出血所致的间室内积血，随着假瘤渐进性增大，导致邻近组织压迫和破坏。临床表现为缓慢渐进性增大的肿块，多为无痛、质硬、与深部组织粘连，患者可长期无临床症状，也可在病理性骨折时突发剧痛、进行性肿胀伴大量出血、广泛的骨质破坏[3]。根据病变部位，临床将 HP 分为：①肌间型：病变位于肌内或肌间，常见的受累部位包括髂腰肌、股四头肌、腓肠肌等，在 X 线检查中多呈阴性（除非伴有钙化），在 CT 检查中多表现为软组织肿物，可见软组织密度升高或伴钙化、邻近骨受压或骨皮质侵蚀性破坏等[3]。②骨膜下型：由于反复骨膜下出血导致骨膜掀起，骨骼受压坏死，X 线或 CT 检查可见骨膜掀起、中断、骨膜反应、骨皮质侵蚀性破坏、新骨形成、软组织肿块形成[2-3]。③骨内型：常见受累部位包括股骨、骨盆、胫骨、指骨等，易出现病理性骨折，当病变未突破骨皮质时，X 线及 CT 上骨质破坏多表现为由髓腔压力升高导致的膨胀性、多房、囊状透亮区，内可有片状骨嵴残留，边缘可有少许骨质硬化；当病变进展穿破骨皮质后，可见大范围软组织肿块形成[2]。CT 可清晰显示软组织内出血形成的密度不均肿块及骨质破坏，肿块内部为不均匀低密度血肿，可伴钙化，外周为稍高密度纤维囊，增强后无强化。MRI 不仅可以显示假肿瘤的解剖特点，还可动态观察血肿包囊张力变化情况，通常软组织假肿瘤边境清楚，包膜呈低信号，囊内因不同出血阶段而呈混杂信号：急性出血期 T2 呈低信号，亚急性出血期 T1 呈高信号，T2 呈低 / 高信号；慢性出血期 T1 呈低信号，T2 呈高信号[2-3]。在鉴别诊断方面，HP 主要涉及与原发性骨肿瘤（如骨巨细胞瘤、溶骨性骨肉瘤、软骨肉瘤、骨囊肿）的鉴别，准确诊断需要临床、影像及活检病理的结合。

本例患者为中年男性，既往有血友病病史，无恶性肿瘤史，以慢性、进行性加重的双膝关节疼痛伴活动障碍及左侧髋部肿物为主要临床表现；实验室检查示 APTT 延长，因子Ⅷ活性降低，而其他感染指标、免疫学指标及肿瘤标志物均未见异常，因此，骨显像同时发现的关节及髂骨病变，应首先考虑血友病相关并发症。

参考文献

［1］Kerr R. Imaging of musculoskeletal complications of hemophilia. Semin Musculoskelet Radiol，2003，7（2）：127-136.

［2］黄晓辉，林达；陈浩，等 . 血友病性假肿瘤的影像特征 . 中华放射学杂志，2016，50（12）：958-962.

［3］Park J S，Ryu K N. Hemophilic pseudotumor involving the musculoskeletal system：spectrum of radiologic findings. AJR Am J Roentgenol，2004，183（1）：55-61.

（陈津川）

病例 24　原发于骨的淋巴瘤

病史及检查目的

患者为 64 岁女性，因"背部疼痛 2 个月"就诊。患者 2 个月前无明显诱因出现背痛，外院胸椎 MRI 检查发现 T9 至 T11 椎体左前方占位性病变。既往史无特殊。实验室检查：血、尿、便常规无异常；ESR 28 mm/h（参考值：0～15 mm/h）；肿瘤标志物测定均为阴性；血、尿 M 蛋白均阴性；自身抗体谱阴性；骨髓穿刺活检未见明显异常。为进一步观察病变累及范围并判断病变性质，行全身骨显像检查（病例图 24-1）。

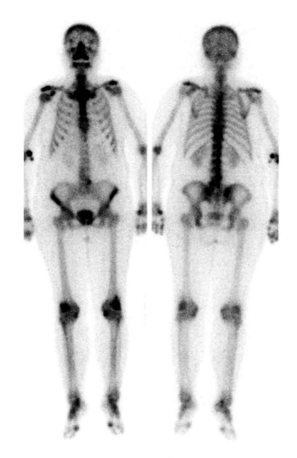

病例图 24-1　全身骨显像。

骨显像检查

方法及影像所见：静脉注射 ^{99m}Tc-MDP 4 h 后行全身前、后位平面显像。全身骨骼显像清晰，胸腰椎放射性分布不均匀，相当于 T9 椎体处显像剂摄取减低；L1 ～ L5 椎体边缘可见点状放射性浓聚灶；双侧肩、肘、膝、踝关节处可见多发点片状放射性浓聚灶；其余诸骨未见明显异常放射性分布。

检查意见：T9 胸椎呈显像剂摄取减低，结合 MRI，考虑肿物无成骨特性，恶性病变不除外，建议进一步行 ^{18}F-FDG PET/CT 检查；腰椎及多关节骨代谢增强灶考虑骨退行性改变可能性大。

^{18}F-FDG PET/CT 检查

患者于骨显像后行 ^{18}F-FDG PET/CT 检查（病例图 24-2）。影像所见：T9 ～ T11 椎旁不规则软组织肿块，包绕椎体左侧及前方，肿物向上累及左侧胸膜，向前推压胸主动脉、腹主动脉，但与血管分界尚清，FDG 摄取明显增高（SUV$_{max}$：25.7）；另见 T6 椎体、T9 椎体及左侧附件片状 FDG 摄取增高灶（SUV$_{max}$ 分别为 17.7 和 19.8），CT 示相应部位骨质密度不均匀，可见散在多发小点状高密度影及低密度灶，但骨皮质基本完整。根据影像特征，考虑淋巴瘤可能性大。

最终临床诊断

根据患者的 PET/CT 检查结果，对胸椎病灶进行穿刺活检。病理检查结果：非霍奇金淋巴瘤，B 细胞源性（弥漫性大 B 细胞淋巴瘤）。

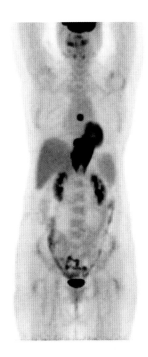
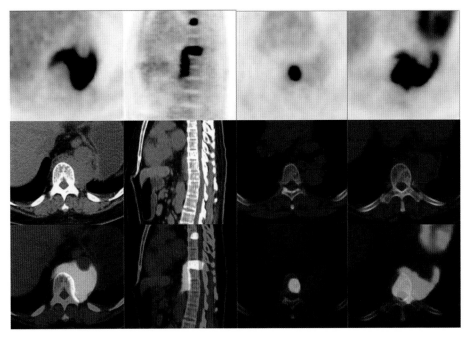

病例图 24-2 ^{18}F-FDG PET/CT 图像。

病例相关知识及解析

原发性骨淋巴瘤（primary lymphoma of bone，PLB）是一种临床较少见的结外淋巴瘤，占所有结外淋巴瘤的 3%～5%，分为非霍奇金淋巴瘤和霍奇金淋巴瘤，其最常见的病理类型为弥漫性大 B 细胞淋巴瘤。PLB 可发生于任何年龄，以中老年多见，发病高峰年龄在 50 岁左右，男性稍多于女性[1]。PLB 通常起病隐匿，多数患者仅有局部骨痛，疾病后期出现病理性骨折，一般全身症状不明显。PLB 可发生于骨骼任何部位，易累及富含红骨髓的区域，四肢长骨干骺端最常见，其次为骨盆和脊柱椎体。PLB 以单骨病变多见，也可为多骨病变。脊柱 PLB 好发于胸段，椎体发病率高于附件[1-2]。目前临床诊断 PLB 主要依据下列标准：①肿瘤首发部位在骨骼；②经组织病理学和免疫组织化学证实；③临床和影像学检查排除骨骼外其他部位存在淋巴瘤；④在确诊骨内病灶为淋巴瘤后 6 个月内未发现骨外有其他淋巴瘤病灶。

PLB 在 CT 检查中常可观察到以下表现：①骨质破坏，多为斑片状不规则的溶骨性骨质破坏，骨皮质呈"虫蚀样"或"穿凿样"缺损，骨髓质破坏明显而皮质破坏较轻；②软组织肿物，骨质破坏病灶周围出现范围较大的呈"围骨生长"的软组织肿物，这种与骨破坏区不匹配的明显软组织肿物是 PLB 的特征之一，其病理学基础是肿瘤组织在髓腔内广泛浸润生长诱导破骨活动，并沿哈弗斯管系统浸润穿透骨皮质，在骨皮质内形成横向细小的隧道，继而向周围的软组织浸润形成明显肿块；③骨质硬化，因瘤组织内血管丰富，可见局灶纤维化、透明变性及反应骨形成，可出现硬化性改变，表现为浸润性骨质破坏区内出现斑点状骨质硬化，或在溶骨性骨质破坏区周边出现硬化带；④骨膜反应相对较少，常伴有病理性骨折[2]。

由于淋巴瘤对放疗和化疗均较敏感，因此多数学者不主张外科治疗。骨淋巴瘤首选的治疗方法是放疗。国内研究显示，无论是放疗、化疗或与手术联合，均可取得较好的治疗效果，而核素显像不仅可用于骨外病灶的检出，还可用于治疗疗效的评估。有关全身骨显像在 PLB 诊断中的应用报道较少，一般认为表现为病灶放射性浓聚[1, 3]，但本例患者胸椎病变（T6、T9 椎体）却表现为放射性分布正常或放射性减低区，结合 ^{18}F-FDG PET/CT 可以观察到椎体破坏并被肿物占据，这表明 PLB

病灶在骨显像中所表现的显像剂摄取增高或减低可能与肿瘤细胞生长过程中所导致的骨质破坏或伴发的骨修复活跃程度相关，并不直接反映肿瘤细胞的活性，因此骨显像对 PLB 的诊断作用有限。目前 ^{18}F-FDG PET/CT 在淋巴瘤诊断中的作用已被临床认可，PET/CT 上 PLB 多表现为单 / 多发穿凿样骨质破坏伴 FDG 高摄取的软组织肿物[1]。[18]F-FDG PET/CT 可帮助确定有无骨外病灶、观察治疗后肿瘤活性受抑制情况等。

由于 PLB 的发病率相对较低，临床诊断中单骨发病者需与尤因肉瘤、恶性纤维组织细胞瘤等鉴别；多骨发病者需与转移瘤、骨髓瘤、骨结核等鉴别。当诊断困难时，可依靠 PET/CT 提示活检部位进行组织病理学检查，以达到最终临床诊断。

参考文献

[1] 骆磊，欧晓红，黄蕤，等 . 原发性骨淋巴瘤全身骨显像及 PET/CT 检查一例 . 中华核医学杂志，2011，31（6）：425-426.

[2] 于宝海，刘杰，钟志伟，等 . 骨原发性淋巴瘤影像分析 . 中华放射学杂志，2011，45（7）：653-656.

[3] O'Connor A R，Birchall J D，O'Connor S R，et al. The value of ^{99m}Tc-MDP bone scintigraphy in staging primary lymphoma of bone. Nucl Med Commun，2007，28（7）：529-531.

（陈津川）

IV. 代谢性骨病

病例 25 甲状旁腺功能亢进并发代谢性骨病

病史及检查目的

患者为 25 岁女性，因"右上臂肿胀 6 个月余，发现双侧肱骨病变 2 周"入院。患者于 6 个月前无明显原因出现右上臂肿胀，局部无明显肿物，无红肿热痛，未予诊治。2 周前轻微外伤后出现左上臂疼痛，伴活动受限，X 线检查发现右侧肱骨远端和左侧肱骨中段溶骨性骨质破坏伴病理性骨折（病例图 25-1）。为进一步除外骨骼恶性病变，行 ^{99m}Tc-MDP 全身骨显像检查（病例图 25-2）。

骨显像检查

方法及影像所见：静脉注射 ^{99m}Tc-MDP 4 h 后行全身前、后位平面显像。患者右上肢呈强迫体位。全身骨显像过度清晰，颅骨、肋骨、胸骨、骨盆及四肢长骨放射性摄取普遍增高，可见"黑颅征""领带征"，双肾影浅淡，呈"超级显像"征。此外，右侧肱骨近端及远端可见点片状放射性浓聚灶，左侧肱骨中上段形态失常，局部膨大变形，呈囊性、不均匀性放射性摄取增高。

检查意见：全身骨血运代谢弥漫性增强考虑甲状旁腺功能亢进所致代谢性骨病可能性大；双侧肱骨多发血运代谢异常灶符合棕色瘤表现；建议完善实验室检查，并行 ^{99m}Tc-MIBI 甲状旁腺显像寻找病变腺体。

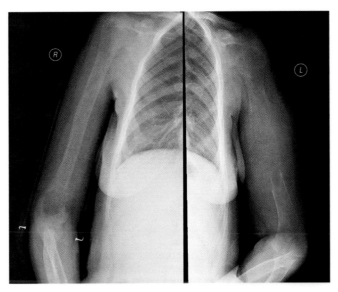

病例图 25-1　双侧肱骨 X 线检查。

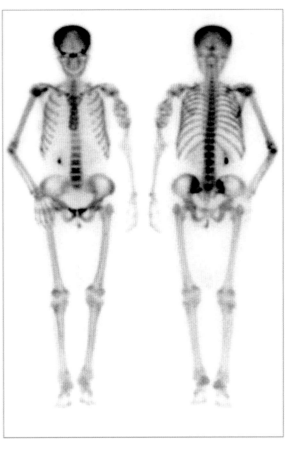

病例图 25-2　全身骨显像。

最终临床诊断

患者随后的实验室检查结果示：血清甲状旁腺激素（parathyroid hormone，PTH）765 pg/ml（参考值：15 ～ 88 pg/ml）；Ca^{2+} 2.9 mmol/L（参考值：2.1 ～ 2.8 mmol/L）；磷（P）0.69 mmol/L（参考值：0.8 ～ 1.45 mmol/L），临床诊断为原发性甲状旁腺功能亢进。为进一步定位病变腺体，行 ^{99m}Tc-MIBI 甲状旁腺显像，发现左叶甲状腺下极背侧有一低密度结节，呈 MIBI 高摄取表现，考虑为甲状旁腺腺瘤（病例图 24-3）。随后对该肿物行手术切除，术后病理证实为左下甲状旁腺腺瘤。

病例相关知识及解析

甲状旁腺功能亢进（hyperparathyroidism）是指由 PTH 分泌过多引起钙磷代谢紊乱所产生的综合征，临床上分为原发性、继发性和三发性甲状旁腺功能亢进。原发性甲状旁腺功能亢进是由甲状旁腺本身病变所致，最常见腺瘤（占 85%），其次为增生，极少为腺癌；继发性甲状旁腺功能亢进是由于长期低钙血症刺激甲状旁腺增生肥大，可见于肾功能不全和骨软化症；三发性甲状旁腺功能亢进是指在继发性甲状旁腺功能亢进的基础上，部分甲状旁腺组织自主性增生转变为腺瘤（此型临床少见）。

PTH 可作用于破骨细胞使其活性增高，引起骨质脱钙和溶解吸收，代以增生的纤维组织，骨溶解区不断扩大，形成囊状骨缺损，即纤维囊性骨炎。同时，因纤维组织变性并出血，囊内有陈旧出血而呈棕色，故又称棕色瘤。疾病早期 CT 可见骨质疏松，棕色瘤是疾病的晚期表现，多见于长骨和髂骨、颌骨、肋骨及肩胛骨等，表现为单发或多发囊状骨缺损，边缘无硬化，较大者可有明显膨胀，部分呈多房样改变。

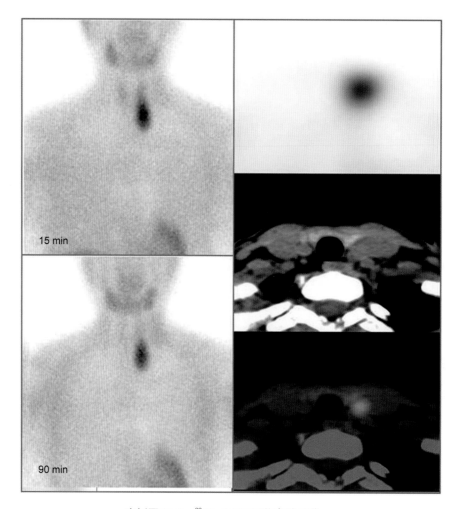

病例图 25-3　^{99m}Tc-MIBI 甲状旁腺显像。

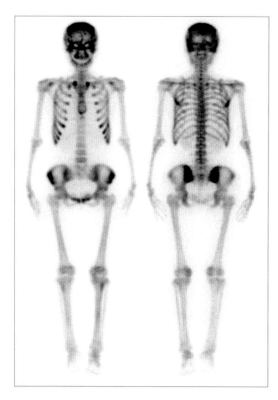

病例图 25-4　典型代谢性骨病的骨显像表现。

甲状旁腺功能亢进均由于 PTH 分泌过多，使骨吸收增加并伴有成骨活性增高，而这种变化可通过骨显像显示，其典型表现包括：全身骨骼对显像剂的摄取普遍增高，骨与软组织的对比增强，尤其是颅骨、下颌骨、胸骨、肋骨、中轴骨和四肢长骨，通常为对称性显像剂摄取增加，双肾影浅淡或不显影，呈"超级骨显像"征（病例图 25-4）。颅骨的显像剂高摄取可表现为"黑颅征"，下颌骨表现为"黑须征"，胸骨表现为"领带征"，肋软骨表现为"串珠样"改变。若合并纤维囊性骨炎（又称棕色瘤）、高钙血症导致肺、胃黏膜和软组织异位钙化及严重骨质疏松发生骨折时，相应部位还可见异常显像剂摄取增高灶[1]。

本例患者以双上肢疼痛为主要临床表现，常规影像检查提示原发性骨肿瘤或肿瘤样病变可能，而骨显像检查将诊断进一步指向了代谢性骨病，并被随后追加的血清 PTH、Ca^{2+}、P 检测结果所证实，说明骨显像对于不明原因骨痛患者的病因鉴别具有重要的临床意义。此外，由于骨显像显示的代谢性骨病征象往往与血清 PTH 水平及甲状旁腺病变体积相关[2]，因此在甲状旁腺功能亢进性代谢性骨病的诊断中，骨显像与 99mTc-MIBI 甲状旁腺显像联合应用可为临床诊断及治疗提供更加有力的证据。

参考文献

［1］朱瑞森，罗琼，陆汉魁，等.代谢性骨病骨显像特点探讨.核技术，2009，32（12）：947-951.
［2］Zhao Y，Wang Q. Bone uptake of Tc-99m MIBI in patients with hyperparathyroidism. Ann Nucl Med，2014，28（4）：349-355.

（龚成鹏 黄代娟 曹国祥 曹卫 兰晓莉）

病例 26　肺性肥大性骨关节病

病史及检查目的

患者为 48 岁男性，因"咳嗽、咳痰伴盗汗 2 个月"就诊。胸部 CT 检查发现右肺上叶一直径约 10 cm 的肿物，肿物堵塞上叶支气管，右上肺不张，考虑右肺癌可能性大，准备行肿物手术切除。实验室检查：神经元特异性烯醇化酶（neuron specific enolase，NSE）16.8 ng/ml（参考值：0 ～ 15.2 ng/ml）；结核抗体（－）。术前为进一步除外肺癌骨转移，行全身骨显像检查（病例图 26-1）。

骨显像检查

方法及影像所见：静脉注射 99mTc-MDP 4 h 后行全身前、后位骨显像。全身骨骼显影清晰，颅骨、脊柱、骨盆、胸骨及双侧肋骨放射性分布基本均匀；四肢骨放射性摄取普遍增强，以双侧肱骨及胫骨骨皮质为著，呈"双轨征"表现；其余部位未见明显局灶性异常显像剂摄取。

检查意见：全身骨显像未见明确骨转移征象；四肢骨皮质区血运代谢增强，考虑肺性肥大性骨关节病。

最终临床诊断及随访

患者随后行右肺上叶切除术＋淋巴结清扫术。术后病理：鳞状细胞癌伴神经内分泌分化、多中心坏死、支气管周围淋巴结可见转移癌（1/13），呈中低分化。病理分期：$T_{2b}N_1M_0$，Ⅱb 期。患者于手术后行 5 个疗程化疗，术后 6 个月复查全身骨显像见双下肢骨皮质异常放射性浓聚消失（病例图 26-2）。

病例相关知识及解析

肥大性骨关节病（hypertrophic osteoarthropathy，HOA）是一种由其他疾病导致的全身性骨骼、关节及软组织异常的综合征，包括：①骨膜下新生骨生成，主要见于远端肢体长骨；②关节及关节周围组织对称性炎性改变，主要见于踝、膝、腕、肘；③肢体远端 1/3 皮下软组织增厚。HOA 包括原发性和继发性两种类型。原发性 HOA 又称原发性厚皮性骨膜增生症，临床罕见，为常染色体显性遗传病，约 1/3 有家族史，好发于年轻人，男性明显多于女性。继发性 HOA 占 95% 以上，多见于老年人，可继发于肺癌、肺或胸膜慢性炎症及心血管疾病等，其确切发病机制尚不清楚，可能与迷走神经刺激及肿瘤所

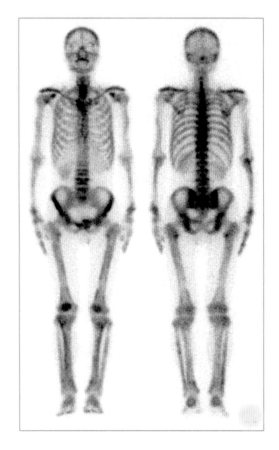

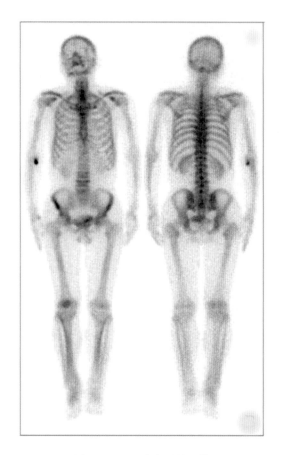

病例图 26-1　术前骨显像。　　　　　　　　　　病例图 26-2　治疗后骨显像。

产生的内分泌物质（雌激素、促肾上腺皮质激素、生长素）等因素有关[1]。

　　肺部疾病引起的继发性 HOA 又称肺性肥大性骨关节病（hypertrophic pulmonary osteoarthropathy，HPO）。据统计，4%～5% 的肺癌患者（包括原发性肺癌和其他肿瘤的肺转移）可继发 HPO，而 90% 的 HPO 继发于胸腔内恶性肿瘤，其中 80% 见于肺癌，10% 见于胸膜恶性肿瘤[2]。几乎所有病理类型的肺癌都可以继发 HPO，但肺腺癌和肺小细胞癌最为常见。HPO 的发病与肺部疾病的良恶性无关，与疾病的病程发展有关。其病理改变起初为骨膜轻度炎症反应，血管结缔组织增生，之后新骨质呈簇状增生伴溶骨过程引起骨质重塑，最终长骨骨皮质外骨质聚集形成新骨。主要累及肢体骨骨皮质，呈弥漫、对称性分布，以骨干远端更为明显，骨皮质和骨髓腔通常不受累，很少累及脊柱。患者可表现为双侧远端肢体轻度红肿，沿长骨骨干有深部压痛或烧灼感，受累关节僵硬、肿胀及疼痛，可伴有杵状指（趾），但部分患者不明显。

　　HPO 的骨显像典型表现为四肢长骨出现沿皮质弥漫分布的对称性显像剂摄取增高（以尺骨、桡骨、胫骨、腓骨为著），尤以下肢骨皮质为著，呈现"双条征（double strip sign）"[1]，有时可表现为沿四肢长骨骨皮质不均匀分布的放射性浓聚灶，一般不累及中轴骨。这种骨显像的阳性表现反映了疾病活动期病变部位骨膜炎症反应所导致的血流量增加和成骨反应增强，通常早于 X 线片上显示的改变。对于已确诊或疑诊肺癌的患者出现骨痛症状时，进行骨显像检查的主要目的是除外骨转移，而当骨显像发现上述沿四肢长骨弥漫分布的显像剂摄取增高时，应注意鉴别以下疾病：①转移性骨肿瘤，通常表现多发、不规则的放射性浓聚灶，以中轴骨常见；②其他代谢性骨病，由甲状旁腺功能亢进、肾性骨病、骨软化症等引起的代谢性骨病，多表现为全身骨骼显影普遍增浓（呈"超级骨影像"），并可伴有"黑颅征""领带征"、串珠肋、假骨折影、四肢骨和关节放射性浓聚明显及骨外异位显像剂摄取等，但不同病因所致的代谢性骨病的骨显像表现有一定差异。值得注意的是，HPO 引起的骨痛及骨显像中的阳性表现均可在肿瘤切除后的 1～3 个月内消失，若肺部肿瘤复发，HPO 的表现亦可随之重现。因此，全身骨显像不仅可用于骨痛的鉴别诊断，还可用于肺癌治疗疗效的判断。本例患者肺癌诊断明确，骨显像中双侧股骨及胫骨出现"双轨征"，且在治疗后消失，是典型的 HPO 病例。

^{18}F-FDG PET/CT 被用于肿瘤诊断时亦可检出 HPO，但目前仅有相关个案报道[2-3]。当 PET/CT 进行包括双足在内的全身图像采集时，HPO 患者的四肢长骨可表现出与骨显像中沿四肢长骨骨皮质分布的 FDG 摄取增高类似的表现，但这种骨膜炎症反应所致的 FDG 摄取增高多表现为轻-中度，同机 CT 也可显示出长骨广泛的不规则双侧骨膜新骨形成（病例图 26-3）。

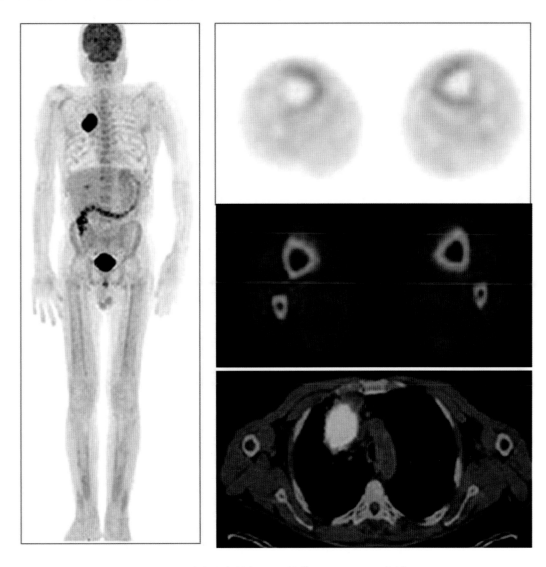

病例图 26-3　肺癌患者并发 HPO 的 ^{18}F-FDG PET/CT 图像。

参考文献

［1］Mito K，Maruyama R，Uenishi Y，et al. Hypertrophic pulmonary osteoarthropathy associated with non-small cell lung cancer demonstrated growth hormone-releasing hormone by immunohistochemical analysis. Intern Med，2001，40（6）：532-535.

［2］Makis W，Abikhzer G，Rush C. Hypertrophic pulmonary osteoarthropathy diagnosed by FDG PET-CT in a patient with lung adenocarcinoma. Clin Nucl Med，2009，34（9）：625-627.

[3] Cengiz A，Eren M Ş，Polatli M，et al. Hypertrophic pulmonary osteoarthropathy on bone scintigraphy and ¹⁸F-fluorodeoxyglucose positron emission tomography/computed tomography in a patient with lung adenocarcinoma. Indian J Nucl Med，2015，30（3）：251-253.

（张丽　文哲　童冠圣）

病例 27 骨质疏松性骨折

病史及检查目的

患者为 48 岁男性，主因"腰部疼痛 5 个月，左下肢疼痛伴乏力 4 个月"就诊。患者 5 个月前无明显诱因出现腰背部疼痛，后逐渐出现左下肢疼痛、乏力，就诊于当地医院行 MRI 提示 L1 椎体压缩性骨折，予对症治疗，无明显缓解。2 个月前症状加重伴排尿、排便困难，为进一步治疗就诊于我院。患者 2 年前诊断溃疡性结肠炎，长期糖皮质激素治疗。否认近期外伤。实验室检查无特殊发现。为进一步除外骨骼恶性病变，行 ^{99m}Tc-MDP 骨显像检查（病例图 27-1）。

骨显像检查

影像所见：全身前、后位平面骨显像示全身骨骼显影清晰，双侧肋骨可见多发点状或与肋骨走行相垂直的短条状放射性浓聚灶；脊柱放射性分布不均匀，L1、L3 及 L4 椎体可见"一"字形放射性浓聚灶；双侧骶髂关节放射性摄取增高，与骶骨的横行线状放射性浓聚灶形成"H"形改变；双肩、肘、腕及右踝关节放射性摄取增高；其余诸骨未见明显异常放射性分布。

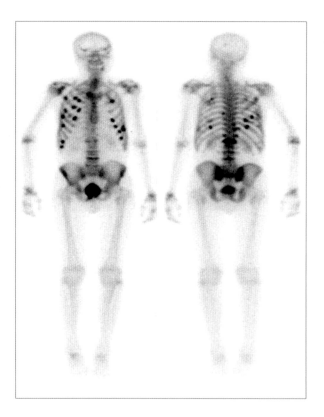

病例图 27-1　全身骨显像。

骨骼系统疾病核素显像临床应用

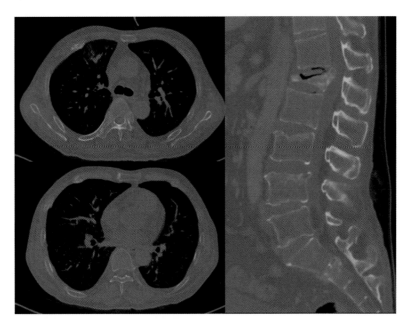

病例图 27-2　胸部及腰椎 CT。

检查意见：肋骨、腰椎及骶骨多发骨血运代谢增强灶，结合患者病史考虑骨质疏松所致骨折可能性大；多关节放射性浓聚考虑为炎性病变。

最终临床诊断

随后患者行双能 X 线骨密度测定，结果示腰椎、髋关节及前臂 T 值分别为－3.0、－2.8 和－3.5。患者行胸部及腰椎 CT 检查（病例图 27-2），见多发肋骨骨折、L1 椎体压缩性骨折，L3、L4 上缘见许莫氏结节，S2 椎体局部骨皮质不连续。最终临床诊断为严重骨质疏松症，并行腰椎骨折切开复位和椎管减压内固定术，术后患者症状明显好转。

病例相关知识及解析

骨质疏松症（osteoporosis，OP）是一种骨矿物质和无机质同比例减少及骨微细结构破坏导致骨脆性增高和骨折风险增加的全身性骨病。OP 分为原发性和继发性两大类，原发性 OP 包括绝经后骨质疏松症（Ⅰ型）、老年骨质疏松症（Ⅱ型）和特发性骨质疏松症（包括青少年型），而继发性 OP 是指由任何影响骨代谢的疾病和（或）药物及其他明确病因导致的 OP。流行病学调查显示，我国 50 岁以上人群的女性 OP 患病率为 20.7%，男性为 14.4%，且 60 岁以上人群的 OP 患病率明显升高[1]。OP 早期常无明显症状，被认为是一种"静悄悄"发生的代谢性骨病，但随着病情的进展，骨量不断丢失、骨微结构破坏，患者会出现骨痛、脊柱变形，甚至发生骨质疏松性骨折，影响生活质量。目前 OP 的诊断标准是基于采用双能 X 线吸收法进行的骨密度测量，参照 WHO 推荐的诊断标准：骨密度值低于同性别、同种族健康成人骨峰值≤1 个标准差为正常（T 值≤－1.0）；降低 1～2.5 个标准差为骨量减低（－2.5＜T 值＜－1.0）；降低≥2.5 个标准差为 OP（T 值≤－2.5）；骨密度降低程度符合 OP 诊断标准的同时伴有 1 处或多处脆性骨折为严重 OP[2]。

骨折是 OP 的严重结果，若骨折发生于髋部、椎体，可使致残率和死亡率升高。然而，实际临床中一些隐匿发生于其他部位的细小骨折会因缺乏特异性临床表现而常被漏诊或与骨骼恶性病变相混淆，尤其是患者以不明原因骨痛为表现时。核素骨显像常被用于骨痛患者的病因诊断。临床研究发现[3]，在骨显像检查阳性的患者中，约 5% 为骨质疏松性骨折所致，这表明骨显像可用于隐匿性骨质疏松性骨折的检出，同时也提示了解骨质疏松性骨折的骨显像特征对鉴别其他骨骼疾病非常重要。骨质疏松性骨折在骨显像中通常具有以下表现：全身骨骼显像剂摄取普遍减低（多见于 OP）；发生于肋骨、四肢骨、耻骨等处的骨折病灶呈点状或与骨骼走行垂直的条状放射性浓聚灶，椎体骨折呈"一"字形改变，骶骨骨折可见"H"形改变；病变无膨胀性生长或沿骨骼走行分布的特征。此外，结合其他影像检查可见病灶部位骨折线和（或）骨痂形成，无占位征象（病例图 27-3）。

本例患者虽非老年人，但因溃疡性结肠炎长期口服糖皮质激素，成为 OP 的危险因素，其全身骨显像集肋骨、椎体及骶骨骨折的典型征象于一身，应考虑严重骨质疏松性骨折。需要强调的是，无论是对于原发性 OP 还是继发性 OP，骨显像诊断骨折必须先排除转移性骨肿瘤和多发性骨髓瘤（MM）：①骨质疏松性骨折与转移性骨肿瘤的鉴别应结合患者的病史及其他影像学检查（转移瘤的 CT 表现为溶骨、成骨或混合型骨质破坏及软组织密度影），且转移瘤的异常放射性浓聚灶常具有沿骨骼走行分布并伴有膨胀性生长的特征。②骨质疏松性骨折与 MM 鉴别诊断时，单纯依靠全身平面骨显像往往鉴别困难，此时需进一步观察 CT 影像，MM 患者多可发现全身骨（尤其是脊柱和颅骨）多发、穿凿样溶骨性骨质破坏，同时患者可出现高钙血症、肾功能损伤、贫血、血和尿 M 蛋白阳性；进一步行骨髓穿刺活检可见克隆性浆细胞比例增高。

需要注意的是，对于有肿瘤病史且接受早期治疗的高龄患者，治疗过程中使用影响骨代谢的药物（如甲氨蝶呤、异环磷酰胺、糖皮质激素、内分泌治疗药物等）或术后并发营养不良和吸收障碍均可导致骨矿物质含量减低和骨折风险的增加，当骨显像检查出现非典型转移性骨肿瘤病灶需要与骨折进行鉴别时，应及时加做局部 SPECT/CT 或行相应部位的单纯 CT 图像采集。通过骨显像正确识别骨质疏松性骨折，不仅对骨痛患者的病因诊断有帮助，对进一步治疗方案的选择也具有重要的临床意义。

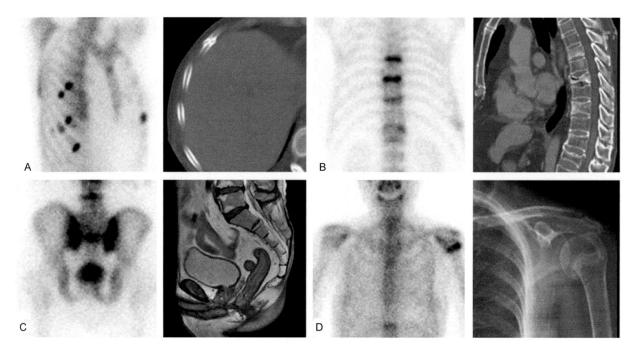

病例图 27-3 骨质疏松性骨折患者的骨显像特征及其相应 CT、MRI 或 X 线影像表现。A. 肋骨骨质疏松性骨折；B. 椎体骨质疏松性骨折；C. 骶骨骨质疏松性骨折；D. 肱骨骨质疏松性骨折。

参考文献

[1] 中华医学会骨质疏松和骨矿盐疾病分会.原发性骨质疏松症诊疗指南（2017）.中华骨质疏松和骨矿盐疾病杂志，2017，10（5）：413-444.

[2] Kanis J A. Assessment of fracture risk and its application to screening for postmenopausal osteoporosis: synopsis of a WHO report. Osteoporos Int，1994，4（6）：368-381.

[3] 梁春蕊，王茜，赵赟赟，等.骨质疏松性骨折与骨转移瘤的骨显像鉴别诊断.中国骨质疏松杂志，2021，27（2）：248-251.

（赵赟赟）

病例 28　妊娠哺乳相关骨质疏松症

病史及检查目的

患者为 33 岁女性，主因"产后 6 个月，胸背部疼痛 1 个月"就诊。患者 7 年前曾于哺乳期出现胸背部疼痛，未予诊治，1 年后自行好转。6 个月前再次顺产分娩，目前正值哺乳期，未规律补钙及维生素 D。实验室检查：Ca^{2+} 2.0 mmol/L（参考值：2.20 ～ 2.65 mmol/L），P、血肌酐（serum creatinine，SCr）及血尿素氮（blood urea nitrogen，BUN）正常；血常规、全段甲状旁腺激素（iPTH）、肿瘤标志物（CEA、CA12-5、CA15-3、CA19-9、AFP、CYFRA21-1）、血和尿 M 蛋白均阴性；骨髓穿刺活检未见明显异常。为除外恶性病变，行 ^{18}F-FDG PET/CT 检查（病例图 28-1）。

^{18}F-FDG PET/CT 检查

影像所见：PET/CT 见双侧乳腺形态饱满，FDG 摄取弥漫性增高（SUV_{max}：5.8），腺体丰富致密（平扫 CT 值为 31 ～ 61 Hu），未见明确占位性病变；脊柱椎体骨质密度普遍减低，骨小梁结构稀疏；

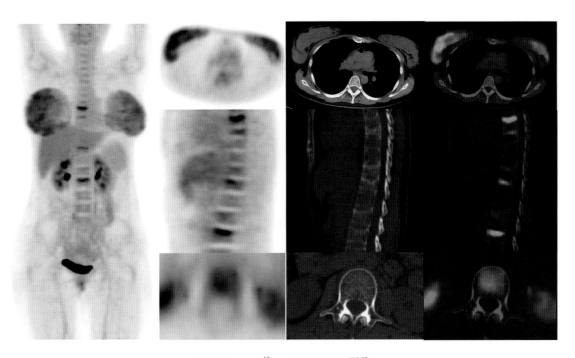

病例图 28-1　^{18}F-FDG PET/CT 图像。

T6、T7、T11、L2 椎体上缘可见横行条状 FDG 摄取增高灶（呈"一"字形改变），以 T7 为著（SUV_{max}: 3.6～6.5），其相应部位 CT 见椎体呈楔形变，局部骨质密度增高，椎间隙未见变窄。全身其他部位未见明显异常结构改变或 FDG 摄取。

检查意见：全身未见恶性病变征象；双侧乳腺弥漫性 FDG 摄取增高为哺乳期改变；多个椎体 FDG 代谢增高伴楔形变考虑为妊娠哺乳相关骨质疏松性骨折。

最终临床诊断及随访

临床诊断为妊娠哺乳相关骨质疏松症，在规律补钙及维生素 D 治疗后，患者症状好转。

病例相关知识及解析

妊娠哺乳相关骨质疏松症（pregnancy and lactation associated osteoporosis，PLO）是一种少见的发生于绝经前女性的严重骨质疏松症，由 Nordin 于 1955 年首次报道，是指妊娠晚期至产后 18 个月内诊断的骨质疏松症，主要包括妊娠期特发性短暂髋骨骨质疏松、产后脊柱骨质疏松、哺乳相关骨质疏松、肝素诱导的骨质疏松及长期静脉注射硫酸镁所致的骨质疏松。2009 版《中国人群骨质疏松症防治手册》将 PLO 归类于特发性骨质疏松症。与其他类型的骨质疏松症相比，PLO 较为罕见，至今全球报道的 PLO 仅百余例，国内详细报道不足 10 例。

正常妊娠期间，胚胎约需 30 g 钙用于骨骼合成，妊娠晚期母体每日需要向胎儿提供 100～150 mg/kg 钙，产前 6 周每日需提供 300～500 mg 钙。目前有关 PLO 的发病机制尚未完全清楚，但可能与下列因素有关：①钙及维生素 D 摄入不足；②哺乳加重钙丢失；③妊娠晚期游离皮质醇增加影响肠道钙吸收；④钙缺乏及吸收不良导致 PTH、碱性磷酸酶明显增高；⑤妊娠晚期孕妇乳腺和胎盘分泌甲状旁腺激素相关蛋白（parathyroid hormone-related protein，PTHrP）达到高峰，可产生类似 PTH 的生物学效应；⑥分娩后及哺乳期催乳素（prolactin，PRL）水平升高，低雌激素状态使骨细胞对 PTH 的敏感性增加；⑦妊娠晚期胎头入盆压迫闭孔神经造成局部骨质营养神经障碍等。此外，PLO 具有明显的易感因素和家族史，低体重和骨质疏松症家族史与该病密切相关，妊娠前已有骨量减少或骨质疏松症者发展或加重成为 PLO 的可能性增大。PLO 患者的妊娠期骨量丢失主要累及髋骨，哺乳期则主要累及脊椎，其余部位受累相对较轻。临床主要表现为妊娠晚期或产后早期出现腰背部、髋部疼痛及活动障碍，严重时可发生多个椎体压缩性骨折，甚至出现身高缩短，致残率较高。目前关于 PLO 的治疗证据有限，普遍认为断奶后 6～12 个月母体骨密度和骨强度可恢复至正常水平。因此，治疗时应权衡潜在获益和可能发生的风险。目前的治疗方法主要是在停止哺乳、避免负重的基础上补充钙剂、维生素 D，可应用降钙素、口服或静脉注射双膦酸盐治疗，必要时可行椎体成形术[1-3]。

对于骨骼多发性放射性浓聚灶，应首先考虑除外恶性病变。本例患者无肿瘤病史且多项肿瘤标志物测定均为阴性，PET/CT 亦未发现提示原发灶的肿瘤病变，而椎体病变除压缩性骨折表现外，未见肿瘤侵袭所致的骨破坏及软组织肿物，故转移性骨肿瘤的可能性小；血液系统恶性肿瘤（如多发性骨髓瘤）也易发生椎体压缩性骨折，但通常可见椎体或颅骨虫蚀样骨质破坏，且患者多伴有贫血、肾功能损伤、血钙升高、血和尿 M 蛋白阳性，该患者均无上述发现，且骨髓穿刺检查亦未见异常。此外，在鉴别诊断过程中，多发骨结核等良性病变也应予以考虑，但骨结核累及椎体时一般表现为相邻椎体受累，椎体相对缘骨质破坏、椎间盘变窄消失、椎旁冷脓肿形成，骨破坏区可见死骨，患者可有其他部位结核病史，纯蛋白衍化物（purified protein derivative，PPD）或 T-SPOT 试验阳性。本例患者为哺乳期女性，哺乳期间未规律补充钙及维生素 D，近 1 个月出现胸背部疼痛，且既往哺乳期曾有过类似症状，未治疗好转，实验室检查显示血钙降低，PET/CT 中除哺乳期乳腺生理性改变外，还发现骨质疏松及多椎体压缩性骨折，这些征象均支持 PLO 继发多椎体压缩性骨折的诊断。

参考文献

［1］张敏，陈景言，李斌，等.妊娠哺乳相关骨质疏松症 1 例分析及文献回顾.中国骨质疏松杂志，2016，22（6）：727-730.

［2］Kovacs C S, Ralston S H. Presentation and management of osteoporosis presenting in association with pregnancy or lactation. Osteoporos Int，2015，26（9）：2223-2241.

［3］Chen J, Wang Q, Qiu L. ^{18}F-FDG PET/CT in a patient with pregnancy and lactation-associated osteoporosis. Clin Nucl Med，2018，43（10）：742-743.

（陈津川）

病例 29　库欣综合征继发骨质疏松性骨折

病史及检查目的

患者为 31 岁女性。主因"右肾上腺皮质腺瘤切除术后 2 年，持续性腰背疼痛伴腰椎多发椎体压缩性骨折"就诊，实验室检查发现 K^+ 和 Ca^{2+} 降低，P 正常，ALP 升高；血清皮质醇（08：00）351.4 ng/ml（参考值：72.6 ～ 322.8 ng/ml），血促肾上腺皮质激素（adrenocorticotropic hormone，ACTH）1.5 pg/ml（参考值：6.0 ～ 40 pg/ml），低剂量及高剂量地塞米松试验未见抑制，肾素、醛固酮、PTH 及肿瘤标志物未见异常；腹部 CT 检查发现右侧肾上腺占位性病变（病例图 29-1）；垂体 MRI 未见异常。临床诊断为库欣综合征，并考虑右侧肾上腺皮质腺瘤可能。随后患者行右侧肾上腺肿瘤切除术，术后病理诊断右侧肾上腺皮质腺瘤。患者于术后仍感腰背部钝痛，近期复查发现：血 Ca^{2+} 2.09 mmol/L（参考值：2.11 ～ 2.52 mmol/L），余实验室检查均未见异常；骨盆 CT 提示骨密度减低；胸腰椎 MRI 提示骨质疏松症伴多发椎体压缩性骨折；予以补钙及抗骨质疏松症治疗后疼痛部分好转。为进一步协助骨痛病因诊断，行骨显像检查。

骨显像检查

方法及影像所见：静脉注射 25 mCi ^{99m}Tc-MDP 4 h 后行全身前、后位平面显像及局部 SPECT/CT 断层显像（病例图 29-2）。结果示全身骨骼显像清晰，双侧肋软骨交界处见多发、对称性分布的点状放射性浓聚灶，左侧第 11 后肋和左侧耻骨可见点状放射性浓聚灶；脊柱多椎体见"线样"放射性浓聚灶，

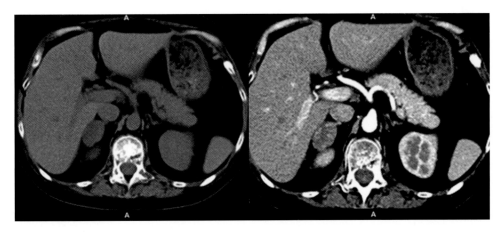

病例图 29-1　腹部 CT 图像。右侧肾上腺区见一大小为 3.4 cm×2.4 cm、边界清楚的类圆形软组织肿物，密度不均，增强扫描明显不均匀强化。

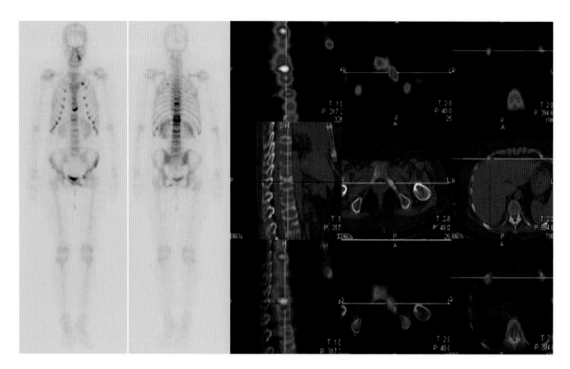

病例图 29-2 全身骨显像与局部 SPECT/CT。

呈"一"字形改变。加做局部 SPECT/CT 后，可见肋骨和耻骨放射性浓聚灶处有低密度骨折线及高密度骨痂形成；椎体放射性浓聚灶处可见楔形变，其余诸骨放射性分布未见明显异常。

检查意见：全身骨显像未见明确恶性病变征象；全身骨多发血运代谢增强灶，结合病史考虑库欣综合征继发骨质疏松性骨折。

病例相关知识及解析

库欣综合征（Cushing syndrome）又称皮质醇增多症，是内源性或外源性糖皮质激素过量导致的综合征，主要表现为满月脸、多血质外貌、向心性肥胖、痤疮、紫纹、高血压、继发性糖尿病和骨质疏松症等。其患病率为（390 ~ 790）/10 000 000，平均诊断年龄为 41.4 岁，男女比例为 1∶3。内源性库欣综合征可分为 ACTH 依赖性（垂体来源库欣病或异位 ACTH 综合征）和非 ACTH 依赖性（由肾上腺病变所致），其中原发性肾上腺腺瘤或肾上腺癌占内源性库欣综合征病因的 20%。库欣综合征也是继发性骨质疏松症的病因之一。库欣综合征患者骨质疏松症的发生率为 30% ~ 65%，并由此导致脆性骨折的发生风险增加，骨折发生率可高达 30% ~ 50%，以胸腰椎压缩性骨折和肋骨骨折最为常见[1]。库欣综合征引起骨代谢异常的机制是多方面的。首先，糖皮质激素可抑制成骨细胞的增殖和分裂，诱导细胞凋亡，同时增强破骨细胞活性；其次，骨钙蛋白、ALP 及 Ⅰ 型胶原蛋白等是骨骼中十分重要的有机成分，过量的糖皮质激素可显著降低这些物质的活性；再次，过量的皮质激素也会抑制生长激素、促性腺激素和胰岛素样生长因子等促合成代谢类激素的分泌；最后，高皮质醇状态会抑制小肠和肾小管对钙的重吸收，增加尿钙排出，诱发低钙血症及甲状旁腺功能亢进，减少钙在骨髓的沉积。但是，糖皮质激素导致的骨质疏松症与原发性甲状旁腺功能亢进导致的骨质疏松症不同，前者对松质骨的影响更大，骨代谢呈低转换状态，反映骨吸收与形成的生化指标多正常或降低；后者对皮质骨影响更大，骨代谢呈高转换状态，反映骨吸收与形成的生化指标多升高。

本例患者展示了继发于库欣综合征的骨质疏松性骨折影像表现，即骨显像表现肋骨点状放射性浓聚灶、椎体"一"字形改变等征象，CT 见骨质密度减低及多部位骨痂形成，结合患者的临床症状、实验室检查及 CT 表现可明确骨质疏松性骨折来源于库欣综合征，而导致库欣综合征的病因是既往右侧肾上腺皮质分泌大量皮质醇的腺瘤。在去除病因并联合应用抗骨质疏松药物治疗后，库欣综合征导致的骨质疏松症通常是可逆的[2]，因此采用影像检查手段辅助尽早查明病因可使患者获得较好的预后。

参考文献

[1] 吴木潮，张少玲，严励，等 . 库欣综合征患者小剂量与大剂量地塞米松抑制试验之间的关系 . 中华内分泌代谢杂志，2010，26（8）：643-645.

[2] 李巧，姚军，吴红花，等 . 库欣综合征合并骨质疏松症患者的临床特点及骨密度相关因素分析 . 中国骨质疏松杂志，2018，24（8）：1034-1039，1048.

（徐燕　胡涛）

病例 30　阿德福韦酯相关性骨软化症

病史及检查目的

患者为 63 岁女性。因"腰腿部疼痛 11 个月，加重伴不能行走 1 个月"就诊。11 个月前患者无明显诱因出现腰腿部疼痛，疼痛症状具有卧位缓解，坐位及站立位时加重的倾向，并逐渐加重。近 1 个月来全身疼痛加重，不能行走。患者自述乙型肝炎表面抗原阳性 43 年，近 6 年来一直服用阿德福韦酯，4 年前车祸后发现右肋部"骨裂"。入院后行实验室检查：ALP 267 IU/L（参考值：40 ～ 150 IU/L）；肝、肾功能未见异常；Ca^{2+} 2.37 mmol/L（参考值：2.2 ～ 2.55 mmol/L），P 0.66 mmol/L（参考值：0.81 ～ 1.65 mmol/L）。为了解全身有无骨病变，行全身骨显像检查（病例图 30-1）。

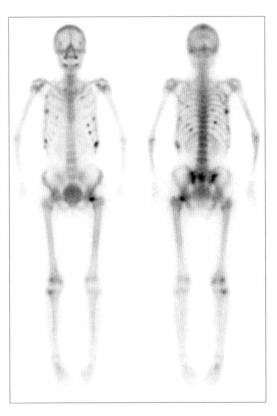

病例图 30-1　全身骨显像。

骨显像检查

影像所见：全身前、后位平面像显示骨骼显影过度清晰，颅骨、脊柱及四肢长骨骨皮质显像剂摄取普遍增高；双侧肋骨可见散在分布的多发点状放射性浓聚灶；左侧股骨颈可见一点状放射性浓聚灶；双侧骶髂关节及双侧膝关节放射性分布不均匀增高。双肾显影浅淡。

检查意见：全身骨显像符合代谢性骨病伴多发机能不全性骨折表现，结合病史考虑为药物相关性骨软化症。

最终临床诊断及随访

结合患者病史及相关检查，临床除外了其他原因所致骨软化可能，最终诊断为阿德福韦酯相关性骨软化症。给予停用阿德福韦酯、补充磷制剂治疗后患者症状缓解出院。

病例相关知识及解析

骨软化症（osteomalacia）是指新形成的骨基质不能正常矿化的代谢性骨病，发生在婴幼儿和儿童时被称为佝偻病，发生于成人被称为骨软化症。骨软化症患者由于骨样组织钙化不足，骨硬度不足，易弯曲变形，临床主要表现为骨骼疼痛、畸形、肌无力、活动障碍、儿童身材矮小、成人身高缩短，X线检查可见骨密度减低，椎体双凹变形及"假骨折"，其中"假骨折"对骨软化症具有诊断意义。假骨折线又称"looser zone"，实际上是一个带状骨质吸收区，表现为部分或全部贯穿骨骼的宽约0.5 cm的透光线，常累及骨皮质并与骨皮质垂直，且多为两侧对称存在（病例图30-2）。

骨软化症根据病因可分为维生素D缺乏性、肾小管酸中毒性、低磷性等。其中低磷性骨软化症属少见病因类型，此型又分为遗传性、药物性、肿瘤性和散发性。本例患者属药物性低磷性骨软化症，因为骨显像检查可见骨软化征象（颅骨、脊柱及四肢长骨骨皮质显像剂摄取普遍增高伴有肋骨、股骨多发点状放射性浓聚灶），实验室检查提示低磷血症。患者有长期阿德福韦酯药物服用史，这进一步提示骨软化症与阿德福韦酯相关。

阿德福韦酯最早用于治疗人类免疫缺陷病毒（human immunodeficiency virus，HIV）感染，目前多用于慢性乙型肝炎的长期治疗。该药物主要以原型从尿中排出，部分自肾小管分泌，主要作用于近曲小管。近曲小管细胞基底外侧膜上的人肾脏有机阴离子转运蛋白可以主动摄取血液中的阿德福韦酯，将其转至肾小管细胞内，再由多药耐药蛋白将进入细胞内的阿德福韦酯从近曲小管细胞的顶侧面（刷状缘）主动分泌到近曲小管的尿液中并从体内排出。当阿德福韦酯剂量过高或药物转运蛋白功能异常时，即可导致近曲小管细胞内的药物浓度升高，造成细胞内线粒体损害，肾小

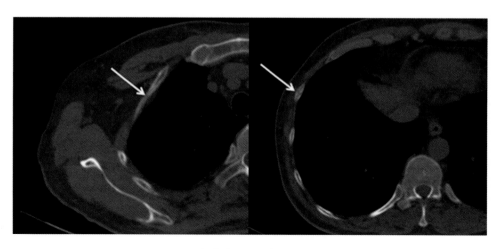

病例图30-2 骨软化症CT影像。"假骨折"表现。

管功能障碍。肾近曲小管功能障碍时，对磷的重吸收减少，可导致低磷血症。研究证明阿德福韦酯的肾毒性作用表现为血清肌酐逐步升高伴有血清磷降低，临床也有阿德福韦酯相关低磷性骨软化症的病例报道。

阿德福韦酯所致骨软化症早期无特异性表现，常以多发性骨痛或肌无力为初发症状，通常很难与服用阿德福韦酯相关联，部分患者可能被诊断为骨质疏松症、脊柱炎、关节炎等。一旦阿德福韦酯相关骨软化症被确诊，通过停药或更换其他药物并补充磷制剂，大多数患者的临床症状及血清生化指标可逐渐恢复。然而，许多早期患者因未及时停药可导致损害持续加重，直至出现严重骨折。由此可见，正确的诊断和及时的治疗对于控制疾病的发展具有重要意义。

在骨显像的鉴别诊断方面，骨软化症首先需与原发性骨质疏松症相鉴别。二者临床症状相似，但发病机制不同，原发性骨质疏松症的病理机制为骨基质和骨矿物质均减少，骨吸收大于骨形成；而骨软化症则由骨矿化障碍引起，骨矿物质减少，骨基质正常，因此在 X 线检查中骨软化症呈"假骨折"表现，而骨质疏松症为真性骨折。单纯骨显像不易鉴别二者，但当患者出现类似甲状旁腺功能亢进性代谢性骨病表现时，对骨软化症的诊断有一定提示作用。结合相关实验室检查资料对于骨软化症与原发性骨质疏松症的鉴别非常重要[1]。同时，在骨软化症的骨显像诊断中，还需注意与转移性骨肿瘤和多发性骨髓瘤等恶性病变鉴别。此外，骨软化症的骨显像表现与甲状旁腺功能亢进伴发的代谢性骨病类似，仅凭骨显像很难鉴别，但甲状旁腺功能亢进患者的实验室检查可见 PTH 升高，高钙血症和低磷血症；骨软化症患者一般 PTH 水平不升高或轻度升高，血磷水平降低，血钙水平正常或偏低。若 X 线 /CT 检查发现"假骨折"征象，有助于诊断骨软化症；若发现骨质疏松和骨囊性变（棕色瘤），则支持甲状旁腺功能亢进性代谢性骨病的诊断。

参考文献

[1] Russell L A. Osteoporosis and osteomalacia. Rheum Dis Clin North Am. 2010，36（4）：665-680.

（张连娜　杨芳）

病例 31　肿瘤相关性低磷性骨软化症

病史及检查目的

患者为 46 岁男性，主因"骶骨肿瘤术后复发 2 年"就诊。10 年前患者因"骶骨肿物"于外院行肿瘤切除术，术后病理回报：间叶组织低度恶性肉瘤。2 年前患者再度出现腰骶部疼痛，此后症状逐渐加重。患者既往无肝病、肾病史，近期无外伤史，1 年前因颈椎病于外院行手术治疗（具体不详，自述为非肿瘤性）。

入院后查体：骶尾部有压痛，其余骨骼无明显不适。实验室检查：ALP 213 U/L（参考值：45 ～ 125 U/L），P 0.67 mmol/L（参考值：0.81 ～ 1.45 mmol/L），血钙、肌酐、尿素、25- 羟维生素 D$_3$、甲状旁腺激素、血电解质、尿常规、CRP 及 ESR 等均正常，24 h 尿磷未查。骨盆增强 CT 示骶骨右侧溶骨性骨质破坏伴软组织密度影，呈轻度不均匀强化（病例图 31-1）。临床考虑肿瘤复发，为进一步除外骨转移，行全身骨显像检查（病例图 31-2）。

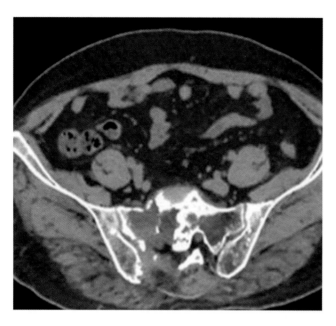

病例图 31-1　骨盆 CT。

骨显像检查

方法及影像所见：静脉注射 ^{99m}Tc-MDP 4 h 后行全身前、后位平面显像，结果示脊柱放射性分布不均，颈椎可见条片状放射性浓聚灶；骶骨偏右侧见不均匀放射性浓聚灶，并可见中央放射稀疏缺损；双侧肋骨可见散在分布的多发点状放射性浓聚灶，加做胸部 CT 可见相应病灶部分见横行线样低密度影，边缘硬化不伴有骨痂形成，呈"假骨折"征；双侧肩、肘、腕、膝及踝关节显像剂摄取轻度不均匀性增高。双肾显影基本清晰。

检查意见：肋骨、关节多发血运代谢增强灶，结合临床考虑肿瘤相关性低磷性骨软化症可能性大；骶骨复发性肿瘤实体不摄取骨显像剂，符合磷酸盐尿性间叶组织肿瘤表现；建议进一步行尿磷测定或组织病理学检查；颈椎血运代谢增强灶考虑术后改变可能性大。

最终临床诊断

患者随后再次行骶骨肿瘤切除术，肿瘤组织病理学检查回报：磷酸盐尿性间叶组织肿瘤（低度恶性）。术后患者血清磷和血清 ALP 逐渐恢复至正常范围。最终临床诊断：复发性磷酸盐尿性间叶组织肿

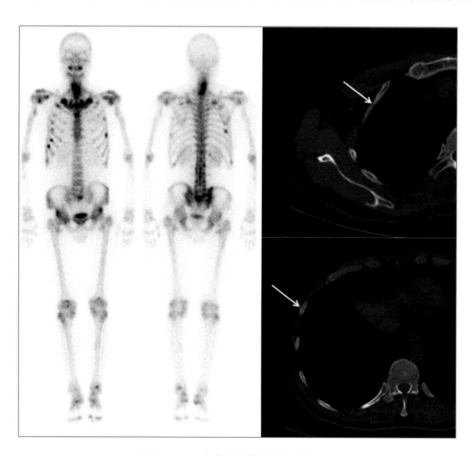

病例图 31-2　全身骨显像及同机胸部 CT。

瘤合并肿瘤相关性低磷骨软化症。

病例相关知识及解析

低磷性骨软化症是由低磷血症和 25- 羟维生素 D_3 缺乏造成的以骨矿化不良、骨软化或佝偻病为主要特征的一组疾病。肿瘤相关性低磷性骨软化症（tumor-induced osteomalacia，TIO）是一种罕见的获得性副肿瘤综合征，通常继发于混合结缔组织的磷酸盐尿性间叶肿瘤，由于肿瘤分泌成纤维细胞生长因子 23（fibroblast growth factor 23，FGF23）和其他磷化蛋白，而这些调磷因子的异常分泌可引起肾排磷增加，造成获得性低磷性骨软化症。1987 年 Weidner 和 Santa Cruz 首次描述了磷酸盐尿性间叶肿瘤，其典型组织学特征为具有丰富的血管、可见梭形细胞或星形细胞，细胞多无异型性，核分裂象少见，若出现明显的核异型性，则考虑为恶性肿瘤。由于 TIO 的肿瘤多数为良性，生长隐匿而缓慢，患者的发病年龄分布较广泛，平均为 40 ～ 45 岁，无显著性别差异。患者常表现为骨质疏松、骨痛、乏力，严重者可出现身高短缩、骨骼畸形、肋骨"假骨折"及身体承重部位的机能不全性骨折。实验室检查可发现血磷水平明显降低，尿磷排出增多，ALP 水平升高，血钙水平正常或偏低，甲状旁腺激素水平基本正常[1-2]。本例患者为除外骨转移而行骨显像检查，在检出骶骨复发病灶的同时还发现了其他骨的多发病灶，若不了解 TIO 疾病特点，很可能将其误诊为转移性骨肿瘤。然而，患者血磷水平降低、ALP 水平升高，骨显像中出现多发点状放射性浓聚灶，以及相应部位 CT 显示"假骨折"线，这些均提示低磷性骨软化症，且既往间叶组织低度恶性肉瘤病史也指示了病因。

TIO 的原发肿瘤约 53% 发生于骨骼，45% 发生于软组织，少数发生于皮肤。肿瘤可位于全身各部位，但大多数位于下肢，其次为颅面部、躯干和上肢。寻找并准确定位责任肿瘤病灶被认为是临床亟须解决的问题，因为多数 TIO 患者在切除原发肿瘤后骨软化症是可逆的[2]。对于 TIO 患者肿瘤病灶的检出，核医学大视野功能成像较常规影像检查方法具有更明显的优势，有以下几种方法可供选择。

（1）骨显像：使用 ^{99m}Tc-MDP 或 ^{18}F-NaF 亲骨性显像剂进行 SPECT/CT 或 PET/CT 骨骼成像，可将 TIO 患者的肿瘤病灶与骨病变一同检出，正如本例。但值得注意的是，尽管骨显像易于检出全身骨骼病变，对发生在骨骼以外软组织的原发肿瘤的检出可能存在困难。

（2）^{18}F-FDG PET/CT：^{18}F-FDG 是目前临床应用最广泛的亲肿瘤性显像剂，适用于 TIO 患者原发肿瘤的检出（病例图 31-3）。但一项 meta 分析显示，^{18}F-FDG PET/CT 检出 TIO 原发肿瘤的敏感性差异很大（36% ～ 88%），总体敏感性仅为 67%，这可能与良性肿瘤细胞代谢活性增高不明显或常规体部采集未包含发生在四肢的肿瘤等因素有关。

（3）生长抑素受体显像：由于多种间叶组织来源的肿瘤可不同程度地表达生长抑素受体，因此生长抑素受体显像亦可用于 TIO 原发肿瘤的检出，理论上具有较高的特异性。目前可用的生长抑素受体显像剂包括 ^{99m}Tc- 奥曲肽（octreotide）、^{68}Ga-DOTA-NOC、^{68}Ga-DOTA-TOC 和 ^{68}Ga-DOTA-TATE 等。有研究提出 FDG 显像与生长抑素受体显像联合应用以及生长抑素受体显像与 MRI 联合应用均可提高对磷酸盐尿性间叶肿瘤的检出率[3-4]。

综上，对于临床疑诊 TIO 的患者，可利用骨显像帮助评价全身骨病变情况，采用 ^{18}F-FDG PET/CT 及生长抑素受体显像帮助进一步检出与骨软化症相关的原发肿瘤。此外，在核素显像过程中，由于 TIO 责任肿瘤病灶易发生在四肢骨与软组织中，常规的体部显像有漏诊可能，故提倡将图像采集野覆盖至全身。

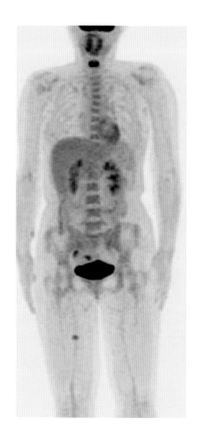
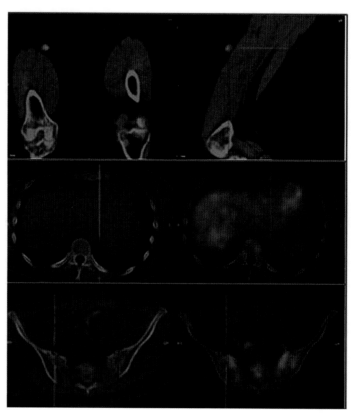

病例图 31-3　TIO 患者的 ^{18}F-FDG PET/CT 图像。右侧股骨中段皮下磷酸盐尿性间叶性肿瘤呈 FDG 代谢增高灶；肋骨、骶骨见线状低密度影，符合低磷性骨软化症表现。

参考文献

［1］Florenzano P，Hartley I R，Jimenez M，et al. Tumor-induced osteomalacia. Calcif Tissue Int，2021，108（1）：128-142.

［2］Hautmann A H，Hautmann M G，Kölbl O，et al. Tumor-induced osteomalacia：an up-to-date review. Curr Rheumatol Rep，2015，17（6）：512.

［3］张姝，霍力，王玲，等. ^{68}Ga-DOTATATE PET/CT 显像联合 MRI 在肿瘤性骨软化症诊断中的应用. 中华核医学与分子影像杂志. 2019，39（8）：458-463.

［4］Jiang Y，Hou G，Cheng W. Performance of ^{68}Ga-DOTA-SST PET/CT，octreoscan SPECT/CT and ^{18}F-FDG PET/CT in the detection of culprit tumors causing osteomalacia：a meta-analysis. Nucl Med Commun，2020，41（4）：370-376.

（李原）

病例 32　佩吉特病（Paget 病）

病史及检查目的

患者为 48 岁女性，主因"骨质异常增生 10 余年，发现右侧颌面部肿物 14 个月"入院。患者骨质异常增生 10 余年，14 个月前无明显诱因发现右侧颌面部肿物，直径约 2 cm，质硬，边界不清，活动度差，无压痛。其后肿物逐渐增大至约 10 cm。实验室检查：ALP 779 U/L（参考值：42 ～ 141 U/L），Ca^{2+} 2.13 mmol/L（参考值：2.10 ～ 2.55 mmol/L），P 0.970 mmol/L（参考值：0.810 ～ 1.450 mmol/L），肿瘤标志物 AFP、CA19-9、CEA、CA15-3、CA12-5 均正常。为进一步评估患者全身骨受累情况，行全身骨显像。

骨显像检查

方法及影像所见：静脉注射 ^{99m}Tc-MDP 4 h 后先行全身前、后位骨平面显像，见全身骨骼显影清晰，颅骨、上颌骨、下颌骨、双侧肩胛骨、双侧肱骨头、脊柱及其附件、双侧肋骨、骨盆、双侧股骨、右侧胫腓骨见多发形态不规整的放射性浓聚灶，其中颅骨异常浓聚，呈"黑颅征"表现（病例图 32-1）。随后加做头部及躯干部 SPECT/CT（病例图 32-2），上述放射性浓聚灶相应部位可见低密度囊性骨质破坏与致密硬化并存，颅骨不对称性增大、增厚，外板膨胀，板障间有大量棉团样骨化影，内板结构相对正常；右侧上颌骨病变处除可见高密度硬化外，尚可见软组织密度肿物（该软组织肿物表现对骨显像剂的轻度不均匀摄取）。

检查意见：颅骨、躯干及四肢骨多发血运代谢增高灶，符合 Paget 骨显像表现，其中右侧上颌骨病变不除外恶变可能。

最终临床诊断

患者于右侧上颌骨肿物处行穿刺活检，病理检查示：黏液样基质中见以短梭形细胞为主的病变，可

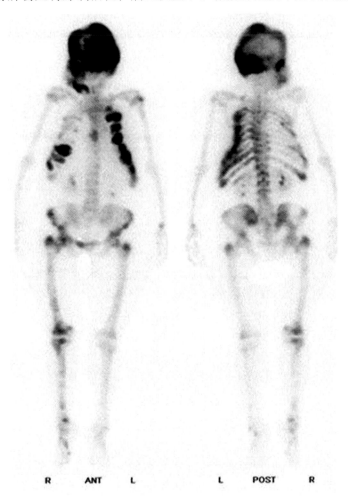

病例图 32-1 全身骨显像。

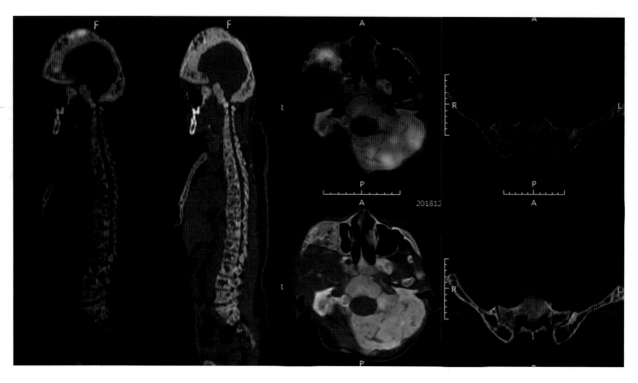

病例图 32-2 头部及躯干部 SPECT/CT 图像。

见分化成熟的软骨细胞及骨样基质；免疫组织化学染色结果：HMB-45（－），SATB-2（＋），S-100（－），LCA（－），CK（－），Desmin（－），Ki-67（40%＋），SMA（－），CD34（血管＋），EMA（小灶＋），Melan-A（－），符合梭形细胞恶性肿瘤，考虑为骨肉瘤。此外，患者进行了左侧髂后上棘骨穿刺活检，结果见梭形细胞病变，免疫组织化学染色结果：SATB-2（＋），S-100（－），Vimentin（＋），Desmin（弱＋），CD34（－），CD99（弱＋），CD68（－），CK（－），Ki-67（＜1%＋），考虑为 Paget 病。结合临床、影像学资料及病理检查结果，最终诊断为 Paget 病合并右侧上颌骨病灶恶性变。

病例相关知识及解析

Paget 病为局灶性慢性代谢性骨病，又称畸形性骨炎，其特征是局限性骨吸收和骨形成异常，导致骨解剖结构和外观发生变化，引起疼痛、骨折和畸形的骨代谢紊乱。该病病因至今不明，可能与慢性病毒感染和遗传因素有关。全身骨骼均可受累，以股骨、胫骨、骨盆、脊椎和颅骨等多见，且常为多骨发病，亦可见单骨受累，多位于四肢长骨。该病进展缓慢，病程可达数年至数十年。临床症状常不明显，多为偶然发现，有症状者主要表现为患骨疼痛和骨骼畸形。骨骼畸形可产生各种异常表现，如长骨弯曲畸形时，患者走路呈摇摆状；颜面骨病变因骨质增厚，头颅不断增大，患者需逐年更换更大的帽子，出现"骨性狮面"；脊椎病变可导致椎管狭窄，或产生相应的神经症状等。Paget 病患者的实验室检查常出现血清 ALP 水平明显升高，而其他判断代谢性骨病的指标（如血钙、磷）多正常。骨活检可见骨小梁增粗，结构紊乱，表面骨母细胞和破骨细胞同时增加。

Paget 病的 X 线表现具有一定特异性，如颅骨病变早期 X 线表现为病变颅骨区多数边缘锐利的骨质疏松区，由外板向内板发展，病灶周围为骨硬化带，病变进展期可见板层骨与编织骨之间骨层增厚，形成不规则或棉球状骨影，外板出现疏松时，内板可表现为硬化象。长骨病变时，骨皮质通常先受累而出现透亮区，之后在松质骨内出现囊状区，使皮质菲薄呈双重轮廓。病变区与正常区交界部可见 V 形或"火焰状"溶骨带，为骨吸收所致。病变进入修复期后，V 形分界带被修复组织掩盖，并形成多层状骨膜新生骨，使骨干增粗，并沿力线方向呈粗放的条纹或网状小梁排列，导致长骨弯曲、粗大畸形。病变溶骨区和成骨区均无软组织肿物影和骨膜反应。

骨显像在 Paget 病的诊断中适用于全身多发病灶的检出，可比 X 线检查更早发现病灶[1]。典型 Paget 病在全身骨显像中可见受累骨增粗、变形，但病变边界清晰；四肢骨病变多从关节端向骨干延伸；椎体病灶表现为椎体中心和两侧横突显像剂摄取显著增高，呈"鼠面征"；下颌骨病灶呈"黑须征"；颅骨病灶呈"黑颅征"。大部分活动期病灶对显像剂的摄取明显增高，但在疾病早期一些仅以骨质吸收为主要病理改变的病灶可表现为骨显像阴性[2]。骨显像诊断 Paget 病时需注意与骨肿瘤、骨纤维异常增殖症、感染等进行鉴别。

另一个值得注意的临床问题是少数 Paget 病患者在的疾病发展过程中可发生局部恶性变，转化为骨肉瘤、纤维组织细胞瘤、纤维肉瘤、软骨肉瘤或骨巨细胞瘤。一旦发生恶变，患者会出现局部疼痛加重、触及肿块、体重下降等症状，也可出现血行转移，直接影响患者的生存率，临床上需及时采用截肢、化疗和放疗等治疗方案，因此应注意观察 Paget 病患者的疾病变化情况。当患者出现相应临床症状或影像检查发现局部有软组织肿块伴溶骨性骨质破坏时，应考虑病变恶变可能。在有助于早期发现发生恶性变的病灶的影像学检查中，若 CT 发现骨质周围针刺状骨膜反应或肿瘤骨形成，则提示骨肉瘤可能性大，MRI 能更清晰地显示肿瘤与邻近组织结构的关系。由于 Paget 病本身即表现出对骨显像剂的高度摄取，所以骨显像用于评估恶变的作用有限。本例患者虽然骨显像检查显示了全身病变累及情况，但上颌骨右侧发生肉瘤样变的病灶在平面像中难以判断，考虑该病变恶变是因为加做 SPECT/CT 后发现了该区域的软组织密度肿物。

有关 ^{18}F-FDG PET/CT 在 Paget 病中应用的报道较少[3]。由于该病为骨的慢性炎性病变，通常骨病变在 PET 显像中表现为轻度 FDG 摄取增高，相比之下，骨显像则对病灶的显示更加清晰、醒目（病例图 32-3），因此，[18]F-FDG PET/CT 较少被用于 Paget 病的早期诊断与临床随访。然而，当怀疑局部骨病变发生恶变时，[18]F-FDG PET/CT 则具有一定诊断价值。恶性病变通常表现对 FDG 高摄取，所以当发现比其他病灶更明显的 FDG 高摄取区，提示该病灶有恶变可能。此外，Paget 病发生恶变后，需进一步了解患者有无其他部位转移，因此，[18]F-FDG PET/CT 将有助于疾病分期、治疗方案选择、治疗效果观察等。

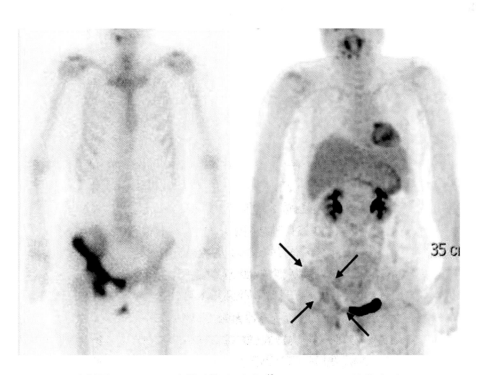

病例图 32-3　Paget 病骨显像（A）与 ^{18}F-FDG PET/CT 显像（B）。

参考文献

[1] Al-Rashid M, Ramkumar D B, Raskin K, et al. Paget disease of bone. Orthop Clin North Am, 2015, 46 (4): 577-585.

[2] Whitehouse R W. Paget's disease of bone. Semin Musculoskelet Radiol, 2002, 6 (4): 313-322.

[3] Park E T, Kim S E. Radiography, bone scan, and F-18 FDG PET/CT imaging findings in a patient with Paget's disease. Nucl Med Mol Imaging, 2010, 44 (1): 87-89.

（姜丽姣　陈春雨　高俊田　李囡）

病例 33　骨纤维异常增殖症

病史及检查目的

患者为 13 岁男性，主因"发现右手骨病变 4 年，自觉右手中节指骨增粗 1 周"就诊。患者 4 年前于外伤后检查发现右手掌骨骨密度异常，考虑为良性改变。1 周前自行触及右侧第 4、5 中节指骨略增粗。实验室检查无特殊发现。X 线检查示右手第 1、2、4、5 掌骨，以及第 4、5 中节指骨膨胀增粗，骨皮质变薄，骨密度不均匀，呈磨玻璃样、丝瓜瓤状改变，考虑骨纤维异常增殖可能性大（病例图 33-1）。为进一步明确病变累及范围，行 ^{99m}Tc-MDP 全身骨显像（病例图 33-2）。

骨显像检查

方法及影像所见：静脉注射 ^{99m}Tc-MDP 4 h 后行全身前、后位平面显像。结果示全身骨骼显像清晰，

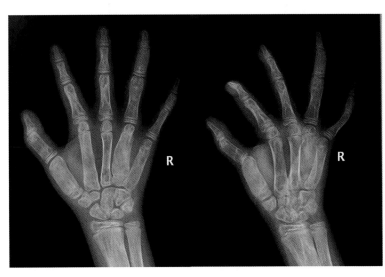

病例图 33-1　右手正斜位 X 线平片。

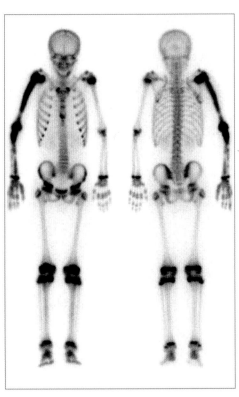

病例图 33-2　全身骨显像。

右侧肱骨、尺骨、桡骨、多个掌骨和指骨略呈膨胀性改变，并可见沿骨干走行分布的不均匀性显像剂高度摄取；胸骨体下段及右侧肩胛骨亦可见不均匀性显像剂摄取增高；颌面骨及其余诸骨未见明显异常放射性分布。

检查意见：右侧肱骨、尺骨、桡骨、多个掌骨和指骨、胸骨及右侧肩胛骨多发血运代谢增强灶，考虑多骨型骨纤维异常增殖症。

最终临床诊断

患者随后行右上肢 X 线平片检查（病例图 33-3），见右侧肱骨及尺骨、桡骨膨胀增粗，骨皮质变薄，其内正常骨结构消失，呈磨玻璃样改变，与右手掌骨、指骨表现类似。进一步行右侧肱骨病变穿刺活检，病理检查结果（病例图 33-4）：送检组织中可见增生梭形纤维样细胞，细胞无明显异型性，其间可见不规则骨小梁成分，骨小梁呈鱼钩样或字母样，伴有灶状软骨化生，骨小梁周围无骨母细胞围绕，结合临床病史，符合骨纤维异常增殖症。

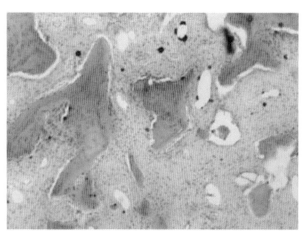

病例图 33-4 右侧肱骨病变穿刺活检病理图像。

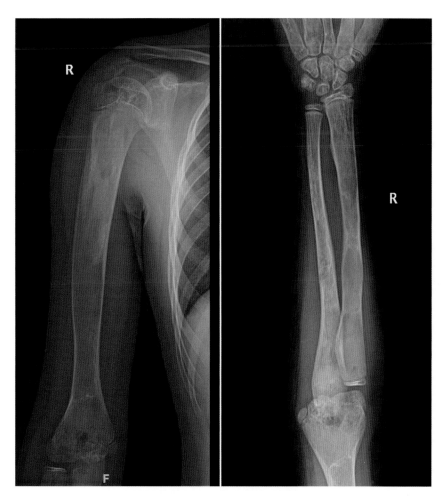

病例图 33-3 右侧肱骨及尺骨、桡骨 X 线平片。

病例相关知识及解析

骨纤维异常增殖症又称骨纤维性结构不良（fibrous dysplasia of bone，FDB）是一种病因不明、缓慢进展的自限性良性骨纤维组织疾病。病理特征为正常骨组织被吸收，代之以均质梭形细胞的纤维组织和发育不良的网状骨骨小梁，可能由网状骨未成熟期骨成熟停滞或构成骨的间质分化不良所致。FDB 可能与外伤、感染、内分泌功能紊乱或某些原因导致局部血液循环障碍有关，但均未被证实。该病好发于儿童和青少年。临床上将 FDB 分为单骨型、多骨型和 Albright 综合征 3 种类型。单骨型多发生于颌面骨，以上颌骨多见，常被误诊为恶性肿瘤；多骨型多发于四肢长骨，也可见于扁平骨（颅骨、骨盆、肋骨等），常有多处骨质受累；Albright 综合征则指多骨性损害伴有皮肤色素沉着和性早熟等内分泌异常者。FDB 的临床病程缓慢，表现为缓慢生长的局部肿块，可因肿块压迫邻近器官组织产生功能障碍和畸形而出现临床症状。FDB 可累及全身骨骼，其主要好发部位为股骨和胫骨，其次为颌骨和肋骨。约 1/3 的患者伴有血 ALP 升高，而血钙、血磷多正常。除早期单骨型 FDB 不易被发现外，一般结合病史、病变部位、体征及影像学检查诊断并不困难。但值得注意的是，2% ~ 4% 的FDB 可恶变为骨肉瘤、骨纤维肉瘤等。

影像学检查对 FDB 的诊断具有特殊意义[1]。根据 X 线表现可将 FDB 分为 3 型：①畸形性骨炎型：常为多骨型病变的表现，其特点是颅骨增厚，颅骨外板和顶骨呈单侧泡状膨大，内板向板障和颅腔膨入，增厚的颅骨中常见局限和弥漫的射线透明区和浓密区并存，这种骨吸收与骨硬化并存极似畸形性骨炎的表现，颅骨扩大和硬化可从额骨扩大至枕骨，面部受累可导致眼眶和鼻腔狭窄及鼻窦腔消失。②硬化型：此型多见上颌肥厚，可致牙齿排列不整齐，鼻腔、鼻窦受压变小，上颌骨受累多于下颌骨，且多为单骨型，损害呈硬化或磨玻璃样外观。③囊型：颅骨呈孤立或多发的环形或玫瑰花形缺损，缺损从菲薄的硬化缘开始，其直径可达数厘米。孤立的损害似嗜酸性肉芽肿，多发缺损可被误认为汉德-许勒尔-克思斯琴病，少数患者存在多种 X 线类型。应用 CT 或 MRI 检查能明确病变的位置和范围，且能显示与软组织的关系。

核素骨显像有助于观察病变位置和累及范围，尤其对多骨病变的诊断价值较大[2]。FDB 可表现单骨或多骨的显像剂浓聚灶，病灶无对称性分布特征，其中发生在四肢长骨骨干和肋骨的病灶多呈沿骨骼走行分布的放射性浓聚灶，发生在颅面骨和髂骨等的病灶表现为片状不规则放射性浓聚灶，受累骨骼多伴有变形。在鉴别诊断方面，单骨型 FDB 应注意与好发于儿童和青少年的孤立性骨囊肿相鉴别，孤立性骨囊肿好发于骨干近骨骺处，呈囊状膨胀性改变，其长径与骨长轴平行，病变内透明度较高，无磨玻璃样改变，骨皮质变薄，易造成病理性骨折，骨变形程度较轻。多骨型 FDB 则需注意与朗格汉斯细胞组织细胞增生症相鉴别，后者好发于儿童，骨显像表现可与 FDB 相似，但在 X 线 /CT 上病变区可见溶骨性骨质破坏、骨质增生硬化性改变及软组织肿物形成，结合临床病史及实验室检查可帮助正确诊断。

参考文献

［1］耿敬标，李文进，柏根基. 骨纤维异常增殖症的影像学表现. 临床放射学杂志，2006，25（6）：551-553.

［2］鹿存芝，肖文金，章振林. 核素骨显像在骨纤维结构不良诊断中的价值. 中华骨质疏松和骨矿盐疾病杂志，2011，2（2）：82-86.

（赵赟赟）

病例 34 进行性骨干发育不全

病史及检查目的

患者为 18 岁男性，主因"双下肢针刺样疼痛 2 年，加重半年"就诊。患者自述 2 年前无明显诱因出现双下肢针刺样疼痛，疼痛明显，每次发作数分钟至 2 h，可自行缓解，未予诊治。近半年症状加重，疼痛频率增加，发作时间无明显规律。疼痛累及范围从双下肢逐渐扩展至双上肢。

既往史：足月顺产，1 岁走路，走路姿势异常，未诊治。身高、体重、智力发育无异常，4 年前摔伤致肱骨骨折，予保守固定治疗。否认肝炎及结核病史。

实验室检查：ALP 182 IU/L（参考值：45 ～ 125 IU/L），PTH 92.3 pg/ml（参考值：15 ～ 65 pg/ml），余无阳性发现。X 线检查及 CT 示双侧股骨干骨皮质弥漫性增厚硬化，髓腔变窄，局部密度增高，周围未见明显软组织肿块（病例图 34-1）。为进一步了解骨骼病变受累情况，行 ^{99m}Tc-MDP 全身骨显像（病例图 34-2）。

骨显像检查

方法及影像所见：静脉注射 ^{99m}Tc-MDP 4 h 后行全身前、后位平面显像。结果示全身骨骼显影清晰；颅骨放射性分布不均匀增高，以额枕部明显；双侧肱骨、尺骨、桡骨、股骨及胫腓骨可见沿骨干长轴走行的对称性弥漫分布的显像剂摄取增高；肋骨、脊柱、骨盆及四肢长骨关节未见明显异常。

检查意见：全身骨显像示颅骨及四肢长骨骨干多发骨代谢异常，首先考虑为良性发育性骨病，不除

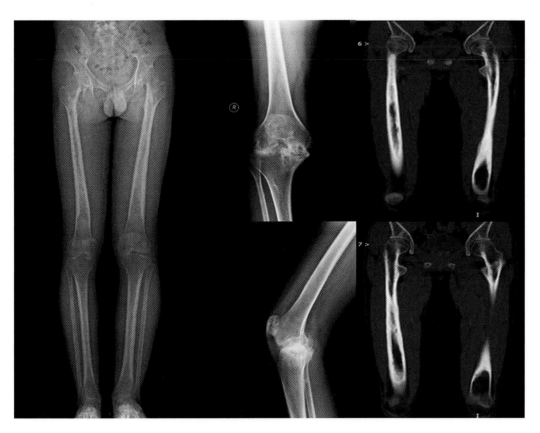

病例图 34-1　双下肢 X 线片和 CT 图像。

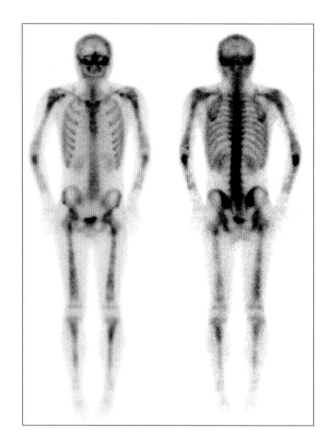

病例图 34-2　全身骨显像。

外进行性骨干发育不全。

最终临床诊断

患者行左侧股骨远端、左侧胫骨近端穿刺活检，病理检查回报：送检为骨髓脂肪组织，造血成分稀疏，少许碎死骨，未见肿瘤结构及特异性改变。患者基因检测回报：*TGF-β1* 基因突变。结合症状及影像学检查，最终临床诊断：进行性骨干发育不全。

病例相关知识及解析

进行性骨干发育不全（progressive diaphyseal dysplasia，PDD）又称增殖性骨膜炎、对称性硬化性厚骨症，是一种相对罕见的常染色体显性遗传病，可呈家族聚集性，亦可散发，因最早由 Camurati（1922年）和 Engelmann（1927年）分别报道而被命名为 "Camurati-Engelmann disease（CED）"。该病以骨皮质进行性、对称性增厚为特点，伴肌肉萎缩和营养不良，表现为骨内膜、骨外膜异常增生，使骨皮质增厚、骨干增粗和髓腔变窄。多累及四肢长管状骨和颅骨，长骨受累可造成患者运动障碍和骨痛，颅骨硬化可导致视力、听力和嗅觉的减退或丧失。PDD 的发病机制与转化生长因子 - β1（transforming growth factor-β1，TGF-β1）基因突变导致膜内成骨形成异常有关[1]。迄今已发现 10 个与 PDD 相关位点的 *TGF-β1* 突变。TGF-β1 在非必要部位的激活会导致骨形成质量差、未填充的再吸收区和无规则的硬化区，从而引起相应的临床症状和影像学改变。该病起病缓慢、隐匿，出现症状的平均年龄为 9 ～ 13 岁，临床特征包括肢体肌肉萎缩、肌无力、步态摇摆、四肢酸痛、第二性征发育不良等。由于 PDD 具有渐进性骨硬化改变的特点，患者幼年期学步通常较正常同龄儿童晚，10 岁之前会出现步态不稳等异常，成年期常表现为身材矮小。其他肌肉骨骼受累的体征包括腰椎变形、髋外翻、膝外翻和扁平足。头痛和视力障碍最早在 20 ～ 30 岁出现，前庭神经和面神经受累的症状通常在 40 ～ 50 岁才有所表现。

由于 PDD 主要表现为骨内膜、骨外膜形成异常，X 线检查可见长管状骨的骨内、外膜骨化而附加于原皮质表层，致使骨皮质增厚、硬化，以骨干中段为著，髓腔狭窄或完全消失，但可有斑片状密度减低区，可见骨周围软组织萎缩，典型者为对称分布，通常干骺端受累较轻，偶尔累及骨骺。颅骨受累时以额枕部明显，可见额窦闭锁、上颌窦前壁增厚、窦腔及各孔径狭窄，而不累及颅缝是其特点。此外，实验室检查多有 ESR 增快、ALP 水平增高和贫血，血钙水平正常或降低，血磷水平正常或升高。

在骨显像中，PDD 表现为病灶处骨代谢增高，与常规影像学所见的硬化性发育不良病灶部位一致。对于可疑 PDD 并表现出肢体疼痛的患者，全身骨显像可通过显示病变受累范围及分布特点帮助鉴别诊断和临床选择合理的治疗手段，以改善患者的临床转归和生活质量，还有助于疾病随访或治疗效果观察。此外，糖皮质激素和血管紧张素受体 II 阻滞剂目前被推荐用于缓解 PDD 患者的疼痛和改善运动能力[2]。

一些疾病与 PDD 的临床特点存在重叠，需注意鉴别，如石骨症、致密性骨发育不全、肢骨纹状肥大、遗传性多发性骨干硬化、泛发性骨皮质增厚症、骨内膜骨质增生等。病例表 34-1 简要列举了部分硬化性骨发育不良疾病的鉴别要点。

病例表 34-1 几种遗传性硬化性骨发育不良的鉴别要点

疾病名称	发病机制	好发年龄	好发部位	诊断特征
进行性骨干发育不全	呈常染色体显性遗传，19q13 染色体的 TGF-β1 基因突变	4 ～ 10 岁	颅骨及长管状骨	长管状骨骨干对称性增粗，皮质增厚，伴肌肉萎缩和肌营养不良
泛发性骨皮质增厚症（van Buchem 病）	新骨形成过多，骨质吸收机制正常	10 岁左右	颅骨、锁骨、肋骨及长管状骨骨干	临床症状轻微，ALP 水平升高
石骨症（Albers-Schonberg 病、大理石骨病）	呈常染色体显性或隐性遗传，病因为破骨吸收活动减弱	轻型：成年期偶然发现重型：婴儿期发病	全身大部分骨骼，但很少累及颅骨和下颌骨	髓腔缩窄或闭塞，累及干骺端和骨骺，伴有贫血、发育不良、视力及听力下降、"骨中骨"
肢骨纹状肥大（蜡油骨病、Leri 病）	病因不明	5 ～ 20 岁	单一肢体骨骼，可跨越关节，但不累及关节	沿皮质表面由近侧向远侧蔓延，骨表面高低不平，形如蜡油

参考文献

[1] Kim Y M, Kang E, Choi J H, et al. Clinical characteristics and treatment outcomes in Camurati-Engelmann disease: a case series. Medicine (Baltimore), 2018, 97 (14): e0309.

[2] Ayyavoo A, Derraik J G, Cutfield W S, et al. Elimination of pain and improvement of exercise capacity in Camurati-Engelmann disease with losartan. J Clin Endocrinol Metab, 2014, 99 (11): 3978-3982.

（杨芳）

病史及检查目的

患者为 16 岁男性。因"反复骨折 15 年，右侧小腿不适数月"就诊。患者 15 年前因摔倒致桡骨骨折。7 年前平地摔倒后左侧锁骨骨折。6 年前运动后腰椎多发压缩性骨折。5 年前自 1 米高处跳下致胸腰椎压缩性骨折。4 年前骑自行车时磕碰致左侧踝关节骨裂，均保守治疗后好转。数月前无明显诱因出现右侧小腿不适，X 线检查发现右侧胫腓骨弯曲变形，骨皮质增厚，局部有骨痂形成，骨间膜可见钙化（病例图 35-1）。实验室检查结果：ALP 185 IU/L（参考值：45 ～ 125 IU/L），总 I 型胶原氨基端延长肽（tP1NP）408.30 ng/ml（参考值：15.30 ～ 52.70 ng/ml），β - I 型胶原羧基端肽（β-CTX）1.08 ng/ml（参考值：< 0.573 ng/ml），Ca^{2+}、P、PTH、25- 羟维生素 D_3、骨钙素均正常。双能 X 线骨密度测定示腰椎骨质疏松，髋关节骨量减少。查体发现患者巩膜偏蓝、桶状胸，追问其母得知患者足月、顺产，1 岁开始学会走路，姿势与体力较同龄儿童无异。为了解全身骨病变情况，行 ^{99m}Tc-MDP 全身骨显像（病例图 35-2）。

骨显像检查

方法及影像所见：静脉注射 ^{99m}Tc-MDP 4 h 后行全身前、后位平面显像，结果示全身骨骼显影清晰，放射性分布普遍增高，双侧肱骨、尺桡骨、股骨、胫骨局部弯曲变形，以双侧尺桡骨为著，且以上诸骨

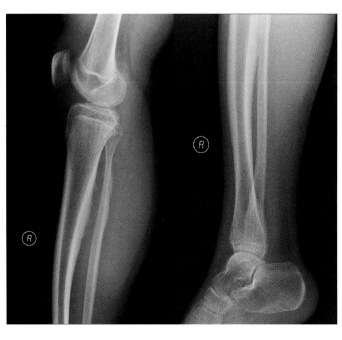

病例图 35-1　右侧小腿 X 线侧位片。

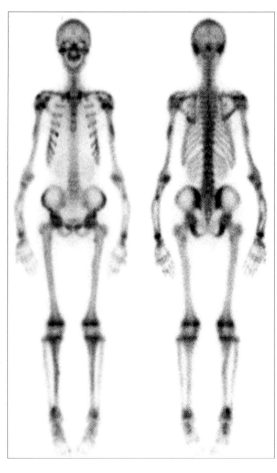

病例图 35-2　全身骨显像。

及多条肋骨可见多发局限性放射性浓聚灶；双肾显影浅淡。

检查意见：四肢骨形态及骨血运代谢异常，结合临床考虑为成骨不全所致的多发骨折及畸形可能性大。

最终临床诊断

患者骨密度测定显示骨质疏松，临床发现多发骨折、畸形及巩膜偏蓝，X 线检查见骨间膜钙化，结合基因检测结果（*IFITM5* 基因突变），综合考虑患者为成骨不全 V 型可能性大。

病例相关知识及解析

成骨不全（osteogenesis imperfecta，OI）又称脆骨病，是一种少见的由间充质组织发育不全、胶原形成障碍造成的单基因遗传性疾病。1788 年 Ekman 首次报道该病，称其为先天性骨软化症；1844 年 Vrolik 从病理学角度将其更名为 OI。国外文献报道的 OI 发病率为 1/（10 000 ～ 25 000）。该病以骨量低下、骨骼脆性增加和反复骨折为主要特征，但病变不局限于骨骼，还常累及其他组织（如眼、耳、皮肤、牙齿）。骨组织主要由有机质和无机质成分组成，Ⅰ 型胶原蛋白占骨有机质成分的 90% 以上，对于维持骨骼结构的完整性和生物力学性能至关重要。OI 由 Ⅰ 型胶原蛋白的编码基因或其代谢相关调控基因突变引起，其中编码基因 *COL1A1* 或 *COL1A2* 突变占 90%。多数 OI 呈染色体显性遗传，少数呈常染色体隐性遗传，罕有 X 染色体伴性遗传。

OI 的主要临床表现为自幼起病的轻微外力下反复骨折、进行性骨骼畸形，伴不同程度的活动受限；骨骼外表现包括蓝色巩膜、牙本质发育不全、听力下降、韧带松弛、心脏瓣膜病变等。在骨骼 X 线检查中可发现全身多部位骨质稀疏；颅板薄，囟门和颅缝宽，枕骨缝间骨和颅底扁平；椎体变形，多椎体压缩性骨折，脊柱侧凸或后凸畸形；胸廓扭曲变形，甚至塌陷；四肢长骨纤细、皮质菲薄，骨髓腔相对较大，干骺端增宽，多发长骨骨折，长骨弯曲畸形；骨盆呈三角形，盆腔变小等[1]。临床诊断 OI 主要依据病史、临床表现和影像学检查结果，同时应注意排除多种遗传性及代谢性骨骼疾病，如软骨发育不全、低磷性骨软化症、维生素 D 依赖性佝偻病、范科尼综合征（Fanconi syndrome）、骨纤维异常增殖症、低磷血症、肿瘤相关骨病等。

根据 OI 的遗传方式及临床特点，其目前被分为 14 种类型（Ⅰ～ⅩⅣ 型），其中 Ⅰ～Ⅳ 型称为经典型，约占 85%，由 *COL1A1* 或 *COL1A2* 基因突变引起。Ⅰ 型病情最轻，最常见，多无骨畸形，身高无明显变矮；Ⅱ 型病情最重，患者在围生期通常出现多发骨折、严重骨骼畸形，引发心肺功能衰竭而致死；Ⅲ 型是存活者中最严重的，常伴身材矮小，进行性骨骼畸形；Ⅳ 型的严重程度介于 Ⅰ 型与 Ⅲ 型之间。而本病例为 OI 中少见的 V 型，该型由干扰素诱导跨膜基因（*IFITM5*）突变引起，除具有 OI 共性的表现外，还可出现肥厚性骨痂、桡骨头脱位、前臂及小腿骨间膜钙化、桡骨干骺端下密集骺线等独特临床表现[1]。目前对于 OI 尚无有效的治疗方法，仅为对症治疗，旨在增加患者的骨密度、降低骨折率、改善骨畸形、提高生活质量，包括生活方式干预、药物治疗、手术治疗等。本例患者自幼发病，有反复脆性骨折史，巩膜偏蓝，且基因检测提示 *IFITM5* 基因突变，符合 OI 诊断。

有关 OI 全身骨显像特征的报道较少，主要表现为胸廓及四肢长骨畸形，多发骨折造成的不规则异常放射性浓聚[2-3]。本例骨显像表现出颅骨、脊柱及四肢长骨皮质放射性分布普遍增高的代谢性骨病征象，四肢长骨不同程度变形，可能与胶原蛋白减少致骨骼强度下降或反复骨折导致的畸形愈合有关。

参考文献

［1］中华医学会骨质疏松和骨矿盐疾病分会. 成骨不全症临床诊疗指南. 中华骨质疏松和骨矿盐疾病杂志，2019，12（1）：11-23.

［2］赵艳玲，欧晓红，文晓英，等. 成骨不全 99mTc-MDP 骨显像一例. 中华核医学与分子影像杂志，2014，34（5）：

411-412.

［3］贵兵，吴华，俞丹，等 . 成骨不全症 ^{99m}Tc-MDP 骨显像一例 . 中华核医学杂志，2007，27（5）：314.

（高璇　杨芳）

病例 36　石骨症

病史及检查目的

患儿为 8 岁女性，因"出现下颌骨肿痛、溢脓、皮肤破溃伴牙齿脱落 1 个月"就诊。体格检查发现患儿发育迟缓，身高为 90 cm，智力正常。无明确家族病史，否认来自高氟地区。为了解全身骨骼病变情况，先后行 ^{99m}Tc-MDP 骨显像及 ^{18}F-FDG PET/CT 检查。

骨显像检查

方法及影像所见：静脉注射 ^{99m}Tc-MDP 4 h 后行常规全身前、后位平面显像，可见患儿颅骨相对增大，放射性摄取普遍增高，下颌骨可见放射性浓聚灶；四肢长骨近关节处膨大变形，可见对称性放射性摄取增高；双肾显影浅淡。对下颌骨区进一步加做局部 SPECT/CT，可见下颌骨偏右侧膨大变形，中心见骨质破坏及软组织密度影，该处呈放射性稀疏缺损区，但其周围骨可见呈环形分布的放射性浓聚灶（病例图 36-1）。

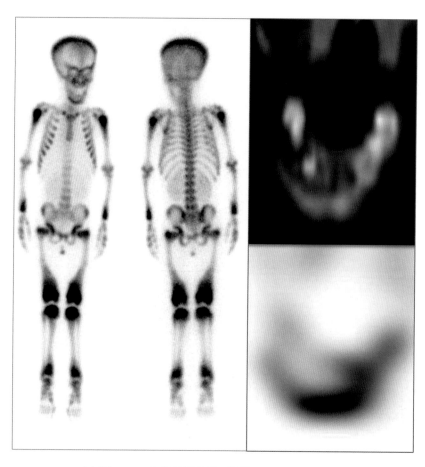

病例图 36-1　全身骨显像及下颌骨 SPECT/CT 显像。

检查意见：全身骨多发血运代谢异常灶符合石骨症表现；下颌骨骨质破坏区考虑并发骨髓炎。

^{18}F-FDG PET/CT 检查

方法及影像所见：静脉注射 ^{18}F-FDG 60 min 后使用 PET/CT 成像仪采集躯干部图像，计算及处理后分别获得 PET、CT 及两者的融合图像。图像观察可见全身骨骼骨密度呈弥漫性、不均匀性增高，脊柱椎体呈"夹心椎"样改变，四肢长骨近关节处膨大变形，髓腔消失，FDG 摄取呈不均匀性增高；下颌骨坏死区内见边界不清的软组织密度影（对应于骨显像中的稀疏缺损区），其内 FDG 摄取明显增高（ SUV_{max} ：8.4）；同时可见肝大、脾大，脾内放射性摄取弥漫性增高，双侧腋窝和腹股沟区可见多发轻度 FDG 摄取增高的小淋巴结影，基本呈对称性分布；脑成像见侧脑室及第 3、4 脑室增宽，脑实质内放射性分布未见明显异常（病例图 36-2）。

检查意见：除全身骨密度及 FDG 改变符合石骨症表现外，右下颌骨 FDG 代谢增高灶考虑为感染性病灶；肝脾大、淋巴结肿大伴 FDG 代谢增高考虑与骨髓扩张性造血反应有关；脑室增宽考虑与石骨症所致脑脊液循环障碍有关。

病例相关知识及解析

石骨症（osteopetrosis）又称大理石骨、原发性脆性骨硬化、硬化性增生性骨病，是一种少见的骨发育障碍性疾病。最早由 Albers-Schonberg（1904 年）发现，故又称 Albers-Schonberg 病。石骨症是一种少见的代谢性骨病，也是先天性破骨细胞发育或功能缺陷的遗传性疾病。根据其遗传特征，石骨症可分为常染色体隐性遗传型和常染色体显性遗传型，婴儿恶性石骨症属常染色体隐性遗

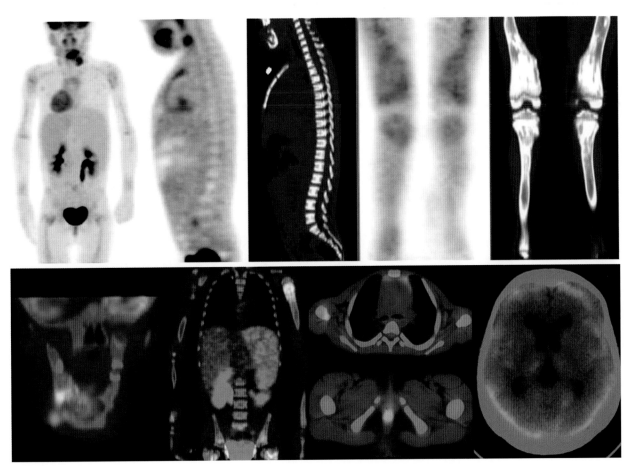

病例图 36-2 ^{18}F-FDG PET/CT MIP 图及断层图像。

传型，患儿常在出生后 1 年内死亡，而常染色体显性遗传型则多见于较大的儿童和成人，文献报道的发病率为 1/（100 000 ~ 500 000）。由于石骨症患者的骨吸收功能障碍，钙化的软骨和骨样组织不能被正常骨组织所代替而发生蓄积，导致骨质明显硬化、变脆，故有学者称其为泛发性脆性骨硬化症。该病会引起骨髓腔缩小甚至闭塞，产生造血功能障碍，因此实验室检查可发现进行性加重的贫血，并进一步引起髓外造血器官的继发性增生肿大（如肝、脾、淋巴结）。骨质结构异常易导致病理性骨折及感染，骨髓炎是该病的常见并发症。目前石骨症尚无有效治疗手段，症状严重者可尝试造血干细胞移植。

石骨症为临床罕见病例，目前尚未统一的诊断标准，未来基因诊断有望成为金标准，当前 X 线及 CT 在石骨症的诊断中仍发挥重要作用。石骨症的典型影像特征为全身性骨骼硬化，椎体可见"夹心"征，髂骨翼可见"同心圆"征等。核素显像技术对石骨症的诊断有着不同的临床意义：骨髓显像、白细胞显像及三时相骨显像可用于诊断石骨症并发骨髓炎；骨显像主要用于观察病变的全身骨骼累及情况；^{18}F-FDG PET/CT 显像不仅可观察石骨症引起的骨骼变化情况，还可检出并发的骨髓炎或感染灶[1]，同时通过显示相关脏器组织形态与代谢改变，有助于客观判断疾病发展情况，并为预后判断提供依据。

有研究报道，石骨症在骨显像中表现为弥漫性、不均匀性 MDP 摄取增高，呈"超级显像"[2]。本例患者的全身骨显像表现为颅骨及四肢长骨近关节处呈对称性显像剂摄取增高，且由关节端向骨干延伸，SPECT/CT 可观察到下颌骨骨髓炎区域有明显的骨质破坏和血供缺失，这与以往个案报道的特征相符[3]。然而，患者的 ^{18}F-FDG PET/CT 显像为临床提供了更多的诊断信息：CT 观察到骨骼结构的改变及病变累及范围；^{18}F-FDG PET 可检出石骨症导致的感染性病灶，同时可显示造血功能障碍引发的肝、脾及淋巴结肿大等髓外造血征象。正是由于这种多方面信息的提供，使得疾病特质显示更加清晰。综上，在石骨症的诊疗过程中，骨显像和 PET/CT 均有其特征性表现，均可用于诊断、观察病变累及范围、检出骨髓炎，但 PET/CT 的诊断价值更高，尤其在检出炎性病变及预后判断方面具有独特的优势[4]。

参考文献

［1］Jones-Jackson L，Walker R，Purnel G，et al. Early detection of bone infection and differentiation from post-surgical inflammation using 2-deoxy-2-（^{18}F）-fluoro-D-glucose positron emission tomography（FDG-PET）in an animal model，2005，23（6）：1484-1489.

［2］Kim S，Park C H，Kim B. "Superscan" in an autosomal-dominant benign form of osteopetrosis. Clin Nucl Med，2001，26（7）：636-637.

［3］谢来平，李前伟，黄定德，等.石骨症 ^{99m}Tc-MDP 骨显像一例.中华核医学杂志，2008，28（2）：133.

［4］邱李恒，王茜，李原，等.石骨症伴下颌骨骨髓炎 ^{99m}Tc-MDP 与 ^{18}F-FDG 显像一例.中华核医学与分子影像杂志，2014，34（1）：66-67.

（邱李恒）

V. 缺血性骨病变

病例 37　外伤性股骨头缺血性坏死

病史及检查目的

患者为 70 岁男性。两天前因受到外力碰撞而摔倒，外院检查后发现左侧股骨颈骨折，随后行骨折复位术，术后 X 线片示骨折复位良好（病例图 37-1）。为进一步了解股骨头的血供情况，行髋部三时相骨显像检查（病例图 37-2）。

三时相骨显像检查

方法及影像所见：分别于弹丸式静脉注射 ^{99m}Tc-MDP 后即刻、5 min 和 4 h 采集双侧髋部血流相、血池相及骨骼相局部平面像。血流相-血池相显像中于左侧髋关节外下方见轻度放射性浓聚灶；骨显像中见左侧股骨头区域显像剂摄取较对侧明显减低。

检查意见：左侧髋关节周围软组织血流灌注增高及股骨头骨显像剂摄取减低，提示左侧股骨头骨折后血供障碍。

临床随访

根据三时相骨显像结果，临床建议患者行人工关节置换术，但患者拒绝立即手术，希望恢复一段时间后再

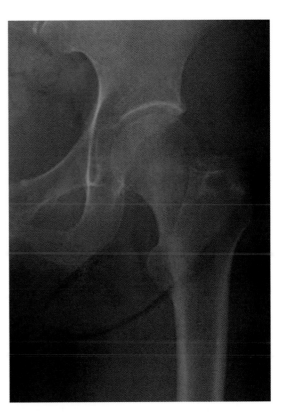

病例图 37-1　骨折复位术后 X 线检查。

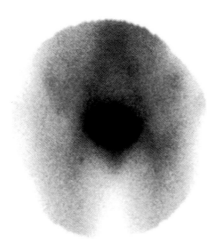

血池相（前位）

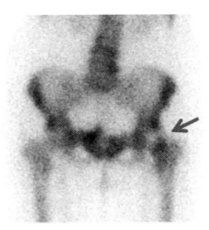

延迟相（前位）

病例图 37-2　三时相骨显像中的血池相和延迟相。

决定是否接受手术。3个月后患者自觉左侧髋关节疼痛持续，功能恢复不佳，再次行三时相骨显像检查，结果示血流相、血池相左侧髋关节处未见明显异常；延迟相见左侧股骨头周围出现环形放射性浓聚灶，呈"炸面圈"征（病例图37-3），符合股骨头缺血性坏死修复期表现。随后患者进行人工左髋关节置换术，术后关节功能恢复良好。

病例相关知识及解析

股骨头缺血性坏死（avascular necrosis of femoral head，ANFH）又称股骨头无菌性坏死，是指股骨头血供受损或中断导致骨髓成分、骨细胞死亡及随后的组织修复，继而导致股骨头结构改变及塌陷，引起患者髋关节疼痛及功能障碍的疾病。ANFH可分为外伤性和非外伤性两大类：外伤性ANFH指继发于外伤导致的股骨颈骨折、髋关节脱位及髋部严重扭伤或挫伤；非外伤性ANFH是由长期使用激素、酗酒、减压病、镰状细胞贫血等因素引起。患者主要表现为髋关节周围疼痛，包括腹股沟疼痛、大腿前侧或外侧疼痛，部分患者主诉为膝关节上方疼痛。股骨头坏死可能导致股骨头强度发生改变，造成股骨头骨组织塌陷、变形，最终引发骨性关节炎、髋关节功能丧失。

在ANFH的早期诊断中，对于尚未发生骨骼结构改变的患者，X线平片及CT平扫的诊断价值不大，而MRI被认为是可用于早期诊断ANFH的敏感性和特异性均较高的影像检查[1]。ANFH早期股骨头外周区于T1WI及T2WI可见线样低信号，中央区呈T1WI高信号，T2WI为中等信号，大部分患者可见特征性"双线征"[2]。随着病情的进展，患者可出现骨坏死灶，形成节段性塌陷，且坏死灶可被硬化骨包绕，此时在CT中可观察到"新月征"。三时相骨显像诊断ANFH的敏感性较高，但在疾病的不同时期其影像表现有所不同：早期ANFH因局部血流灌注减少或中断，股骨头区域在三时相中均表现为放射性减低，但此期改变在临床上较少被检出，特别是慢性缺血者；随着病情的进展，缺血造成的股骨头

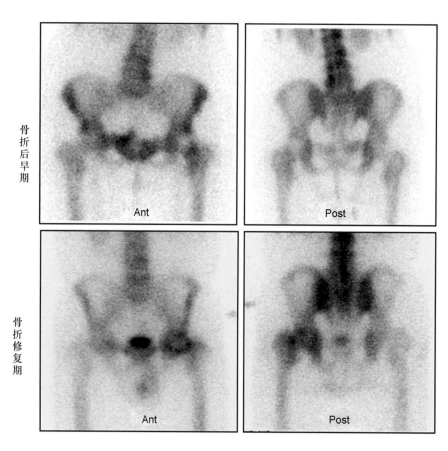

骨折后早期

Ant

Post

骨折修复期

Ant

Post

病例图37-3　股骨颈骨折后骨显像随访结果。

与髋臼表面的坏死性损伤引发骨膜炎症反应、血管再生与修复等，此时骨骼相中在股骨头放射性稀疏缺损区（坏死区）的周边可出现放射性浓聚，形成"炸面圈"样改变[3]，这被认为是 ANFH 的典型表现。

本例患者为外伤所致股骨颈骨折，尽管及时进行了骨折复位，但临床医生仍应关注创伤是否损害了股骨头的供血动脉。若股骨头血供基本正常，可在骨折处打入固定钢钉，待自行恢复；若股骨头供血中断，将出现股骨头坏死，理论上应尽早行人工假体置换术，以避免后期再次手术的痛苦。因此，不同于多数慢性发病的 ANFH 患者，外伤性 ANFH 更需要了解股骨头的血供状态，以确立治疗方案。本例患者血池相中所观察到的髋关节周围软组织内放射性浓聚现象主要与创伤造成的软组织损伤有关；而血管损伤所产生的股骨头急性缺血改变主要表现在骨骼显像中这种改变易在创伤早期（48 h 内）显示，而在创伤修复期（数月后），受伤股骨头处可出现"炸面圈"征，这进一步佐证了 ANFH 的发生。综上，三时相骨显像可反映 ANFH 在不同时期所发生的病理变化，不仅有助于检出不同病因所致的 ANFH，还可对股骨颈骨折患者临床处置方案的选择提供独特的参考信息。需注意的是，三时相骨显像用于诊断 ANFH 时，使用 SPECT/CT 技术可进一步提高诊断的准确性[3]。

参考文献

［1］Kokubo T，Takatori R，Ninomiya S，et al. Magnetic resonance imaging and scintigraphy of avascular necrosis of femoral head：Prediction of the subsegment segmental collapse. Clin Orthop，1992，227：54.

［2］Stoller D W. Magnetic resonance imaging in orthopaedics and sports medicine. Philadelphia：Lippincott company，1993.

［3］Agarwal K K，Mukherjee A，Sharma P，et al. Incremental value of ^{99m}Tc-MDP hybrid SPECT/CT over planar scintigraphy and SPECT in a vascular necrosis of the femoral head. Nucl Med Commun，2015，36（10）：1055-1062.

（李原）

病例 38　儿童股骨头骨骺滑脱

病史及检查目的

患儿为 13 岁男性，主因"右侧腹股沟部疼痛伴跛行 1 个月"就诊。患儿于 1 个月前出现右侧腹股沟部疼痛伴跛行，无发热，外院诊断右侧腹股沟淋巴结炎，给予口服"消炎药"治疗后症状减轻。1 周后出现右侧膝部疼痛，考虑为"右侧膝部韧带损伤"，给予口服镇痛药及局部按摩治疗，效果不佳。1 天前患儿摔倒，右侧膝部着地，无法站立，外院行双侧髋关节 X 线检查，诊断为"右侧股骨头骨骺滑脱"。既往史、家族史无特殊。查体：患儿被动平卧，右侧腹股沟区软组织肿胀、压痛，右侧髋关节活动受限，右侧足部血运及足背动脉搏动未见异常。为进一步明确诊断，行 ^{99m}Tc-MDP 双侧髋关节三时相骨显像（病例图 38-1）及全身骨显像。

三时相骨显像检查

弹丸式静脉注射显像剂 ^{99m}Tc-MDP 后，分别于即刻、15 min 及 3 h 行双侧髋关节血流相、血池相及延迟相三时相骨显像，并于 3 h 行全身骨平面显像。检查结果：血流相右侧髋关节血流灌注较对侧普遍减低；血池相右侧髋关节放射性分布不均匀增高；延迟相骨骼显像中右侧股骨头外上象限局灶性放射性分布稀疏，周围放射性分布不均匀增高。全身骨显像除见右侧股骨头外上象限局灶性放射性分布稀疏伴周围放射性分布不均匀增高外，其余诸骨未见异常放射性分布。

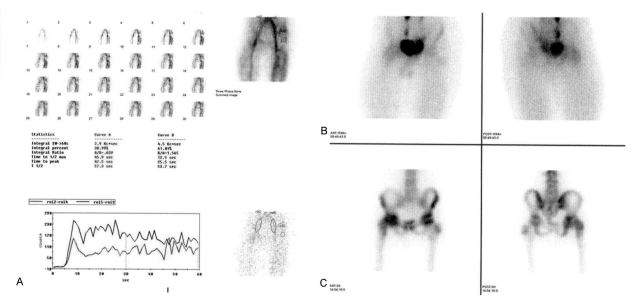

病例图 38-1　双侧髋关节血流相（A）、血池相（B）和延迟相（C）^{99m}Tc-MDP 显像图像。

检查意见：右侧股骨头骨骺滑脱，局部血流灌注及血运代谢异常，不除外右侧股骨头缺血性改变。

最终临床诊断

患者入院后行右侧股骨髁上骨牵引术 2 周，随后行全身麻醉下股骨头骨骺滑脱空心钉内固定术。综合病史、查体和影像学检查明确诊断为右侧股骨头骨骺滑脱合并右侧股骨头缺血性坏死。

病例相关知识及解析

股骨头骨骺滑脱（slipped capital femoral epiphysis，SCFE）是常见于青少年的一种髋关节疾病，由于股骨头与干骺端之间的骺板不能正常骨化，造成股骨头骨骺与干骺端之间的稳定性下降，继而发生滑脱。多向后外侧滑脱，导致髋关节内旋受限，产生患侧的外展外旋畸形，长期会引起关节退行性改变、关节撞击，最终出现骨性关节炎。SCFE 的发病率因种族、地域不同而异，总体发病率为 0.02% ～ 0.03%，多发生于 10 ～ 16 岁的男性儿童。

SCFE 多为特发性，少数伴有如下发病因素：①机械因素：如肥胖、头后倾、骺板倾斜度增加，使股骨头承受剪切应力增加。②生化因素：甲状腺功能低下、接受生长激素治疗、性腺功能低下等。SCFE 有多种分类方法，但目前临床主要根据患儿能否行走将其分为稳定型和不稳定型，稳定型 SCFE 是指在拄或不拄拐的情况下可以行走，不稳定型 SCFE 患者无论是否拄拐均不能行走。与稳定型 SCFE 相比，不稳定型 SCFE 的病变更易出现股骨头缺血性坏死、软骨溶解、骨性关节炎等并发症。患儿在临床上常表现为无明显诱因的髋关节和膝部疼痛、跛行，可伴有髋关节内旋受限和行走后疼痛加重。

影像学检查在 SCFE 的诊断及随访中发挥重要作用。常规需要拍摄双侧髋关节前后位和双侧髋关节蛙式位侧位 X 线片，以观察股骨头与股骨颈的位置关系变化。在髋关节蛙式位侧位 X 线片上测量外侧骺干角（Southwick 角），即测量股骨头骺板基底连线的垂线与股骨干长轴的夹角，然后减去正常侧的角度，用于骨骺滑脱的严重程度分级（病例图 38-2）。在侧位 X 线片上通过对 Klein 线进行测量和分析有助于发现程度较轻的 SCFE，提高早期诊断的准确性[1]。Klein 线是沿着股骨颈前上方画一条线，正常情况下，骨骺应通过此线，而在滑脱后，骨骺位于此线下方。CT 采用与股骨颈长轴相平行的轴位 / 矢状位斜面非常有助于确定后脱位的程度。MRI 能够先于 X 线发现 SCFE 的早期改变，异常表现包括生长板增宽，伴干骺端的骨髓水肿、关节渗出及滑膜炎。

在 SCFE 的治疗过程中，临床医生应特别关注是否合并股骨头坏死，因为骨骺滑脱程度较严重、患儿年龄较小及症状持续时间较短（反映生长板不稳定性增加）[2]等均与股骨头坏死相关。股骨头的血供可分为直接供应和经干骺端供应，儿童期由于有骺板这一天然屏障的存在，干骺端血供无法通过，故主要血供为来自旋股外侧动脉的头骺后外侧支持带动脉。当骨骺滑脱时，股骨头后上象限的损伤会造成股骨头承重面的血供受损，进而引发股骨头缺血性坏死，而如何在 SCFE 的复位过程中保护股骨头的血供也是备受关注的问题。在治疗开始之前，临床医生需要评估骨骺滑脱有无股骨头血运受损，以判断是否需要限制患儿负重以降低股骨头塌陷的发生率。此外，由于治疗所采用的针对骨骺滑脱的牵引复位、用于恢复股骨头颈关系的截骨术及空心螺钉内固定术等也可能引发类似疾病本身造成的损害，临床医生也需要在整个治疗过程中密切观察股骨头的血供改变。因此，在治疗前及治疗过程中能够及时评估股骨头血运、早期发现股骨头坏死对于临床医生判断预后、优化治疗方案及评价治疗效果至关重要。

分析术前和术后股骨头血运时，三时相骨显像是可靠的检查手段。由于能够探测股骨头骨骺血运改变的早期变化，三时相骨显像在股骨头坏死的诊断中发挥重要作用。血流相可通过感兴趣区（ROI）勾画及血流灌注曲线分析患侧股骨头血运状态；由于受骨骺滑脱损伤的影响，血池相患侧髋关节周围软组织常可见轻-中度放射性摄取增高；而延迟相骨骼显像中患侧股骨头呈局灶性放射性稀疏缺损区（以外上象限受累为著）是股骨头缺血性坏死的证据。北京积水潭医院对近 20 例行三时相骨显像的 SCFE 患者进行随访后发现，三时相骨显像最早可在术后 3 天探测到股骨头缺血性坏死（病例图 38-3）[3]。因此，对于 SCFE 患者，三时相骨显像能够在早期较为敏感地明确有无股骨头缺血性坏死及发生时限，在

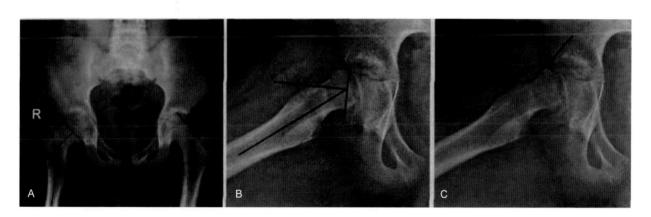

病例图 38-2 髋关节 X 线检查。A. 双侧髋关节正位，右侧为 Southwick 角，左侧为 Klein 线；B. 髋关节侧位 Southwick 角；C. 髋关节侧位 Klein 线。

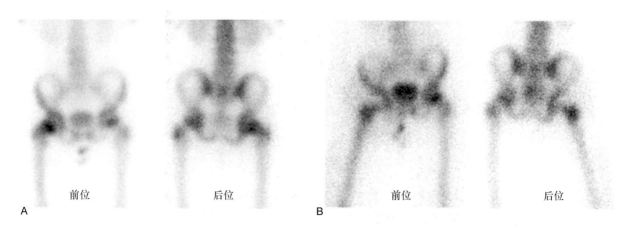

病例图 38-3 患儿男性，8 岁，摔伤后发现右侧股骨头骨骺滑脱，牵引 3 周后行三时相骨显像（A），随后行切开复位内固定术，术后 3 天骨显像提示右侧股骨头缺血性坏死（B）。

治疗前、牵引后及切开复位术后常规进行三时相骨显像可为患者提供较为准确的诊断及预后信息，为治疗效果评估及后续的临床决策提供有价值的参考。

参考文献

［1］徐易京，傅刚，张建立，等．Southwick 角和 Klein 线在股骨头骺滑脱诊断中的作用．中国矫形外科杂志．2010，18（19）：709-711.

［2］Sankar W N，McPartland T G，Millis M B，et al. The unstable slipped capital femoral epiphysis：risk factors for osteonecrosis. J Pediatr Orthop，2010，30（6）：544-548.

［3］杨芳，杨征，张连娜，等．三相骨显像对骺滑脱并发股骨头缺血坏死早期诊断价值的初步研究．医学影像学杂志，2018，28（10）：1736-1739.

（杨芳）

病例 39　骨梗死

病史及检查目的

患者为 27 岁女性，因"左侧乳癌术后 8 个月，双侧膝部疼痛 1 个月"就诊。患者 8 个月前体检发现左侧乳腺肿物，行保乳肿瘤切除术，术后病理诊断为乳腺原位癌，术后无其他治疗。1 个月前自觉双侧膝部疼痛，否认有近期外伤。患者既往有长期饮酒史（约 250 g/d），8 个月前因双侧髋关节疼痛于外院就诊，MRI 检查提示双侧股骨头坏死。近期实验室检查：血常规、生化等无异常；多项肿瘤标志物测定均为阴性。临床为进一步除外乳腺癌骨转移，行全身骨显像检查（病例图 39-1）。

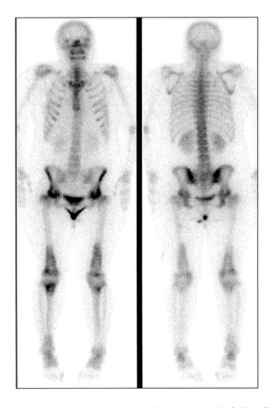
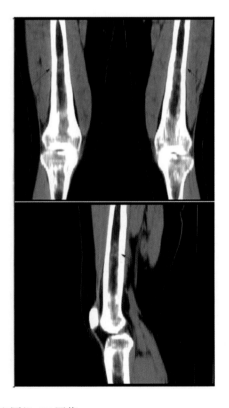

病例图 39-1　全身骨显像和同机 CT 图像。

骨显像检查

方法及影像所见：静脉注射 ^{99m}Tc-MDP 4 h 后行全身前、后位平面显像。结果示全身骨骼显影清晰，颅骨、胸骨、肋骨及脊柱各椎体放射性分布基本均匀；双侧股骨头见环状放射性浓聚灶，呈"炸面圈"征；双侧股骨远端及胫骨近端可见对称性分布的不均匀性片状放射性浓聚灶，使用同机 CT 加做膝关节扫描后，见相应区域骨骼髓腔内有"地图样"分布的斑片状稍高密度影。

检查意见：全身骨显像未见明显骨转移征象；双侧股骨头血运代谢异常符合股骨头缺血性坏死表现；双侧股骨远端及胫骨近端血运代谢增强考虑为骨梗死。

病例相关知识及解析

骨梗死（bone infarction）是指发生于骨干和干骺端的骨细胞及骨髓细胞因缺血而引起的弥散性或局灶性骨组织坏死。好发于 20 ~ 60 岁人群，无性别差异。骨梗死常与减压病、胰腺炎、动脉硬化、大量应用激素或免疫抑制剂、酗酒、创伤、接触化学物质等因素相关。病变多发生于股骨下段、胫骨上段，并呈多发性和对称性改变，极少伴有骨端关节面受累和塌陷。骨梗死的基本病理改变是骨干的髓质或皮质局部停止供血导致细胞死亡。部分骨梗死患者可无症状，有症状者可表现为局部骨疼痛，当病变累及关节时可有关节活动障碍。骨梗死的治疗原则是首先积极治疗原发病，对病变骨一般采取保守治疗，必要时行手术治疗。

早期骨梗死在 X 线平片上可无异常发现，随着病情进展可出现骨密度增高、骨质疏松及骨破坏，中晚期可见骨质破坏周围伴增生硬化，其内可见死骨。CT 对髓腔内改变及骨皮质和周围软组织的显示优于 X 线平片，骨梗死中期通常可见小的虫噬样改变和斑点状钙化，晚期可见松质骨内出现匍行的、周边为带状硬化的骨质吸收区或呈"地图样"分布的高密度圈状或斑片状影。通常认为 MRI 是诊断骨梗死最敏感的检查，可以反映不同时期的病理变化：早期骨髓水肿及静脉压增高，可出现髓腔内异常 T1WI 低信号，STIR 序列为高信号，骨质硬化带表现为坏死区的外围 T1WI 及 T2WI 低信号带；中晚期肉芽组织形成，呈 T2WI 高信号，而死骨吸收、新生骨形成则表现为 T1WI 和 T2WI 低信号[1]（病例图 39-2）。尽管核素显像常被用于股骨头缺血性坏死和下颌骨坏死的诊断中[2-3]，但其对全身多发性骨梗死的诊断价值及其是否比常规影像学检查更有优势尚待进一步证实。

本例患者的骨显像可见双侧股骨下端、胫骨上端多发、对称性分布的放射性浓聚灶，符合骨梗死的特征性影像表现。然而，骨显像诊断骨梗死时还应注意与以下疾病进行鉴别：①骨髓炎：患者通常有红、肿、热、痛等局部症状，以及发热、乏力等全身炎症反应症状，实验室检查可出现炎症因子水平增高，

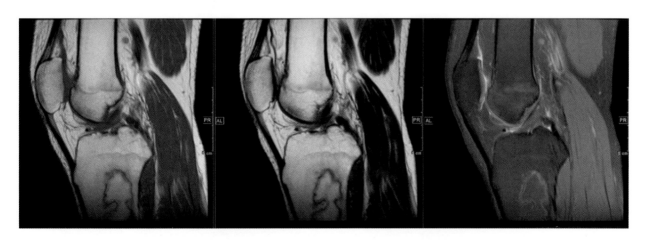

病例图 39-2　胫骨上端骨梗死患者的 MRI 图像。

CT、MRI 表现与骨梗死不同。②骨斑点症，病灶分布广泛，多见于干骺端及骨端，为致密的斑点状影，但一般无明显临床症状。③内生性软骨瘤：MRI 多显示为低信号钙化影，主要位于髓腔内，而中晚期骨梗死病灶周围的反应带在 MRI 上呈 T1WI 低信号、T2WI 和 STIR 高信号的蜿蜒迂曲样改变，即"地图样改变"。④骨样骨瘤：患者有典型的患部疼痛症状，以夜间为甚，服用水杨酸类药物后疼痛可缓解，典型 X 线表现为"瘤巢"伴周围增生硬化的反应骨。

由于本例为乳腺癌患者，临床为进一步除外其他部位的转移性肿瘤并观察缺血性骨病变的累及情况，随后又进行了 ^{18}F-FDG PET/CT 显像（病例图 39-3）。PET/CT 显示该患者全身未见转移瘤征象，而在双下肢骨梗死病变区发现与 CT 所示"地图样"改变相对应的 FDG 摄取增高与减低并存表现，其中的 FDG 低摄取区提示骨坏死，而边缘出现的 FDG 高摄取则是由坏死骨周边的成骨反应及炎症细胞浸润所致。此外，由于受设备空间分辨率的影响，相比于 SPECT 骨显像，^{18}F-FDG PET 能更好地显示骨梗死的特征性表现，对骨梗死的诊断与鉴别诊断更具优势。

骨梗死与骨缺血性坏死统称为骨坏死，其病因基本相似，糖皮质激素治疗和酗酒是两个最主要的危险因素，约 90% 的患者与之有关。在实际临床中，骨梗死的概念更注重强调病理改变，而股骨头坏死则特指股骨头血供受损导致的股骨头缺血性病变，两种病理改变相似又不完全重叠。本例患者表现的

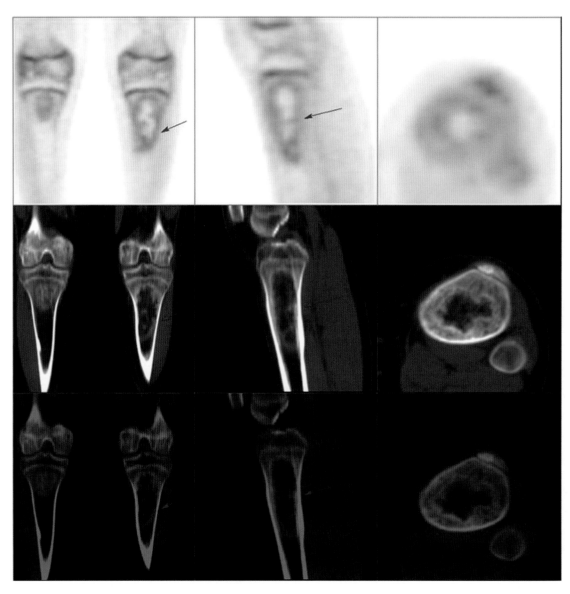

病例图 39-3 ^{18}F-FDG PET/CT 图像。

非创伤性股骨头坏死和骨梗死同时出现的情况在临床上并不多见。尽管该患者有乳腺癌病史，且近期出现骨痛症状，但考虑到手术病理诊断为乳腺原位癌，且近期乳腺相关肿瘤标志物均为阴性，结合 CT 表现，不支持转移瘤的诊断；而患者长期酗酒，既往已明确诊断双侧股骨头坏死，且骨显像表现也支持其诊断，加之进一步出现双侧股骨远段及胫骨近段放射性浓聚灶呈对称性分布，且髓腔内见"地图样"分布的斑片状高密度影或 FDG 浓聚影，均符合骨梗死特征，故考虑两者由同一致病因素（长期大量饮酒史）所致。

参考文献

［1］冯素臣，程克斌，程晓光，等 . 骨梗死的影像学改变及病理表现 . 中华放射学杂志，2004，38（3）：249-253.

［2］Agarwal K K，Mukherjee A，Sharma P，et al. Incremental value of ^{99m}Tc-MDP hybrid SPECT/CT over planar scintigraphy and SPECT in avascular necrosis of the femoral head. Nucl Med Commun，2015，36（10）：1055-1062.

［3］Catalano L，Del Vecchio S，Petruzziello F，et al. Sestamibi and FDG-PET scans to supportdiagnosis of jaw osteonecrosis. Ann Hematol，2007，86（6）：415-423.

（高平）

VI. 炎症性骨病变

病例 40　慢性骨髓炎活动期

病史及检查目的

患者为 19 岁男性，主因"右侧大腿下段间断疼痛、红肿 5 年，加重 2 周"就诊。患者 5 年前无明显诱因出现右侧大腿下段红肿，伴活动后疼痛，外院就诊考虑"炎症"，抗感染治疗后好转。此后症状反复出现。3 年前于外院行右侧股骨下段局部清创引流术，局部组织病理学检查见炎症细胞，细菌培养未见细菌生长。术后患者右侧大腿下段仍间断出现红肿、疼痛伴低热，行抗生素治疗可缓解。近 2 周疼痛再次发作。查体：右侧股骨中下段压痛明显，局部骨质隆起，股骨纵轴叩击痛阴性，未及骨擦音及反常活动。实验室检查：ESR 30 mm/h（参考值：0 ～ 15 mm/h），CRP 22 mg/L（参考值：＜ 8 mg/L）。为进一步了解病变活动状态及累及范围，行 ^{99m}Tc-MDP 三时相骨显像（病例图 40-1）。

三时相骨显像检查

方法及影像所见：弹丸式静脉注射 ^{99m}Tc-MDP 后即刻以 3 秒 / 帧的速度连续采集双侧大腿区域血流相 1 min；随后以 1 分钟 / 帧的速度采集血池相至 5 min。血流相及血池相影像中见右侧大腿下段放射性分布不均匀性增高。显像剂注射后 4 h 行延迟相骨显像，右侧股骨下段可见沿骨皮质分布的明显放射性浓聚现象。全身其余诸骨未见明显异常放射性分布。

检查意见：右侧股骨下段血运代谢增高灶，结合临床考虑为慢性骨髓炎活动期表现。

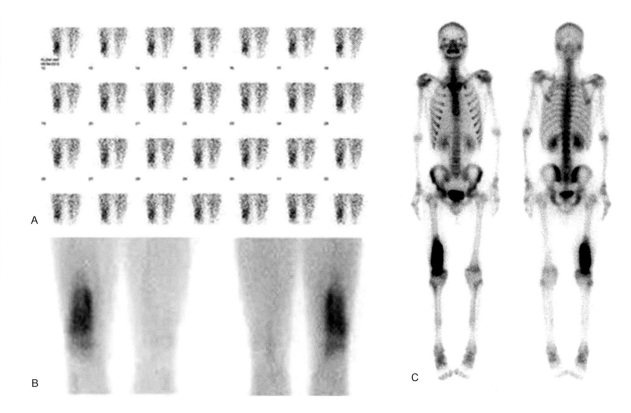

病例图 40-1 ^{99m}Tc-MDP 三时相骨显像。血流相（A）、血池相（B）及延迟相（C）均可见右侧大腿下段异常放射性浓聚灶。

最终临床诊断及随访

该患者入院行右侧股骨下段切开清创术及抗生素药珠植入术。病理结果回报：右侧股骨髓腔所取组织内见少许松质骨小梁及髓腔组织，少量浆细胞及淋巴细胞浸润，未见肿瘤成分。结合患者的症状、查体及相关影像学检查，临床最终诊断为慢性骨髓炎活动期。

术后患者症状缓解，但 2 年后再度出现右侧大腿疼痛，复查 ^{99m}Tc-MDP 三时相骨显像示相应部位再现相同的感染活动期影像表现。

病例相关知识及解析

骨髓炎（osteomyelitis）是指由细菌感染引起的骨骼破坏性炎症。致病菌可通过血液传播、创伤、周围感染组织扩散等途径播散到骨组织内生长繁殖，造成局部骨破坏，累及骨膜、骨皮质、骨髓和疏松结缔组织，并可引起全身症状，如发热、疼痛、食欲减退等。急性骨髓炎发作时，通常症状明显，容易被诊断；但一些患者呈慢性起病，症状往往不典型，通常需要相关影像学和实验室检查来证实感染的存在。慢性骨髓炎患者的临床特点为反复发作、长期不愈和病史漫长，其治疗也是临床医师较为棘手的问题。在清创术治疗前明确感染累及的范围，并在手术中将感染病灶彻底清除是手术治疗成功的关键，否则易造成感染复发。

在骨髓炎的诊断中，X 线、CT 和 MRI 等常规影像技术可用于观察在微生物侵袭及炎症反应共同作用下机体组织或器官所发生的解剖结构改变：急性骨髓炎主要表现为骨质破坏、骨髓腔密度增高、层状或葱皮样骨膜反应、病变周围软组织肿胀；慢性骨髓炎主要表现为骨质增生硬化、骨皮质增厚、骨干增粗，骨髓腔内可见死骨、脓肿或窦道形成。核素显像可反映炎性病变区的功能变化，包括血流量增加、成骨反应增强及炎症细胞浸润等，其中 ^{99m}Tc-MDP 三时相骨显像的临床应用较多，可灵敏地显示发生于骨髓炎的骨质增生硬化及周围软组织炎症，但其对感染性病灶的特异性不如 ^{18}F-FDG PET/CT[1-3]。

　　三时相骨显像通常与常规骨显像一起完成：显像剂注射后即刻采集动态血流相可观察局部的血流灌注情况；随后 5 min 内采集的图像为血池相（又称软组织相）显像，主要反映显像剂在脉管系统及软组织周围的细胞外间隙的分布；在注射后 2～4 h 后采集的图像反映显像剂由软组织清除后在骨骼的沉积和分布，即延迟相显像，用于观察发生于骨骼组织的病变。因此，三时相骨显像可根据放射性摄取异常出现的时期帮助识别感染性病变所累及的主要部位和组织，并检出活动期感染病灶。不同时相显像在骨髓炎诊断中的作用见病例表 40-1。在实际临床操作中，三时相图像采集通常采用局部平面显像的成像方式，但进一步完成全身图像采集可帮助明确病灶是局限于单部位还是多处受累，从而提供更多的诊断参考信息。

病例表 40-1　骨感染三时相骨显像的异常表现及其临床意义

血流相	血池相	延迟相	临床意义
－	－	－	排除感染
＋	＋	＋	急性骨髓炎 / 慢性骨髓炎活动期
－	＋ / －	＋	慢性骨髓炎静止期
＋	＋	－ / 轻度	软组织感染、蜂窝织炎

　　由于骨显像剂对感染性病灶的检出缺乏特异性，当出现阳性结果时需要与肿瘤、骨折、神经性关节病、假体无菌性松动等疾病鉴别。因此，对于临床怀疑骨髓炎的患者，在骨盆、脊柱、关节等解剖结构较为复杂的区域发现病变时，可通过加做 SPECT/CT 帮助识别软组织与骨的感染，并需要结合患者的病史、体格检查、实验室检查、相关影像学资料及骨显像所示的全身病灶分布情况进行诊断。本例患者具有慢性骨髓炎的典型临床特征，且三时相骨显像中显示出活动期骨髓炎的影像表现，位术前评估病灶受累范围及判断感染活动度提供了依据，表明 ^{99m}Tc-MDP 三时相骨显像对于骨髓炎是一种高效价比的检查方法，不仅可为术前确定清创范围提供参考，还可用于术后疗效随访及感染复发监测。

　　值得注意的是，在骨髓炎的诊断中还可考虑采用 ^{18}F-FDG PET/CT 检出活动性炎性病变。有研究报道 ^{18}F-FDG PET/CT 的诊断准确性高于三时相骨显像[3]，但由于 PET/CT 的检查费用较高，其在骨髓炎诊断中的性价比有待进一步验证，目前适用于一些临床诊断困难的情况。

参考文献

[1] Glaudemans A W，Jutte P C，Cataldo M A，et al. Consensus document for the diagnosis of peripheral bone infection in adults：a joint paper by the EANM，EBJIS，and ESR（with ESCMID endorsement）. Eur J Nucl Med Mol Imaging，2019，46（4）：957-970.

[2] Palestro C J，Love C. Radionuclide imaging of musculoskeletal infection：Conventional agents. Semin Musculoskelet Radiol，2007，11（4）：335-352.

[3] Vander Bruggen W，Bleeker-Rovers C P，Boerman O C，et al. PET and SPECT in osteomyelitis and prosthetic bone and joint infections：a systematic review. Semin Nucl Med，2010，40（1）：3-15.

（杨芳）

病史及检查目的

患者为 36 岁男性，主因"双侧大腿骨折术后 4 年，局部渗液 8 个月余"入院。患者 4 年前因车祸导致右侧股骨干开放性骨折，左侧股骨干、左侧髌骨、右侧尺骨鹰嘴等处多发骨折；伤后当日予清创缝合术，1 个月内先后行右侧股骨骨折支架外固定术、右侧尺骨鹰嘴骨折切开复位内固定术、右侧股骨骨折拆除外支架改为髓内针内固定术等。3 年前因右侧股骨干内固定物术后感染行扩创引流、内固定取出术，术后右侧大腿无明显疼痛，活动尚可。8 个月前出现发热伴右侧大腿红肿、疼痛、流黄脓伴渗液及出血，予抗感染等对症处理后，局部症状缓解不明显。查体：右侧大腿皮肤窦道，局部少许黄白色渗液及多处手术瘢痕。实验室检查：白细胞（white blood cell，WBC）10.55×10⁹/L［参考值：（3.5～9.5）×10⁹/L］，ESR 41 mm/h（参考值：0～15 mm/h），CRP 29.0 mg/L（参考值：＜8 mg/L）。为明确感染活动性及其范围，行双侧大腿 ^{18}F-FDG PET/CT 显像。

^{18}F-FDG PET/CT 检查

方法及影像所见：静脉注射 ^{18}F-FDG 后 60 min 行 PET/CT 图像采集，计算机处理后分别获得股骨三方位断层 PET、CT，以及 PET 与 CT 的融合图像。结果示右侧股骨骨干增粗变形，骨密度弥漫增高，中段骨皮质不连续；右侧股骨上段及下段骨髓腔内可见多发 FDG 摄取增高灶（SUV$_{max}$：5.0～5.8），相应部位 CT 见髓腔内密度增高影，同时右侧大腿中下段软组织内见多发不规则钙化及骨化，同时伴弥漫性 FDG 摄取增高灶（SUV$_{max}$：11.9），累及长度约 23 cm；病灶外下方见窦道形成，并与骨组织相通，深约 3.8 cm。左侧股骨中段骨皮质不连续，髓腔内密度弥漫增高，左侧大腿软组织内亦见分层状不规则

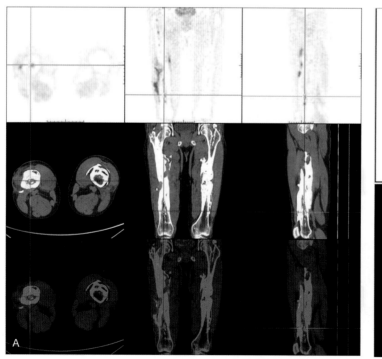
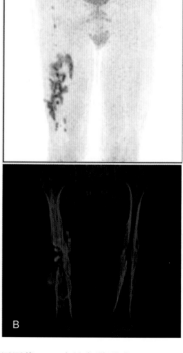

病例图 41-1　双侧大腿局部 ^{18}F-FDG PET/CT 显像。A. 三方位断层图像；B. 病灶窦道形成。

钙化及骨化密度影，但未见 FDG 摄取增高。

检查意见：右侧股骨骨折术后愈合不良，骨髓腔及周围软组织内 FDG 代谢增高灶考虑为感染性病灶；左侧股骨骨折术后愈合不良，但未见明显活动性感染征象；双侧大腿软组织骨化性肌炎。

最终临床诊断

患者随后行右侧股骨干骨髓炎扩创术＋抗生素人工骨置入术，术中见大腿外侧软组织内大量增生肉芽组织及骨水泥链珠，彻底扩创、切除坏死组织。术后标本细菌培养结果示金黄色葡萄球菌阳性，证实存在感染。

病例相关知识及解析

创伤后骨髓炎（post-traumatic osteomyelitis）主要指因开放性骨折或切开复位内固定等对骨折断端或外露处的直接污染、感染而造成的骨髓炎，可分为急性或慢性。其特点是感染主要局限于骨折处，附近软组织呈化脓性炎症。骨折术后感染是创伤骨科手术后最常见的并发症，金黄色葡萄球菌是最常见的致病菌[1]。明确术后感染的诊断对于临床决策至关重要，且感染灶的定位直接影响临床治疗方式的选择。

对于创伤后骨髓炎，临床上通常依据患者的病史、症状、实验室检查、组织病理学、细菌生物学及影像学检查做出诊断。在影像学检查中，X 线、CT 和 MRI 作为一线检查，但这些检查手段均存在各自的局限性：X 线平片诊断骨骼肌肉系统感染的敏感性和特异性较低，且在发病 2 周内通常无异常发现；MRI 的敏感性较高，在骨髓炎发病 2 天内即可有阳性表现，如最早期的骨髓水肿、周围软组织水肿和骨膜反应等，但内置的金属固定物会造成严重伪影，限制其诊断效能。核医学检查可作为常规影像检查的重要补充。应用于骨髓炎的核医学检查手段包括骨显像、三时相骨显像、白细胞显像联合骨髓显像、^{67}Ga/^{68}Ga 标记的炎症显像、IgG 显像及 ^{18}F-FDG PET/CT 显像等[2]。有研究显示，三时相骨显像诊断骨髓炎的敏感性高，但特异性低，尤其是对于创伤后或其他手术后的骨髓炎患者，易产生假阳性表现，造成误诊，其诊断特异性仅为 35%[3]，因此，临床将关注点转向 ^{18}F-FDG PET/CT。

^{18}F-FDG 不仅能在恶性肿瘤病灶中大量聚集，同时也可以在炎症组织内葡萄糖代谢增强的活化炎症细胞（以中性粒细胞、巨噬细胞为主）中聚集，从而使活动性炎症或感染性病灶显影。其病理生理学机制为炎症早期血管通透性增加，软组织血流灌注增多，导致更多的 FDG 在感染部位聚集；随后炎症细胞通过趋化作用聚集到感染性病灶，在细胞因子刺激、葡萄糖转运蛋白（GLUT1、GLUT3）表达上调、己糖激酶活性增强等机制的共同作用下，使炎症细胞的葡萄糖代谢活性增强。有研究表明，无论炎症处于急性期或慢性期，^{18}F-FDG 摄取均与炎症细胞数量呈线性正相关。PET/CT 显像集功能与解剖成像于一体，利用 ^{18}F-FDG PET 在代谢水平上的高度准确性，以及 CT 对骨质及软组织形态改变的检出，可对骨髓炎的活动性及范围做出精准的诊断。研究显示，^{18}F-FDG PET/CT 对急性或慢性骨及软组织感染的敏感性可高达 95% 以上，特异性为 75%～99%[4]。2019 年，由 4 个欧洲学会联合发布的成人外周骨感染诊断指南中[5]，将 ^{18}F-FDG PET/CT 作为 2 级证据推荐常规应用于高度怀疑骨折术后感染的患者。

本例患者创伤史较长，同机 CT 表现为双侧股骨增粗变形、骨密度增高，整体符合慢性骨髓炎的影像特点；同时，PET 显示右侧大腿骨折断端周围软组织内及骨髓腔呈现明显高代谢，提示了慢性骨髓炎活动性感染部位。尽管左侧大腿肌肉组织内亦可见不规则骨样组织（即骨化性肌炎表现），但无明显代谢活性增高区，单纯表现为骨折后的慢性骨质增生修复，从而排除了活动性感染。最终手术所见及细菌培养证实了 PET/CT 检查的诊断结果。

参考文献

[1] Morgenstern M，Kühl R，Eckardt H，et al. Diagnostic challenges and future perspectives in fracture-related infection. Injury，2018，49（Suppl 1）：S83-S90.

[2] Palestro C J. Radionuclide imaging of musculoskeletal infection：a review. J Nucl Med，2016，57（9）：1406-1412.

[3] van der Bruggen W，Bleeker-Rovers C P，Boerman O C，et al. PET and SPECT in osteomyelitis and prosthetic bone and joint infections：a systematic review. Semin Nucl Med，2010，40（1）：3-15.

[4] Irmler I M，Opfermann T，Gebhardt P，et al. In vivo molecular imaging of experimental joint inflammation by combined（18）F-FDG positron emission tomography and computed tomography. Arthritis Res Ther，2010，12（6）：R203.

[5] Glaudemans A W，Jutte P C，Cataldo M A，et al. Consensus document for the diagnosis of peripheral bone infection in adults：a joint paper by the EANM，EBJIS，and ESR（with ESCMID endorsement）. Eur J Nucl Med Mol Imaging，2019，46（4）：957-970.

（张毓艺　杨芳）

病例 42　人工关节置换术后假体周围感染

病史及检查目的

患者为 73 岁女性，主因"双侧膝关节置换术后 4 年，出现右侧膝关节肿痛 1 个月"就诊。患者既往有类风湿性关节炎病史多年，因关节功能障碍于 4 年前行双侧膝关节置换术，术后关节功能良好。1 个月前开始出现右侧膝关节肿痛，存在静息痛。查体可见右侧膝关节肿胀，局部皮温增高。实验室检查：CRP 和 ESR 轻度增高。X 线平片检查无阳性发现。为进一步明确是否存在假体周围感染，行双侧膝关节三时相骨显像检查（病例图 42-1）。

三时相骨显像检查

方法及影像所见：经弹丸式静脉注射显像剂 ^{99m}Tc-MDP 后，分别于即刻、5 min 及 4 h 采集双侧膝关节血流相、血池相及延迟相平面图像。结果示血流相、血池相见右侧膝假体周围区域不规则环形放射性浓聚影，左侧膝假体周围未见异常显像剂摄取；延迟相中右侧股骨远端及胫骨近端与假体连接处可见点状、片状放射性浓聚影，左侧膝假体周围骨未见异常显像剂摄取。

检查意见：双侧膝人工关节置换术后右侧膝假体周围软组织呈显像剂高摄取，考虑感染；左侧膝正常置换术后表现。

病例相关知识及解析

人工关节置换术是指采用金属、高分子聚乙烯、陶瓷等材料，根据人体关节的形态、构造及功能制成人工关节假体，通过外科手术植入人体内，达到缓解疼痛并代替患病关节功能的目的，目前已成为治疗终末期关节病的常用手段。人工关节置换术后，绝大多数患者的生活质量可得到显著改善，但术后并发症也越来越受到关注。由于关节长期活动与磨损可在假体表面形成碎屑微粒，从而引发无菌性炎症反应，激活吞噬细胞，发生骨溶解，进而导致假体松动。感染是人工关节置换术后最严重的并发症，可由手术操作过程中引入的病原体或机体内环境变化导致致病菌经血行播散至假体关节所致。由于感染造成的骨溶解亦可出现关节松动，因此临床常需将假体感染与单纯的无菌性松动进行鉴别，因为两者的治

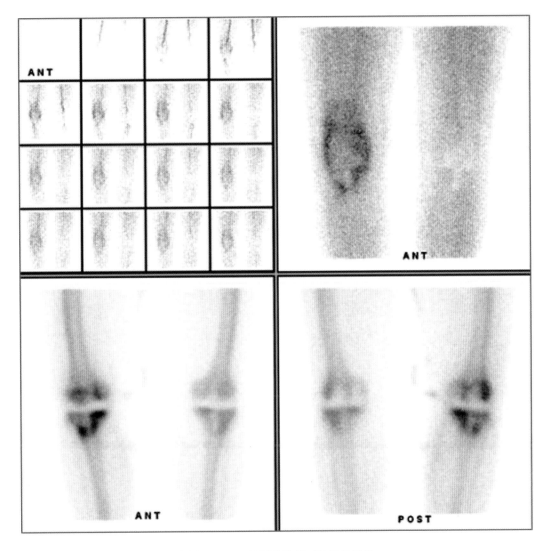

病例图 42-1　双侧膝关节三时相骨显像。

疗方案不同。对于无菌性松动，可直接进行一期假体翻修术，而假体周围感染则应首先行一期假体旷置术，待感染控制后，再行二期翻修术[1]。感染的典型临床表现为关节区红、肿、热、痛，甚至出现窦道和破溃，但一些低毒力病原体感染往往症状不典型，与无菌性松动鉴别困难。尽管血清炎症标志物（CRP、ESR）对诊断有一定帮助，但其敏感性和特异性均较低[2]，尤其在患者合并自身免疫性疾病时可能失去诊断意义。通过关节抽吸液进行细菌培养判断有无感染被认为是"金标准"，但此种方式为有创性检查，且有造成感染扩散的风险。因此，影像学检查对人工关节置换术后假体感染与松动的诊断具有重要作用。

在影像学检查中，X线平片可通过观察假体-骨界面间的透亮带判断是否出现假体松动，但难以判断是否存在感染。由于CT和MRI的作用会因患者植入的金属物而受限，核素显像成为无创性诊断假体周围感染的常用检查方法。核素显像中的炎症显像剂（如 ^{67}Ga、标记白细胞的显像剂及 ^{18}F-FDG 等）适用于假体周围感染的检出，其中白细胞显像联合骨髓显像的诊断准确性最高[3]。然而，由于白细胞显像的操作过程繁复，因此骨显像在国内应用更为广泛。既往临床以单纯骨显像中假体周围骨出现沿骨皮质分布的异常放射性浓聚灶作为假体感染的诊断依据，但临床应用中发现其诊断效能并不高[2]。目前提倡采用三时相骨显像，通过血流相、血池相观察局部血流灌注及血管生成情况，帮助检出软组织蜂窝织炎，使诊断假体周围感染的准确性得到进一步提高。研究显示，对于人工髋关节置换术后出现关节疼痛症状者，无论延迟相结果如何，根据早期血流相、血池相中发现异常显像剂摄取诊断假体周围感染的准确性达 90.5%[2]（病例图 42-2）。当然，在不增加患者吸收剂量的情况下，同时获得三时相图像有助于定位感染病灶的范围，并观察由应力改变引起的骨代谢变化，因此，实际临床中仍提倡使用三时相骨显像的方法进行人工关节置换术后疼痛的鉴别诊断。

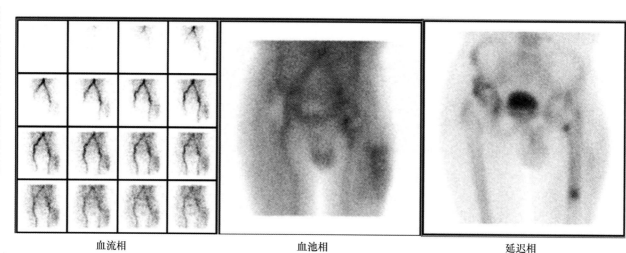

| 血流相 | 血池相 | 延迟相 |

病例图 42-2　患者为 63 岁男性，因"双侧髋关节置换术后 8 年，左侧髋部及左侧大腿疼痛 1 年"就诊。血流相、血池相示左侧股骨假体外侧软组织区域见片状异常显像剂浓聚灶，延迟相中仅左侧股骨小转子及假体股骨柄远端骨见点状放射性浓聚灶。该患者术中取组织培养证实为金黄色葡萄球菌感染。

参考文献

［1］吕厚山.现代人工关节外科学.北京：人民卫生出版社，2006.

［2］李原，王茜，岳明纲.99mTc-MDP 显像用于人工髋关节置换术后关节感染的鉴别诊断.中华核医学与分子影像杂志，2013，33（4）：267-270.

［3］Pill S G，Parvizi J，Tang P H，et a1. Comparison of fluorodeoxyglucose positron emission tomography and 111In-white blood cell imaging in the diagnosis of peripmsthetic infection of the hip. J Arthroplasty，2006，21（6 Suppl 2）：91-97.

（陈津川　李原）

病例 43　脊柱结核

病史及检查目的

患者为 65 岁男性，主因"排尿困难 3 个月，骨痛 2 个月"就诊。患者 3 个月前开始出现排尿困难，无明显尿痛，当地医院诊断为前列腺增生，对症治疗后上述症状未见明显好转。2 个月前出现腰部及髋部酸痛、双下肢酸胀等不适，MRI 示前列腺中央叶及边缘叶信号不均匀减低，弥散加权成像（diffusion weighted imaging，DWI）示左侧边缘叶可见点状高信号，前列腺左后缘与精囊腺相通，精囊腺结构紊乱，可见高低混杂信号改变，考虑肿瘤可能性大。实验室检查：总 PSA 0.178 ng/ml（参考值：0 ～ 4.000 ng/ml）；丙氨酸转氨酶（又称谷丙转氨酶）（alanine aminotransferase，ALT）71 U/L（参考值：9 ～ 50 U/L），天冬氨酸转氨酶（谷草转氨酶）（aspartate aminotransferase，AST）110 U/L（参考值：

15 ～ 40 U/L）；中性粒细胞百分比 83.7%（参考值：40% ～ 75%），血红蛋白 123 g/L（参考值：130 ～ 175 g/L）；多项肿瘤标志物均阴性；血、尿细菌培养及结核菌素试验均阴性。因临床疑诊前列腺癌，为除外骨转移，行 ^{99m}Tc-MDP 全身骨显像（病例图 43-1）。

骨显像检查

影像所见：全身前、后位平面骨显像示全身骨骼显影清晰，颅骨、肋骨及胸骨放射性分布均匀，腰骶部放射性分布不均匀，L5/S1 椎体相对缘可见轻度条片状不均匀放射性浓聚灶；余骨未见明显异常放射性分布。加做腰骶椎 SPECT/CT 后，见 L5 椎体上、下关节面缘及 S1 椎体上缘虫蚀状溶骨性骨质破坏伴周围软组织肿物形成，边缘可见硬化，软组织肿物内可见死骨，呈放射性稀疏缺损表现，S1 椎体骨质密度增高，肿物-骨交界面及 S1 椎体内可见条片状放射性浓聚影。

检查意见：腰骶椎溶骨性骨质破坏伴局部 MDP 代谢异常，考虑炎性病变可能性大（脊柱结核？）。

最终临床诊断

为进一步明确诊断，患者随后进行了 ^{18}F-FDG PET/CT 检查（病例图 43-2）。结果示双肺野内见弥漫分布的模糊小斑片及结节影，以双肺上叶为著，部分结节中心可见空洞，相应区域呈不均匀性 FDG 摄取增高表现（SUV$_{max}$：2.6 ～ 5.1）；另于左肺上叶尖后段见无明显 FDG 摄取的索条影及钙化结节影；双侧胸腔后部见弧形水样密度影；肝形态饱满，实质密度弥漫性减低（CT 值约 49 HU），FDG 弥漫性摄取增高（SUV$_{max}$：6.1）；前列腺形态饱满，偏左侧可见一片状放射性浓聚灶（SUV$_{max}$：4.4），CT 于相应区域见形态不规则的条片状高密度影；^{99m}Tc-MDP SPECT/CT 所示 L5 及 S1 椎体病变软组织肿物边缘区域呈 FDG 摄取不均匀性增高（SUV$_{max}$：1.9 ～ 3.6），中心低密度区呈放射性稀疏缺损，S1 椎体内可见片状放射性浓聚影；全身其余部位未见明显异常。检查意见：全身多发 FDG 代谢异常病灶考虑结核的多系统累及可能性大，病变累及肺、骨、肝及前列腺，建议前列腺病灶处行组织病理学检查。

患者行前列腺穿刺病理检查示肉芽肿性病变，临床最终诊断为结核，予抗结核治疗后患者腰痛及排

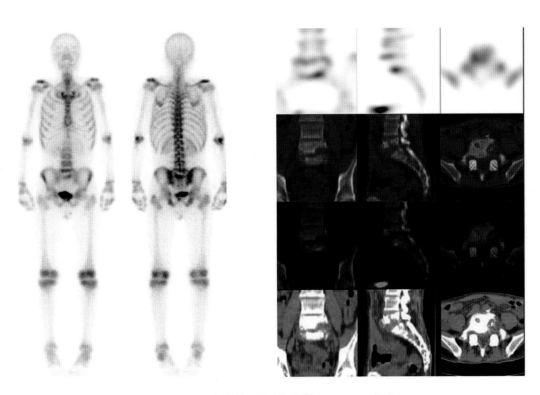

病例图 43-1 全身骨显像及腰骶部 SPECT/CT 图像。

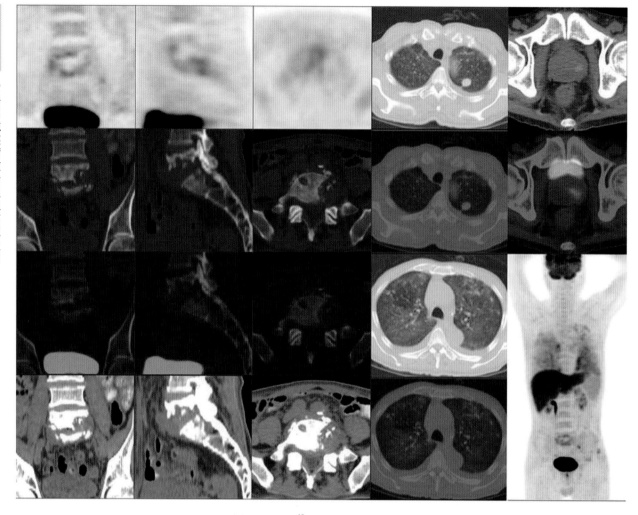

病例图 43-2　^{18}F-FDG PET/CT 显像。

尿困难症状明显好转，肝功能改善。

病例相关知识及解析

　　结核（tuberculosis）是由结核分枝杆菌感染引起的传染性疾病。结核的病理改变包括渗出性病变、增生性病变和坏死性病变，三者可因机体抵抗力、细菌载量和毒力不同而相互转化；结核的特征性表现为肉芽肿中出现中心干酪样坏死，又被称为结核结节。结核多发生于肺部，但也可发生于其他器官，肺部感染结核分枝杆菌后，可通过血液传播导致骨骼系统结核、泌尿系统结核、消化系统结核等。对于肺结核，胸部 CT 在诊断中发挥主要作用，核素显像对肺外结核的诊断具有优势。

　　骨结核是肺外结核的常见类型，其中脊柱结核的发生率最高，多见于腰椎，胸腰段次之，颈椎少见。超过 95% 的脊柱结核继发于肺结核，单纯骨骼受累者较少见。脊柱结核多见于儿童和青年，但近年来老年人的发病率逐渐升高。由于椎体终板下血供丰富，结核分枝杆菌最易累及终板下骨质，尤其是椎体前部，进而向椎体内、椎间盘及椎旁侵犯，并常累及相邻椎体。根据最先受累的部位，脊柱结核可分为椎体结核和附件结核，前者又分为中心型、边缘型和韧带下型，约 90% 的脊椎结核发生在椎体，单纯附件结核少见[1]。脊柱结核患者多发病隐匿，通常因椎体疼痛及神经或脊髓受压症状而就诊，严重者可引起脊柱不稳、后凸畸形，甚至瘫痪，从而影响患者的健康及生活质量。因此，早期诊断脊柱结核具有重要临床意义。

在脊柱结核的诊断中，影像学检查是不可缺少的。不同类型的脊柱结核在X线平片上的影像表现有所差异：中心型椎体结核多见于胸椎，表现为椎体内骨质破坏；边缘型椎体结核多见于腰椎，椎体破坏从边缘骨质开始，然后向椎体和椎间盘侵蚀蔓延，椎间隙变窄为其特点之一；韧带下型椎体结核主要见于胸椎，病变在前纵韧带下扩展，椎体前缘骨质破坏，椎间盘完整；附件结核则以脊柱附件骨质破坏为主，累及关节突时常跨越关节。CT检查比X线平片能够更清晰地显示结构变化，发现脓肿、死骨或病理性骨折碎片，同时能更明确地显示病变与周围大血管、组织器官的关系，以及突入椎管内的情况。MRI对评价结核病灶范围、软组织侵犯及神经压迫情况更敏感，可发现X线和CT阴性的早期椎体结核病灶。骨显像具有一次扫描获得全身骨骼情况的优势，对脊柱疾病的鉴别诊断具有独特价值。脊柱结核在骨显像中通常可见受累椎体的放射性浓聚，呈比邻分布，其内死骨及椎旁脓肿表现为放射性稀疏缺损区[2]。若加做局部SPECT/CT，可清楚地显示椎体骨质破坏程度、椎间隙变窄情况及椎体周边是否存在脓肿等[3]。

本例老年男性患者以泌尿系统症状及骨痛就诊，MRI提示前列腺病变，临床初步印象为前列腺癌骨转移，但全身骨显像检查符合脊柱结核表现。鉴于该患者症状及实验室检查并不具备明显的结核证据，为进一步除外恶性病变，又进行了 ^{18}F-FDG PET/CT。通过PET/CT检查进一步发现了肺、肝、前列腺及腰骶椎多系统受累征象，而其中的肺内病变和脊柱病变的形态学与代谢特征均符合活动期结核表现，并未发现明显的恶性病变征象，因此考虑全身多系统结核可能性大。尽管前列腺并非结核易累及器官，但随后的病理检查及抗结核治疗效果均证实了临床诊断。由此可见，尽管骨显像能够检出脊柱结核，但值得注意的是，骨显像对骨外结核病灶的检出能力有限。由于多数骨结核继发于肺结核，同时又存在其他系统受累的可能，因此当骨显像发现或怀疑骨结核时，建议进一步进行 ^{18}F-FDG PET/CT 检查，以帮助更好地进行鉴别诊断。

此外，本例同时获得了 ^{99m}Tc-MDP SPECT/CT 和 ^{18}F-FDG PET/CT 图像，骨显像中的异常浓聚灶主要位于被破坏的关节面反应性成骨区和椎体内反应性硬化区，而 ^{18}F-FDG PET/CT 中的异常浓聚灶则出现于炎性肉芽肿内和椎体髓腔受累区域，两种显像剂在脓肿中心的坏死区域均未被摄取。上述表现符合慢性感染性病变的影像特征。两种不同机制的显像剂在病变区域摄取的差异结合定位CT所显示的结构变化，可以分析病变的不同病理改变，为鉴别诊断提供有力的依据。

参考文献

［1］白人驹.医学影像诊断学.3版.北京：人民卫生出版社，2010.
［2］宋乐，张燕燕，张卫方，等.脊柱结核骨显像表现分析.中国临床医学影像杂志，2012，23（4）：285-288.
［3］王妮，王喆，李成，等.全身骨显像及局部骨SPECT/CT显像在椎体结核诊断中的价值.中华核医学与分子影像杂志，2013，33（6）：491-492.

（郝科技　李原）

病例 44　多发骨结核

病史及检查目的

患者为18岁男性，主因"右侧上臂疼痛1周余"就诊。患者1周余前出现右侧上臂钝痛，夜间明显，伴右侧上肢活动受限。X线检查、CT及MRI示右侧肱骨近段骨质破坏合并病理性骨折（病例

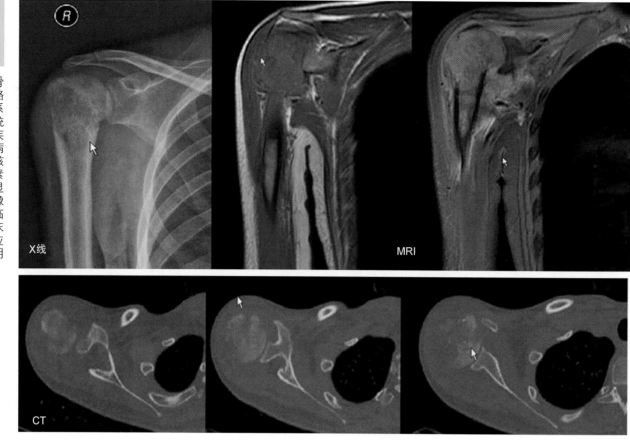

病例图 44-1　右侧肱骨 X 线片、CT 及 MRI 图像。

图 44-1），同时见右侧锁骨上、下及右侧腋窝多发肿大淋巴结，考虑恶性病变可能性大。实验室检查：CRP 97.42 mg/L（参考值：< 8.0 mg/L），ESR 59 mm/h（参考值：0 ～ 15 mm/h）；血常规示轻度贫血；ALP、多项肿瘤标志物及 T-SPOT 均为阴性。为进一步明确病变性质，行全身骨显像检查。

骨显像检查

方法及影像所见：静脉注射 ^{99m}Tc-MDP 4 h 后，使用 SPECT/CT 行全身前、后位平面显像。结果示全身骨骼显影清晰，颅骨、右侧肱骨、右侧第 9 后肋、双侧骶髂关节、左侧髂骨、双侧股骨远段及胫骨近段可见多发大小不等的放射性浓聚灶，其中右侧肱骨病灶内可见放射性稀疏缺损区。加做局部 CT 后，见双侧髂骨成骨性改变；右侧第 9 后肋及双侧胫骨近段虫蚀样骨质破坏伴髓腔内骨质硬化；双侧股骨远段未见明确骨质破坏征象（病例图 44-2）。

检查意见：全身骨多发血运代谢异常伴 CT 混合性骨质破坏，考虑慢性炎症性骨病变可能性大，建议进一步行组织病理学检查。

最终临床诊断及随访

患者随后行右侧肱骨病灶刮除术＋植骨术＋内固定术，术后送检组织病理检查为肉芽肿伴干酪性坏死，病理涂片中见大量抗酸染色阳性杆菌。临床最终诊断为多发骨结核，全身其他部位未发现结核病灶。患者经抗结核治疗后病情明显好转。

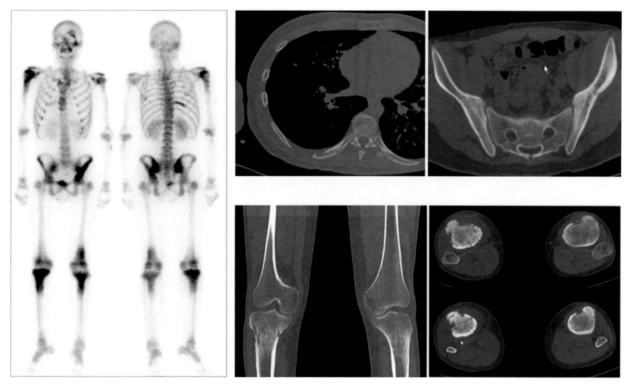

病例图 44-2 全身骨显像及同机 CT。

病例相关知识及解析

多发骨结核是指由结核分枝杆菌引起的、非相邻的 2 处或 2 处以上骨和（或）关节的感染性病变。多发骨结核较为罕见，占骨结核的 7% ～ 13%，多见于青少年。骨结核的发病部位多在负重大、活动多、易发生劳损的骨或关节区域，最好发于脊柱椎体，其次是髋、膝、足、肘、手等。骨结核多为全身感染性疾病骨骼受累的表现，通常伴有肺结核，但部分骨结核患者无肺结核病史，即结核分枝杆菌的隐匿性感染。

病例 43 中描述了单纯累及脊柱的结核影像表现。本例患者骨显像检出的多发结核性骨病变主要累及脊柱以外的富含松质骨的扁骨或长骨近干骺端，并且除骨骼受累外，其他脏器组织未发现病灶。这种以多发骨病变为表现的情况，在临床尚未获得结核诊断证据时，需注意与多种骨骼的良、恶性病变相鉴别。事实上，结合 CT 所示的骨质破坏及骨质硬化，该患者的影像表现至少可符合骨骼慢性炎症。

当结核累及松质骨时，多有与脊柱结核类似的表现，可自髓腔中心形成坏死空洞，亦可仅累及边缘表现为骨质缺损，其内易见死骨。而皮质骨结核多从髓腔受累开始，脓液经骨小梁外溢造成局部骨皮质虫蚀状缺损，导致骨膜增生，可不形成死骨（病例图 44-3）。对于关节结核，病变可能先累及骨，然后突破骨皮质后进入关节腔，也可能先累及关节滑膜，自外向内侵蚀骨骼，二者在疾病早期可发现病变的位置不同，但晚期全关节受累时则无法分辨。

当发生多骨病变时，核医学大视野成像通常可比常规影像检查发现更多的病灶。需注意的是，尽管骨结核的影像学表现具有一定特征性，但类似本例的多发骨病变仍需与下列良、恶性疾病相鉴别：①恶性肿瘤：尽管年轻患者发生上皮源性肿瘤转移的可能性较小，但需注意与如骨肉瘤等原发性骨肿瘤相鉴别，尤其是多中心性骨肉瘤。骨肉瘤发生下肢对称性转移的可能性通常较小，且在骨转移发生前多先发现肺内转移。此外，骨肉瘤多为膨胀性生长，会有比较明确的成骨性病变或软组

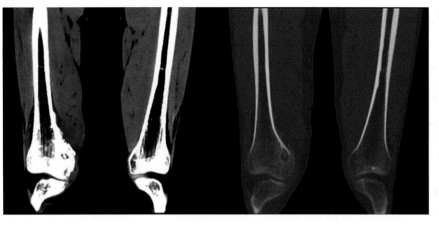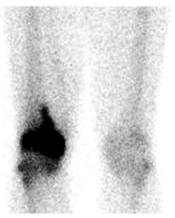

病例图 44-3　皮质骨结核的 CT 和骨显像图像。

织肿物形成。②血液系统肿瘤：淋巴瘤表现多样，可仅表现为骨骼受累，但累及骨骼时表现为硬化性改变者少见。组织细胞增生症（如 Erdheim-Chester 病）易表现为四肢对称性放射性浓聚灶，但 CT 多见髓腔内硬化性病灶，且肋骨受累少见。③骨梗死：较少累及颅骨、肋骨及骨盆，以下肢骨多见，病变发生于髓腔，表现为"地图样"改变，这些与结核感染性病变的骨溶解继发硬化表现不同。

此外，无论是单纯骨结核还是多发骨结核，SPECT/CT 骨显像对于骨病变的检出能力并不劣于 ^{18}F-FDG PET/CT，然而，^{18}F-FDG PET/CT 可发现其他脏器组织受累征象，在鉴别诊断中可以提供更多有价值的信息，这是骨显像所不能的。由于单纯骨结核相对少见，就诊于核医学科的患者亦多为不典型病例，因此影像诊断时还应注意结合患者的病史及其他临床资料，必要时采用 SPECT/CT 或联合 ^{18}F-FDG PET/CT，以便获取更多的诊断证据。

参考文献

［1］白人驹. 医学影像诊断学. 3 版. 北京：人民卫生出版社，2010.

［2］宋乐，张燕燕，张卫方，等. 全身骨显像诊断多发骨结核 1 例. 中国临床医学影像杂志，2010，21（12）：910-911.

（郑朋腾　郝科技　李河北）

病例 45　梅毒骨受累

病史及检查目的

患儿为 2 岁男性，因"间断发热 2 个月，四肢肿胀 1 个月"就诊。患儿 2 个月前无明显诱因出现发热，体温波动于 37.0 ～ 38.5℃，以夜间为著，偶有咳嗽，当地医院考虑"呼吸道感染"，予抗感染、退热治疗效果不佳。1 个月前出现左手食指近端肿胀，并逐渐发展为双上肢及下肢肿胀，无活动障碍，局部皮肤无发红、破溃及皮温升高。患儿出生、喂养及生长发育无特殊，平素体质一般，5 个月前曾出现肛周、躯干部及头面部皮疹，外用抗生素好转。患儿母亲孕期梅毒筛查结果不详。实验室检查：梅毒 19S-IgM（＋）、梅毒甲苯胺红不加热血清试验（tolulized red unheated serum test，TRUST）1：32（＋）

及梅毒螺旋体颗粒凝集试验（treponema pallidum particle assay，TPPA）＞1∶1280（＋）。患儿实验室检查：WBC 10×10⁹/L（参考值：3.5～9.5×10⁹/L），血红蛋白96 g/L（参考值：115～150 g/L），血小板631×10⁹/L（参考值：125～350×10⁹/L）；CRP 40 mg/L（参考值：0～10 mg/L）；ESR 102 mm/h（参考值：0～20 mm/h）；抗核抗体（antinuclear antibody，ANA）1∶100；梅毒19S-IgM（＋）、梅毒TRUST 1∶32（＋）及梅毒TPPA＞1∶1280（＋）。X线检查示双侧肱骨、尺桡骨、胫骨及左侧腓骨骨膜增厚，髓腔变窄，局部密度增高（病例图45-1）。为进一步协助骨骼病变诊断，行⁹⁹ᵐTc-MDP全身骨显像（病例图45-2）。

骨显像检查

方法及影像所见：静脉注射⁹⁹ᵐTc-MDP 3 h后行全身前、后位平面显像。全身骨骼显影清晰，脊柱及骨盆显像剂分布均匀，双侧肱骨、尺骨、桡骨、股骨、胫骨及左侧腓骨、双手多个掌骨及指骨显像剂摄取弥漫性增高，其余诸骨未见明显异常显像剂分布。

检查意见：四肢骨血运代谢弥漫性增高，结合病史及X线平片，符合梅毒表现。

最终临床诊断

综合病史、实验室检查及影像表现，临床考虑患儿为先天性梅毒早发型可能性大，在规律给予青霉素治疗后，患儿退热，四肢肿胀症状得到缓解。

病例相关知识及解析

梅毒是一种慢性接触性传染病。梅毒螺旋体是梅毒的病原体，其对人体具有严重致病性，可侵犯所有器官。性传播是梅毒的主要传播途径，占95%以上。早期梅毒的传染性最强，随病程的延长传染性越来越弱。根据感染方式可将梅毒分为先天性和获得性。发生于婴幼儿的梅毒多为先天性梅毒（又称胎

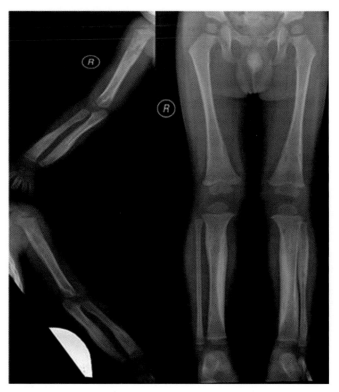

病例图45-1　四肢长骨X线检查。

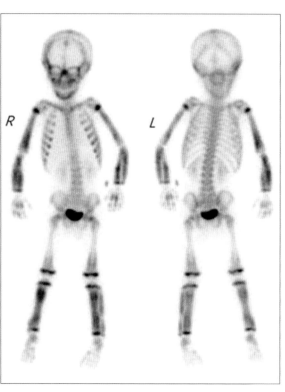

病例图45-2　全身骨显像。

137

传梅毒），梅毒螺旋体通过胎盘传染至胎儿后会使胎盘退化，从而引发流产，若孕妇未流产，梅毒螺旋体则进入胎儿血液循环，导致婴儿先天性梅毒。按发病时间可将先天性梅毒分为两类：①早发型：2 岁以前出现症状及体征（占 94.5%），包括发热、肝大、黄疸、鼻炎、皮疹（斑丘疹、梅毒性天疱疮）、全身淋巴结肿大及骨骼异常。②晚发型：2 岁以后出现症状及体征，包括早期感染引起的瘢痕形成，多种组织中形成梅毒性树胶肿，如面部及皮肤改变（额部隆起、鞍鼻、上颌骨短、下颌骨突出、皮肤结节）、感音神经性聋、智力障碍、骨骼改变、阵发性冷性血红蛋白尿症。本例患儿考虑为早发型先天性梅毒。

早发型先天梅毒的诊断应符合下列标准[1]：①母亲及新生儿梅毒血清学检测阳性。②出现下列 2 个及 2 个以上临床症状：肢端掌指蜕皮、斑疹、斑丘疹、黏膜损伤、肝脾大、病理性黄疸、低体重、呼吸困难、腹腔积液、假性麻痹、贫血、血小板减少。③排除其他疾病。梅毒感染一经确诊，首选青霉素治疗。然而，当临床怀疑但尚不满足上述诊断标准时，还需进一步寻找其他证据。由于骨损伤是早发型先天性梅毒的常见表现（发生率为 60% ~ 80%），且骨骼 X 线表现具有一定的特征性，因此 X 线检查可作为诊断和评价先天性梅毒的方法。

早发型先天性梅毒的骨骼受累在出生时即可存在，也可在出生后出现，主要累及四肢长骨，尤其易累及血运丰富的干骺端（关节、颅骨、脊椎受累则多见于获得性骨关节梅毒）。局部感染性炎症可形成肉芽肿，导致成骨障碍，在 X 线检查中多表现为多发、对称性分布的干骺端炎、骨膜炎和骨髓炎[2]。干骺端炎通常最早出现，表现为骨骺与干骺端增宽，出现横行透亮带；随着病情进展，干骺端骨质破坏形成虫蚀样骨质缺损，出现"猫咬征"，此为早期梅毒的特征性表现；而当典型的干骺端骨质破坏出现在双侧胫骨上端内侧时，被称为 Wimberger 征[3]（病例图 45-3）。骨膜炎的 X 线表现为骨膜增厚呈平行线状改变，亦称梅毒性骨干炎，胫骨最常受累。骨髓炎较少见，严重骨髓腔感染的 X 线表现为广泛不规则的骨质破坏及硬化改变。

临床上有关先天性梅毒骨受累患者行全身骨显像的报道罕见。本例患儿提示梅毒骨受累具有一定的骨显像特征性表现，即与 X 线所示骨膜增厚相对应，四肢长骨呈对称性 MDP 摄取增高。尽管类似的骨显像表现亦可见于肺性骨病、埃德海姆-切斯特病（ECD）及进行性骨干发育不全等，但不同疾病的好发人群和临床特征等存在差异。此外，该病的骨显像表现还需要与白血病骨浸润及神经母细胞瘤骨转移等儿童常见恶性肿瘤相鉴别。白血病骨浸润在骨显像中可表现为多发局灶性或弥漫性 MDP 摄取增高，以中轴骨及四肢长骨干骺端受累为著，部分病例可呈"超级骨显像"征。神经母细胞瘤骨转移多发生于长骨干骺端，病变无明显对称性分布特征。

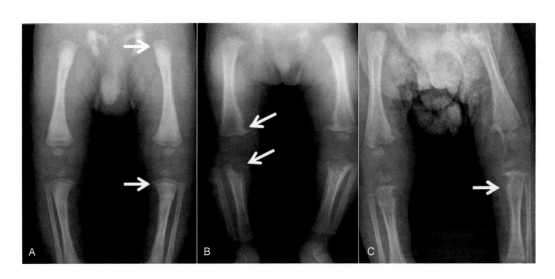

病例图 45-3　先天性梅毒骨受累的 X 线表现。A. 横行透亮带；B. 猫咬征；C.Wimberger 征。

参考文献

[1] 金汉珍，黄德珉，官希吉.实用新生儿学.北京：人民卫生出版社，2003.

[2] 季亚平，诸葛末伊.早发型先天性骨梅毒的X线诊断.中华放射学杂志.2005，39（12）：1296-1289.

[3] Stephens J R，Arenth J. Wimberger sign in congenital syphilis. J Pediatr，2015，167（6）：1451.

（吴哈　赵晓斐　赵瑞芳　王巍　杨吉刚）

病例 46　复发性多软骨炎

病史及检查目的

患者为63岁男性。2个月前无明显诱因出现间断发热，发热时伴全身肌肉疼痛，以前胸及下肢为著，伴有咳嗽、咳白色泡沫样痰。外院诊断为支气管炎合并感染，并行抗感染治疗和试验性抗结核治疗，患者症状无明显缓解，且疼痛逐渐加重，遂就诊于我院。入院查体发现患者声嘶，前胸及双下肢肌肉明显压痛，双下肢肌力为Ⅲ级，肌张力稍高。实验室检查示红细胞及血红蛋白水平降低，血尿（＋），ESR和CRP水平明显升高；病原学、多项肿瘤标志物等检查均无阳性发现。临床为进一步除外恶性肿瘤并明确发热病因，行 ^{18}F-FDG PET/CT 检查（病例图46-1）。

^{18}F-FDG PET/CT 检查

方法及影像所见：静脉注射 ^{18}F-FDG 50 min 后开始图像采集，经计算机处理后获得三方位 PET、CT 及两者的融合图像。结果示左耳软骨见一点状钙化；双侧肋软骨区呈弥漫性 FDG 代谢增高（SUV_{max}：2.5），局部伴轻度软组织肿胀，双侧肋骨未见骨质破坏；气管及支气管区域可见 FDG 摄取弥漫性增高，气管管壁普遍增厚伴有散在钙化斑；纵隔内可见多发 FDG 代谢增高的长椭圆形淋巴结影，最大者短径小于 0.9 cm，SUV_{max} 为 3.2。扫描野内其他脏器组织未见明显结构改变或异常 FDG 摄取。

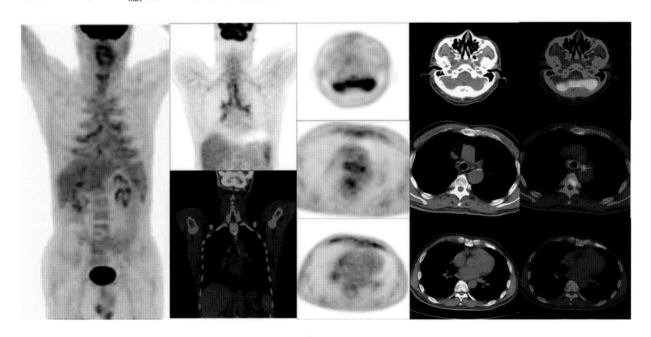

病例图 46-1　^{18}F-FDG PET/CT 图像。

检查意见：全身未见明确恶性病变及局灶性感染征象；全身肋软骨及气道区弥漫性 FDG 摄取增高伴纵隔多发反应性增生淋巴结，提示复发性多软骨炎可能性大。

最终临床诊断

患者随后进行了经支气管镜支气管黏膜活检，活检组织病理检查结果证实为慢性炎症表现。临床给予非甾体抗炎药及糖皮质激素治疗，患者体温恢复正常，症状及实验室检查指标均明显好转，复发性多软骨炎诊断明确。

病例相关知识及解析

复发性多软骨炎（relapsing polychondritis，RP）是一种临床罕见的、累及全身多系统、具有反复发作和缓解的慢性进展性炎性破坏性疾病，可发生于任何年龄，好发于 50 岁以上人群，男女比例大致相等。病变通常累及软骨和全身结缔组织，包括耳、鼻、眼、关节、呼吸道和心血管系统等，亦可合并类风湿性关节炎、系统性血管炎、系统性红斑狼疮及其他风湿免疫病。RP 的常见临床表现包括耳廓软骨炎、非侵蚀性多关节炎、鼻软骨炎、眼炎、喉软骨炎和（或）气管软骨炎，还可出现心血管系统、神经系统及肾等受累的相关临床表现。由于 RP 临床表现的多样性，早期诊断存在困难。目前临床诊断 RP 可参照 1976 年提出的 McAdam 标准：①双耳软骨炎。②非侵蚀性多关节炎。③鼻软骨炎。④眼炎，包括结膜炎、角膜炎、巩膜炎、浅层巩膜炎及葡萄膜炎等。⑤喉软骨炎和（或）气管软骨炎。⑥耳蜗和（或）前庭受损，表现为听力丧失、耳鸣和眩晕。具备上述 3 项或 3 项以上并经活检组织病理学证实者可确诊 RP。此外，1979 年提出的 Damiani 标准亦可作为诊断参考，即满足以下 1 项以上者可诊断 RP：①具备 McAdam 标准中的 3 项以上。②至少具备 McAdam 标准中的 1 项表现并经病理组织学证实。③病变累及 2 个或 2 个以上解剖部位，激素和（或）氨苯砜治疗有效。然而，McAdam 标准和 Damiani 标准意味着只有出现鼻梁、耳廓塌陷等可见征象或因气道狭窄或塌陷出现严重呼吸道症状时，患者才能被诊断。而在实际临床中，部分早期患者在尚未发生解剖结构改变之前仅以发热等全身症状为临床表现，此时得到正确诊断非常困难。RP 的早期诊断对患者的预后至关重要，因为及时使用糖皮质激素和免疫抑制剂可控制病情发展，明显改善患者的预后，甚至避免局部症状的出现。

^{18}F-FDG PET/CT 在 RP 的诊疗过程中有着独特的优势，特别是对于早期诊断。虽然 CT、MRI 也可提供有价值的诊断信息，但其多基于结构改变，难以早期检出炎性病变。^{18}F-FDG PET/CT 不仅可以在发生结构改变之前更早期地检出处于活动期的软骨区炎性病变，在鉴别诊断方面也具有重要价值。本例患者以不明原因发热就诊，临床症状未显示 RP 的特征性表现，在经过多项实验室检查和影像学检查后仍未明确发热病因。此时，^{18}F-FDG PET/CT 全身大视野成像首先帮助排除了恶性病变，同时检出了以软骨、气道受累为主的炎性病变，显示了 RP 的特征，患者后续的治疗方案也是根据 PET/CT 影像提示来确定的。既往在未引入 PET/CT 检查的情况下，RP 的中位诊断时间约为 4 个月，最长可达 2 年[1]，而引入 PET/CT 检查可明显缩短确诊时间，并可使患者避免不必要的重复性检查和有创性活检。因此，PET/CT 是 RP 早期诊断的有效检查方法[2]。

^{18}F-FDG PET/CT 还可用于 RP 的治疗疗效评价与疾病的复发监测。一般情况下，糖皮质激素、免疫抑制剂及氨苯砜对 RP 的治疗效果较好，当活动性炎症被控制后，PET/CT 可观察到病变区的 FDG 高摄取现象消失。但是，RP 具有反复发作的特点，对于既往有 RP 病史而近期再次出现发热的患者，临床需鉴别 RP 的再度活动期及其他情况，如合并感染、其他风湿免疫病或恶性肿瘤等。此时 ^{18}F-FDG PET/CT 可根据病变发生的部位、形态学特点及 FDG 摄取情况，提供上述多层面的诊断信息，为确立合理的治疗方案提供有效帮助。

在骨显像中，RP 的特征性表现为肋软骨区域显像剂摄取增高（病例图 46-2）。但骨显像主要显示软骨慢性炎症所伴发的钙化及成骨反应，对于病变多系统累及的观察，^{18}F-FDG PET/CT 更为可靠。

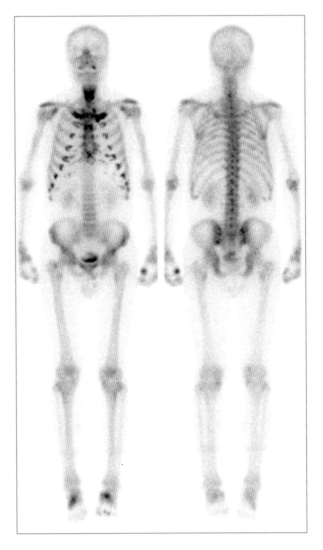

病例图 46-2　复发性多软骨炎的全身骨显像。

参考文献

［1］Sharma A，Gnanapandithan K，Sharma K，et al. Relapsing polychondritis：a review. Clin Rheumatol，2013，32（11）：1575-1583.

［2］邱李恒，王茜. ^{18}F-FDG PET/CT 在发热待查患者中检出复发性多软骨炎的应用价值. 中华风湿病学杂志，2017，12：841-843.

（邱李恒）

病例 47　强直性脊柱炎

病史及检查目的

患者为 59 岁女性，主因"背部及多关节肿痛 2 年"就诊。患者 2 年前开始出现背部疼痛，后逐渐出现颈部、腰部僵硬感，伴有双侧膝部肿痛及双侧肘部、双侧踝部疼痛，并逐渐出现双侧膝部及双侧肘部不能伸直。曾间断使用非甾体抗炎药治疗，效果欠佳。实验室检查：CRP 水平升高和 ESR 增快；人类白细胞抗原 -B27（human leucocyte antigen-B27，HLA-B27）（＋），其他自身抗体测定（－）；肿瘤标志物 CA19-9 及 CEA 轻度增高；血、尿 M 蛋白（－）。X 线检查及 CT 提示骶髂关节炎（病例图 47-1）。临床为进一步除外骨骼恶性病变，行全身骨显像检查（病例图 47-2）。

骨显像检查

影像所见：全身前、后位平面骨显像示脊柱整体放射性分布不均匀；胸、腰椎两侧小关节区域可见基本呈对称性分布的小点状放射性浓聚灶；双侧骶髂关节放射性分布增浓；双侧肩、肘、腕、膝及踝关节可见多发点、片状放射性浓聚灶，其余诸骨未见明显异常放射性分布。

检查意见：全身骨显像未见明确恶性病变征象；双侧骶髂关节炎、脊柱椎小关节及四肢骨关节多发血运代谢增强灶考虑炎症改变，符合强直性脊柱炎表现。

病例相关知识及解析

强直性脊柱炎（ankylosing spondylitis，AS）是一种慢性炎症性疾病，属风湿病范畴。目前病因尚不明确。该病主要累及骶髂关节、脊柱骨突、脊柱旁软组织及外周关节，严重者可出现脊柱畸形及强直。我国初步调查的 AS 患病率约为 0.3%，男女比例约为（2 ～ 3）∶1，发病年龄通常为 13 ～ 31 岁。AS 的发病与 HLA-B27 密切相关，我国 AS 患者的 HLA-B27 阳性率可达 90%。AS 的诊断主要依靠临床

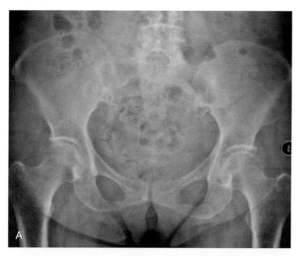

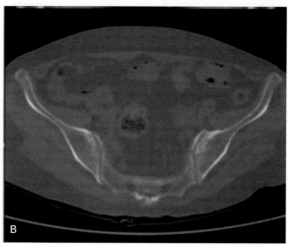

病例图 47-1　骨盆 X 线片（A）及 CT（B）图像。

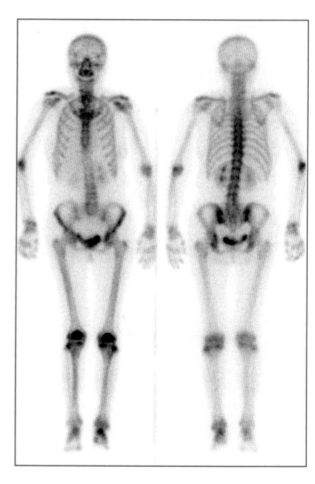

病例图 47-2　全身骨显像图像。

表现、体格检查、影像学及实验室检查[1]。目前临床多采用 1984 年修订的 AS 纽约标准[2]：①腰背痛持续至少 3 个月，疼痛随活动而改善，但休息不减轻；②腰椎在前后和侧屈方向活动受限；③胸廓扩展范围小于同年龄同性别人群的正常值；④双侧骶髂关节炎Ⅱ～Ⅳ级，或单侧骶髂关节炎Ⅲ～Ⅳ级。如患者具备④和①～③中的任何 1 项，可确诊 AS。

根据上述标准，骶髂关节炎是 AS 的病理性标志和早期表现之一，而通过影像检查观察骶髂关节的变化对 AS 具有确诊意义。骶髂关节炎在 X 线检查中可见骶髂关节软骨下骨缘模糊，骨质糜烂，关节间隙模糊，骨密度增高及关节融合。按 X 线片骶髂关节炎的病变程度可将其分为 5 级：0 级——正常；Ⅰ级——可疑；Ⅱ级——轻度骶髂关节炎；Ⅲ级——中度骶髂关节炎；Ⅳ级——关节融合强直。此外，AS 累及脊柱时可表现为椎体骨质疏松和方形变，椎小关节模糊，椎旁韧带钙化及骨桥形成，晚期可出现广泛而严重的骨化性骨桥，被称为"竹节样"改变，此为 AS 的典型表现。AS 累及耻骨联合、坐骨结节和部分肌腱附着点时，可出现骨质糜烂伴邻近骨的反应性硬化或新骨形成。CT 和 MRI 对于早期骶髂关节病变的诊断更加敏感。

未明确诊断时，AS 患者多因骨痛而就诊，需排除转移性骨肿瘤、骨髓瘤等恶性病变，因此患者常需进行骨显像检查。当骨显像检查提示存在骶髂关节炎伴有脊柱自下而上的两侧椎小关节对称性点状摄取增高时，应考虑 AS 的可能，进一步结合实验室检查及其他影像学检查结果可增强诊断信心。通常认为骨显像对早期骶髂关节炎的敏感性更高，但平面显像诊断骶髂关节炎的特异性较低，因此建议使用 SPECT/CT 来提高诊断准确性，有研究显示 SPECT/CT 对骶髂关节炎的检出效能与 MRI 相当[3]。随着病情的发展，AS 患者会逐渐出现骨桥形成，并伴有脊柱畸形，此时骨显像亦可表现出与 X 线的"竹节样"典型改变相对应的影像表现（病例图 47-3）。

^{18}F-FDG PET/CT 显像在 AS 的早期诊断及炎症活动性评估中具有潜在的临床应用价值。但应注意的是，早期 AS 患者最先出现的骶髂关节活动性炎症可表现为局部 FDG 高摄取，而晚期 AS 患者的骨化、钙化及关节破坏虽然可在 CT 影像及骨显像中有阳性发现，但在 PET/CT 中未必表现出 FDG 高摄取，这是因为骨显像和 ^{18}F-FDG PET/CT 显像的成像原理不同。^{18}F-FDG PET 中所显示的病灶由活动性炎症细胞摄取 FDG 所致，而骨显像中所显示的病灶主要由成骨反应及钙化所致（病例图 47-4）。

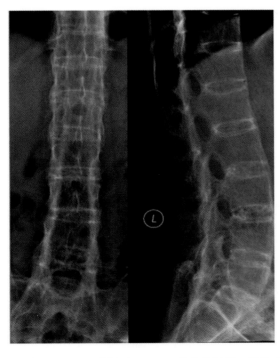
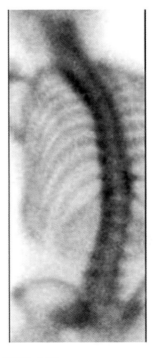

病例图 47-3 X 线和骨显像。脊柱"竹节样"改变。

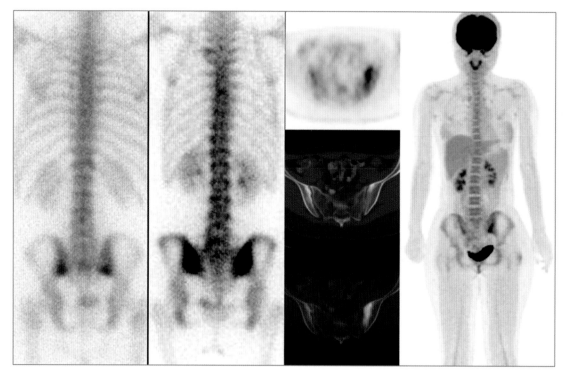

病例图 47-4　早期 AS 患者的骨显像和 ^{18}F-FDG PET/CT 显像。

参考文献

［1］中华医学会风湿病学分会 . 强直性脊柱炎诊断及治疗指南 . 中华风湿病学杂志，2010，14（8）：557-559.

［2］Parghane R V，Singh B，Sharma A，et al. Role of ^{99m}Tc-Methylene diphosphonate SPECT/CT in the detection of sacroiliitis in patients with spondyloarthropathy：comparison with clinical markers and MRI.J Nucl Med Technol，2017，45（4）：280-284.

［3］栗占国 . 风湿免疫病学 . 北京：北京大学医学出版社，2022.

（李原）

病例 48　骨化性肌炎

病史及检查目的

患者为 13 岁男性。2 个月前无明显诱因出现左侧髋关节肿痛伴活动受限，伴有间断性发热。实验室检查示血常规、血清 ALP、血钙、血磷均在正常范围；肝、肾功能无异常。否认既往有外伤及手术史。为进一步了解局部及全身骨骼病变情况，行 ^{99m}Tc-MDP 三时相骨显像检查。

三时相骨显像

方法及影像所见：弹丸式静脉注射 ^{99m}Tc-MDP 后分别于即刻、5 min 及 4 h 采集双侧髋关节局部血流相、血池相及延迟相图像（病例图 48-1）。血流相中见左侧髋关节处有一小片状放射性浓聚灶，随时间延长逐渐增浓，直至血池相和延迟相持续存在。分别于血池相和延迟相勾画 ROI，计算病变区与对侧对照区的放射性计数比值（L/B 值），前位像血池相和延迟相的 L/B 值分别为 3.48 和 5.86；后位像分别为 1.95 和 3.43。在随后采集的全身骨显像中，除左侧髋关节可见放射性浓聚灶外，其余诸骨无明显异常放射性分布。加做盆腔局部 SPECT/CT 后，见左侧髋关节放射性浓聚灶位于左侧股骨前方软组织内，相应部位 CT 见蛋壳样钙化，即周边可见环形高密度骨化影，其内可见低密度区，与左侧股骨颈分界清晰（病例图 48-2）。

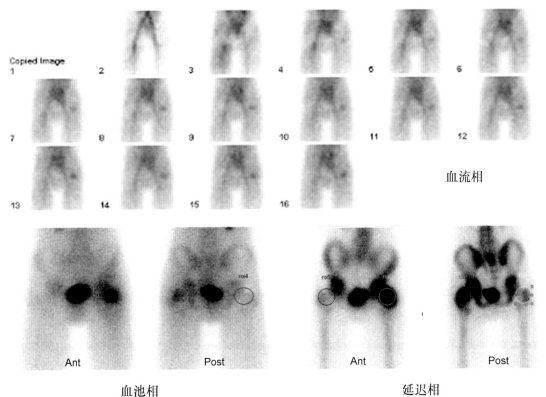

病例图 48-1　双侧髋关节局部三时相骨显像。

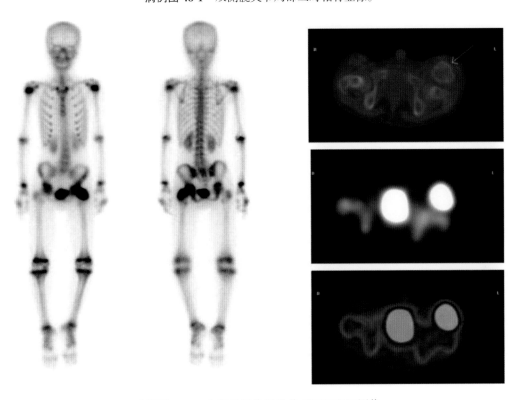

病例图 48-2　全身骨显像及骨盆 SPECT/CT 图像。

检查意见：左侧股骨前方的软组织内血流及骨代谢增高灶，考虑为异位骨化（未成熟期）。

最终临床诊断及随访

患者随后行左侧股骨前方病灶穿刺活检，病理诊断为异位骨化。明确诊断后未行手术，10 个月后局部红肿、发热等症状消失，再次复查三时相骨显像，结果示双侧髋关节血流基本对称，左侧髋关节病灶放射性摄取较前次显像明显减低（前位像血池相和延迟相 L/B 比值分别为 1.37 和 1.41，后位像分别为 1.12 和 1.01）；骨显像中见左侧股骨前方软组织内异常密度影范围较前缩小，密度进一步增高（病例图 48-3），提示异位骨化已近成熟。

病例相关知识及解析

异位骨化（heterotopic ossification，HO）是指正常情况下不具有骨化性质的组织中的骨形成。其主要特点是在软组织中出现成骨细胞，并形成骨组织，早期局部有明显肿痛，晚期可导致关节活动受限。HO 是在正常软组织内形成成熟的板层状新生骨，在组织学上与骨痂形成无明显区别，但与代谢性疾病和营养不良所致的钙化不同。根据形成原因，HO 可分为 4 类：①创伤性 HO：继发于肌肉骨骼创伤，如骨折脱位、肌肉损伤和关节手术等，为临床常见类型。②神经源性 HO：见于脑和脊髓损伤。③原发性 HO：临床较少见，如进行性骨化性纤维结构不良。④其他少见原因导致的 HO：包括烧伤、血友病、镰状细胞贫血、脊髓灰质炎、破伤风、多发性硬化等。HO 最常发生于髋关节周围，亦可发生于肘关节、膝关节、肩关节周围及股四头肌等，病变位于关节囊外，肌纤维的结缔组织内。发生在肌肉、韧带和肌腱部位的 HO 是骨科和运动医学科的常见临床问题，虽然目前尚无理想的预防和治疗方法，但手术是缓解症状的有效方法。然而，手术时机的选择对于手术效果非常重要：过早手术会造成局部出血或复发，而太晚则对关节活动障碍的缓解效果不佳[1-2]。

三时相骨显像可显示 HO 时局部骨样组织的形成及血流灌注的增加，HO 发病约 2 周时血流相和血池相通常可见软组织内血流灌注增加，而延迟相阳性表现需要晚 1 周出现。然而，X 线检查通常在 HO 发生后 4～6 周才会有阳性发现（典型表现为边界规整的蛋壳样钙化）。因此，三时相骨显像是目前早期诊断 HO 的最佳手段。通过骨显像检查进行动态观察，定期测定 HO 与正常部位的代谢活性比值，还可以判断 HO 病变的活动性和成熟度，从而帮助选择手术时机和预测术后效果。如果术前血流、血池相摄取活性明显降低，结合患者临床水肿和关节疼痛症状消失，则提示 HO 成熟，一般在 2～3 个月后可进行手术治疗。但值得注意的是，延迟相显像异常表现恢复正常约需要 1 年，病灶摄取率可在损伤后数

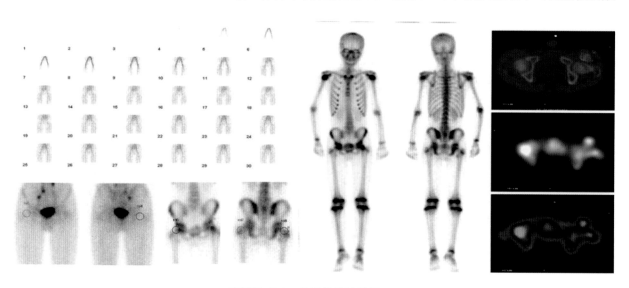

病例图 48-3　骨显像随访结果。

月内达高峰，之后逐渐下降，因此部分患者在血流相和血池相恢复正常后延迟相仍可见病变部位对显像剂的摄取。

当患者软组织内出现包块伴局部红、肿和功能障碍，尤其在有创伤史的情况下，应考虑 HO 的可能。本例患者为农村留守儿童，家属长期不在身边，虽然局部创伤史未得到确认，但不能除外其存在的可能。患者首次骨显像检查发现大腿软组织内 HO 病灶在血流相、血池相及延迟相均表现对骨显像剂的高度摄取，提示存在尚处于活动期（未成熟阶段）的 HO；而数月后的随访检查观察到病变区软组织内的矿化影及对骨显像剂摄取的减低，进一步证实了骨化的停止，HO 已进入成熟阶段。因此，骨显像可了解 HO 病变区的血流及代谢活性，从而帮助选择手术时机。在判断疾病活动状态方面，建议患者每 3～4 个月进行 1 次三时相骨显像检查，以对照分析。

HO 的早期诊断需注意与具有成骨活性的原发性骨肿瘤（如骨肉瘤）进行鉴别，本例患者年龄处于骨肉瘤好发期，而骨旁骨肉瘤或骨肉瘤的软组织转移病灶均可表现对显像剂的高度摄取，但骨肉瘤通常具有侵袭性生长的特征。

参考文献

［1］Shehab D，Elgazzar A H，Collier B D. Heterotopic ossification. J Nucl Med，2002，43（3）：346-353.

［2］林霖，于长隆. 异位骨化的研究进展. 中国运动医学杂志，2005，24（3）：350-353.

（张连娜）

病例 49　跗骨窦综合征

病史及检查目的

患者为 39 岁女性。2 年前外伤后出现右侧踝部肿胀、疼痛，伴活动受限，MRI 示右侧踝部软组织肿胀，未予特殊治疗。6 个月前疼痛进行性加重，以右侧踝外侧为著，行局部封闭治疗，效果不佳。查体发现右侧踝关节外侧略肿胀，右侧外踝腓骨尖压痛（＋），右侧跗骨窦区及右侧距下关节外侧压痛（＋）。实验室检查：HLA-B27（－），类风湿因子（rheumatoid factor，RF）（－），抗链球菌溶血素 O（ASO）（－），CRP（－），血钙、血磷、尿酸等均无异常发现。右踝负重侧位 X 线平片示骨质未见明显异常；右侧踝关节 MRI 示少量关节积液（病例图 49-1）。为进一步明确右侧踝部疼痛的原因，行足踝部三时相骨显像及 SPECT/CT 检查（病例图 49-2 和病例图 49-3）。

三时相骨显像检查

方法及影像所见：弹丸式静脉注射 ^{99m}Tc-MDP 后即刻至 10 min 动态采集双足血流相及血池相图像；3 h 后行全身前、后位平面骨显像。血流相、血池相及延迟相骨显像中均可见右侧后足局部片状放射性浓聚灶，全身其他部位骨骼未见明显异常显像剂摄取。加做足踝部 SPECT/CT 后，见右侧足部放射性浓聚灶位于跗骨窦区软组织内，相应部位 CT 示右侧距下关节关节面增生硬化性改变，同时见足舟骨片状放射性浓聚，但相应部位 CT 未见明显骨质异常。

检查意见：右侧足跗骨窦区软组织放射性增高，考虑跗骨窦综合征可能；右侧足舟骨血运代谢增高，考虑与长期疼痛所致的局部应力改变有关。

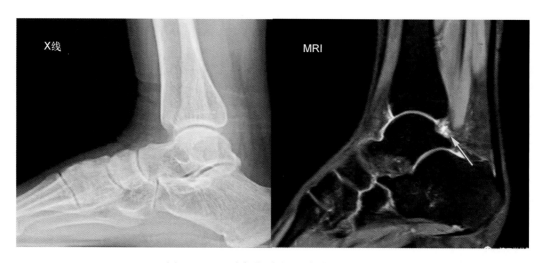

病例图 49-1　右侧踝关节 X 线检查及 MRI。

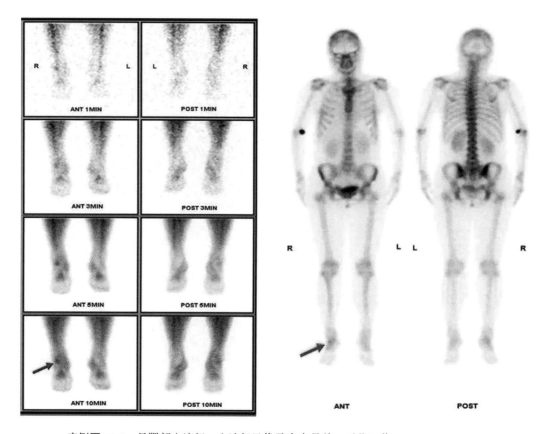

病例图 49-2　足踝部血流相、血池相显像及全身骨前、后位显像。

最终临床诊断及治疗

患者于骨显像后 1 周行右侧距下关节镜探查术。术中发现右侧跗骨窦内滑膜增生、炎症、水肿，伴软骨损伤。术中清理跗骨窦内病变组织并冲洗右侧距下关节。术后患者右侧踝外侧疼痛症状显著改善，功能恢复良好，临床确诊为右侧足跗骨窦综合征。

病例相关知识及解析

跗骨窦是一个自后内侧向前外侧走行的圆锥形空腔，由跟骨后关节面前方的跟骨沟和距骨中下部

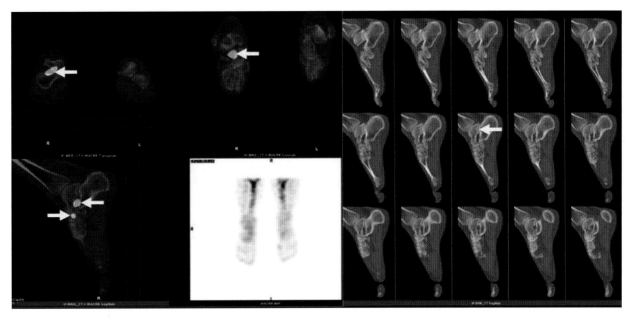

病例图 **49-3** 足踝部 SPECT/CT。

的距骨沟上下对合而呈漏斗形结构，漏斗形结构的"四壁"分别为距骨体（外侧壁）、距骨头颈（内侧壁）、距骨前下面（上壁）和跟骨前上面（下壁）。

跗骨窦综合征（sinustarsi syndrome，STS）是基于关节不稳定、韧带撕裂、关节纤维化、腱鞘囊肿、关节去神经等病理改变，引起距下关节跗骨窦区疼痛的一系列疾病。临床上 STS 并不多见，其最常见的病因是创伤（约 70%），其次为炎性病变（30%），少数由足部肿瘤引起。STS 的临床表现主要包括外踝前下凹陷处常有固定性压痛，行走、跑步和负重后疼痛加剧，休息后疼痛减轻；CT、MRI 可见颈部韧带增粗、模糊或形态异常，跗骨关节边缘骨质增生，可伴发周围关节缘撕脱性骨折，跗骨窦内脂肪密度增高、模糊，踝关节周围及跗骨窦周围滑膜增生，关节积液等[1-3]。对于 STS 的诊断，目前常用的方法是诊断性封闭治疗，即局部注射利多卡因等，若疼痛不缓解，则可排除跗骨窦综合征诊断[4]。因此，对于怀疑 STS 拟行诊断性封闭治疗的患者，确定疼痛部位是非常重要的。

三时相骨显像可用于 STS 的定位诊断，这是由于 ^{99m}Tc-MDP 的摄取不仅与局部骨盐代谢水平有关，还与局部血流量相关。STS 是由多种因素导致跗骨窦内发生炎症反应所致，其产生的滑膜增生、水肿伴软骨损伤及关节增生硬化等在三相骨显像中可表现为跗骨窦区血运增加和骨代谢增高。然而，在核素平面显像中很难将病灶准确定位于跗骨窦这一细小的解剖结构，通常需要参考患者的其他影像学检查进行综合判断。另一种方法是在进行三时相骨显像时，在延迟相显像中采用 SPECT/CT 技术，弥补平面显像解剖结构相互重叠的不足，不仅可精确定位疼痛部位，还可发现病变区域的形态学改变。本例患者为青年女性，外伤后踝关节外侧疼痛及压痛，结合临床可排除其他关节炎诊断。足踝部三时相骨显像示右后足局部血运、代谢增加，SPECT/CT 精确显示右侧足部跗骨窦区软组织放射性摄取增高，右侧距下关节关节面增生硬化性改变，与患者疼痛、压痛的部位一致，因此考虑为跗骨窦综合征。

参考文献

［1］Brenner R，Gachter A. Sinus tarsisyndrome：results of surgical treatment. Unfallchirorg，1993，96（10）：534-537.

［2］Beltran J. Sinus tarsi syndrome. MagnReson imaging. Clin N Am，1994，2（1）：59-65.

［3］孙延豹，张伟强，等. MDCT 多方法重建结合 MRI 诊断跗骨窦综合征的临床价值分析. 医学影像学杂志，

2015，25（11）：2008-2011.

[4]赵星，祝少博，余黎，等．跗骨窦综合征的诊疗概况．医学新杂志，2016，26（6）：450-453.

（张娟　李眉）

病例 50　痛风性关节炎

病史及检查目的

患者为 28 岁男性。1 年前无诱因出现右侧腰部间断酸痛，未予诊治，2 周前因右侧腰部疼痛加重就诊于我院。8 年前曾行左侧踝部痛风性关节炎手术治疗。体格查体：右侧下肢"4"字试验（＋）。实验室检查：D- 二聚体 328 ng/ml（参考值：0 ～ 243 ng/ml），CRP 18.9 mg/L（参考值：0 ～ 10 mg/L），尿酸 681 μmol/L（参考值：155 ～ 357 μmol/L），余多项检查均未见异常。盆腔 CT 检查示 L5 椎体右侧横突肥大，与骶骨翼形成假关节，骨质内密度不均，可见囊性穿凿样改变，边缘硬化，相对关节面毛糙紊乱（病例图 50-1）。为进一步了解全身骨骼病变情况，行全身骨显像（病例图 50-2）。

骨显像检查

方法及影像所见：静脉注射 99mTc-MDP 4 h 行全身前位、后位平面显像。全身骨骼显影清晰，脊柱放射性分布欠均匀，右侧骶髂关节处可一见片状放射性浓聚灶，与 CT 所见盆腔病灶相对应；双侧膝、踝及足关节可见多发点片状放射性浓聚灶，余骨未见明显异常放射性分布。

检查意见：骶骨及多关节骨血运代谢增强灶，结合病史，考虑痛风性关节炎可能性大。

最终临床诊断

患者行骶骨肿瘤切除术，术后病理：送检破碎骨及周围软组织正常结构破坏，纤维结缔组织增生，可见大量粉染结晶样物质沉积，周围伴有多核巨细胞、

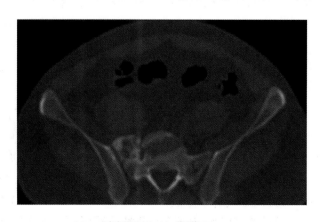

病例图 50-1　盆腔 CT。

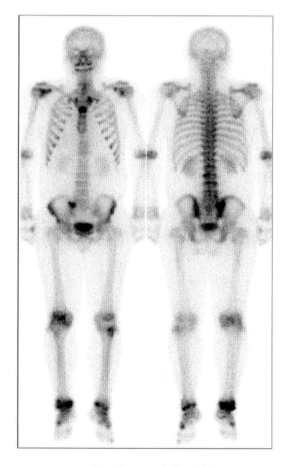

病例图 50-2　全身骨显像。

成纤维细胞及淋巴细胞围绕成异物肉芽肿，局灶可见反应性成骨（病例图 50-3）。综合患者临床表现、影像及病理检查结果，最终临床诊断痛风性关节炎。

病例相关知识及解析

痛风（Gout）是因嘌呤代谢紊乱导致尿酸生成过多或排泄受阻所引起的一组疾病症候群，其临床特点为高尿酸血症及由此引起的关节尿酸盐结晶沉积性炎性病变，即痛风性关节炎（gouty arthritis，GA）。痛风常反复发作，可伴有慢性肾损害，严重者可出现关节畸形或尿酸性尿路结

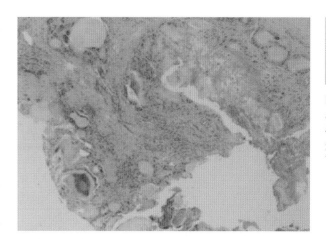

病例图 50-3　骶骨病理。

石。GA 多见于 40 岁以上男性或绝经期女性，男女比例约 6：1，且发病率逐渐升高，发病年龄趋于年轻化。

GA 的主要病理改变为血清和体液中尿酸增多导致尿酸盐在关节软骨、滑膜等部位沉积，引起大量炎症细胞浸润，纤维细胞渗出，炎症细胞的长期渗出在其周围包裹形成异物肉芽肿，即痛风石。痛风石的沉积可引起慢性炎症反应，使骨质受到侵蚀，软骨发生退行性变，周围组织纤维化，最终导致关节畸形和功能障碍。临床上将痛风分为 4 个时期：①无症状高尿酸血症期（又称痛风前期）：指患者无临床症状，仅表现为血尿酸升高。②急性痛风性关节炎期：指尿酸以结晶形式沉积而引起关节及其周围组织急性炎症反应，起病急骤，表现为关节红、肿、热、痛及功能障碍。③痛风发作间歇期：多数患者表现为关节炎反复发作。④慢性痛风性关节炎期：尿酸盐在关节、软组织等多部位沉积形成痛风石，出现关节疼痛、僵硬畸形、运动受限，也可出现神经系统症状，如神经性跛行、马尾综合征及脊髓病变等[1]。GA 常呈非对称性多关节病变，上下肢均可发生，最常见于足、手小关节，第一跖趾关节是最好发的部位及首发部位。脊柱关节也可受累，以腰椎最常见，病灶多位于椎

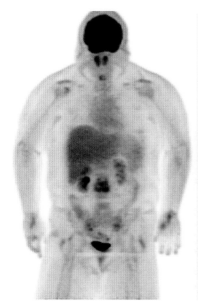
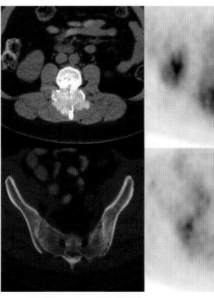
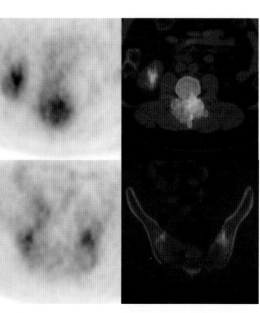

病例图 50-4　患者为 33 岁女性，因"腰背部疼痛 3 年余，加重并向右下肢放射 3 个月"就诊，痛风病史 8 年，^{18}F-FDG PET/CT 示 L2 椎体不规则占位伴 FDG 代谢增高，双侧骶髂关节、双侧肩关节、右侧第二掌指关节 FDG 代谢增高，行腰椎肿物病理检查，最终诊断为 GA。

弓根、椎板、黄韧带、硬膜外腔等。

在影像学检查中，早期 GA 的主要表现为关节软组织对尿酸盐沉积的炎症反应，关节周围软组织偏心性或非对称性肿胀，呈结节状密度不均匀增高，边界清，无明显骨质受压征象，治疗后可出现可逆性改变；进展期关节旁软组织肿块逐渐增大，内可见微小钙化，可压迫相邻骨质，导致骨皮质不规则缺损；晚期尿酸盐沉积形成痛风石，可见钙质密度影，骨皮质和软骨广泛破坏，以出现于第一跖趾关节边缘小囊状或穿凿样骨缺损为典型表现，还可出现关节间隙变窄，呈纤维强直、畸形、关节脱位。X 线对于判断中晚期 GA 患者的骨质损伤严重程度具有较高的特异性，但对早期病变的敏感性较低[2]。与 X 线平片相比，CT 可更准确地反映痛风石的数量及其与周围组织的解剖关系，能显示位于骨质结构复杂部位的病变，如椎体关节及关节旁骨质或附件的病变等。MRI 具有良好的组织分辨率，除检出痛风石外，易于观察骨髓水肿、骨破坏及滑膜增厚等，对早期病变的敏感性高，MRI 造影在一定程度上可反映病变的活跃程度[3]。超声检查不仅可观察关节各个部位的病变情况，还可以通过观察血流信号评估病变的活动性，适用于 GA 的早期诊断[2]。有研究认为全身骨显像可用于观察骨骼及关节病变的受累范围，也可用于评估病变严重程度[4]，但实际临床中很少将核素骨显像专门用于痛风的评价。

对影像科医师而言，了解 GA 的临床及影像特征的意义主要在于与其他骨骼病变进行鉴别诊断。本例患者的骨显像以多关节受累为主要表现，但仔细观察可见部分病灶有外凸性或赘生性生长趋势，骨显像剂高摄取灶也与 CT 中观察到的痛风石吻合。痛风患者在 ^{18}F-FDG PET/CT 检查中可表现为多关节 FDG 摄取增高，但病变关节的 FDG 病高摄取主要位于富含炎症细胞或肉芽组织的区域（病例图 50-4）。无论是骨显像还是 PET/CT，诊断 GA 时均需注意与假性痛风、化脓性关节炎、退变性骨关节炎、银屑病性关节炎、类风湿性关节炎等疾病鉴别。多数情况下，结合病史、实验室检查及其他影像检查资料进行综合判断，诊断 GA 并不困难。

参考文献

[1] 王旭，刘斌．痛风性关节炎的影像学诊断及进展．国际医学放射学杂志，2012，35（3）：251-254.
[2] 陈佳，顾鹏．痛风骨关节损害的影像学研究进展．中华风湿病学杂志，2012，16（4）：273-276.
[3] 于建秀，宋修恩．痛风性关节炎的影像学诊断进展．医学影像学杂志，2017，27（5）：926-928.
[4] Fernandes A, Faria M T, Oliveira A, et al. Bone scintigraphy in tophaceous gout. Eur J Nucl Med Mol Imaging, 2016, 43（7）：1387-1388.

（陈津川）

病例 51　SAPHO 综合征

病史及检查目的

患者为 54 岁女性。双手、双足皮肌炎 20 余年，双侧锁骨、下腰椎、双手近指间关节进行性疼痛 10 余年，以双侧锁骨处为著，其间曾间断行抗炎、镇痛等对症治疗，症状无明显好转。外院腰椎 MRI 示：L2～L3 椎间盘突出；余未见明显异常。实验室检查（血常规、尿常规、肝肾功能、甲状腺功能、电解质及肿瘤标志物）均无异常发现。患者否认高血压、糖尿病、结核、恶性肿瘤等病史，否认外伤及骨折史。为进一步除外骨骼恶性病变，行全身骨显像检查（病例图 51-1）。

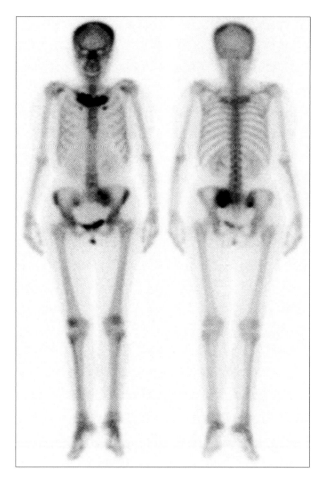

病例图 51-1　全身骨显像。

骨显像检查

方法及影像所见：静脉注射 ^{99m}Tc-MDP 4 h 后行全身前、后位平面骨显像，结果示全身骨骼显影清晰；双侧锁骨内 2/3 段及胸骨柄处可见团片状异常放射性浓聚灶，呈近似"牛头征"表现；双侧骶髂关节分别可见一点状和团片状异常放射性浓聚灶，以左侧为著；余诸骨放射性分布未见明显异常。

检查意见：双侧锁骨、胸骨及骶髂关节血运代谢增强灶符合慢性骨炎表现，结合患者病史，考虑 SAPHO 综合征可能性大。

最终临床诊断

根据患者的病史、实验室检查及影像学检查结果，最终临床诊断为 SAPHO 综合征。

病例相关知识及解析

SAPHO 综合征（synovitis，acne，pustulosis，hyperostosisand and osteitis，SAPHO）是一组临床症候群，包括滑膜炎、痤疮、脓疱病、骨肥厚和骨炎，有一定的复发缓解倾向，多呈慢性病程。该病是风湿病的一种类型，于 1978 年由法国学者首次提出。其主要临床表现为皮肤损害和骨关节损害。皮肤损害常见掌跖脓疱病和严重痤疮，发生率分别为 52% ～ 56% 和 15% ～ 18%。骨关节损害主要包括滑膜炎、骨肥厚、骨炎、关节炎及附着点炎；其中，最具特征性的病变是骨肥厚和骨炎，其是慢性炎症的结果。目前 SAPHO 综合征的临床诊断依据 2012 年标准[1]，即满足以下 4 条中的 1 条以上即可确诊：①骨关节病伴有聚合性痤疮和爆发性痤疮或化脓性汗腺炎；②骨关节病伴有掌跖脓疱病；③骨肥厚（上胸壁、肢端骨、脊柱）伴或不伴皮肤损害；④慢性复发性多灶性骨髓炎（包含中轴骨或外周骨）伴或不伴皮肤损害。SAPHO综合征的临床表现多样，影像医师应熟悉其复杂的临床表现及对应的影像学表现。

多种影像技术可用于检出SAPHO综合征的骨病变。X线平片及CT可以很好地显示受累区域的骨质硬化及骨质破坏表现，常见表现为骨骼形态不规则、骨皮质增厚、骨髓腔密度增高，伴或不伴病变区域内低密度骨质破坏区。MRI可鉴别骨骼病变是否处于活动状态，用于指导临床治疗和进行随访观察。若在核素骨显像中出现典型的"牛头征"表现，则对SAPHO综合征的诊断具有很高的特异性，尤其是对于临床症状不典型的患者（如缺乏皮肤病变或病变不典型），可避免不必要的侵入性检查。同时，骨显像可一次性检出多灶性骨关节损害，发现临床未知的病灶。北京大学第一医院总结了48例SAPHO综合征患者的骨显像资料[2]，结果显示骨显像对于骨骼炎性病变的检出具有较高的敏感性，所有患者均可见前胸壁骨骼受累，以上胸肋交界处最常见，而被认为是SAPHO综合征典型表现的"牛头征"的发生率仅为22.9%（病例图51-2），其他受累部位依次为脊柱、四肢骨、骶髂关节及下颌骨。本例患者双侧锁骨、胸锁关节及胸骨柄慢性骨炎导致的显像剂高摄取呈现出"牛头征"，结合长期皮肌炎的病史，实验室检查不支持转移瘤、结核、代谢性骨病等其他骨骼病变，故考虑SAPHO综合征可能性大。

当SAPHO综合征临床表现不典型时，骨显像诊断时需注意与骨肿瘤或其他感染性疾病相鉴别[3]。此时^{18}F-FDG PET/CT将有助于鉴别诊断，如通过检出原发病灶或其他典型转移病灶可识别转移性骨肿瘤；通过观察病灶形态及FDG摄取变化及其他脏器受累情况可帮助检出结核等感染性病灶；当PET/CT仅观察到骨骼的慢性炎症表现时，则支持SAPHO综合征的诊断，还应注意结合患者的病史及其他临床资料，以获得进一步的诊断依据（病例图51-3）。

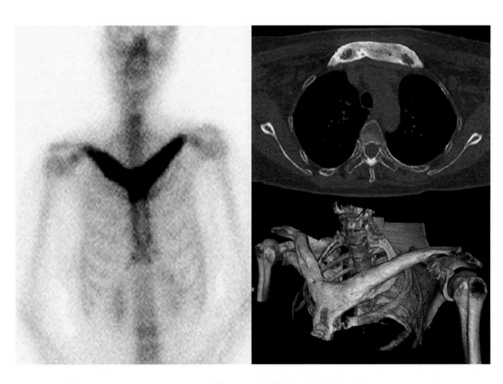

病例图51-2　骨显像和CT影像中显示的"牛头征"。

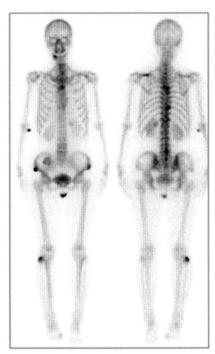

骨骼显像

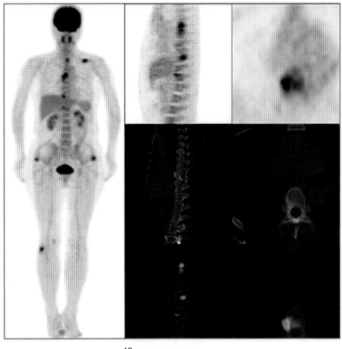

¹⁸F-FDG PET/CT

病例图 51-3 临床诊断为 SAPHO 综合征的 60 岁女性患者的全身骨显像及 ¹⁸F-FDG PET/CT 图像。患者因"全身骨痛 4 个月余"就诊,实验室检查除 ESR 和 CRP 增高外,无其他阳性发现,但查体发现患者有掌跖脓疱病。

参考文献

［1］Nguyen M T，Borchers A，Selmi C，et al. The SAPHO syndrome. Semin Arthritis Rheum，2012，42（3）：254-265.

［2］Fu Z，Liu M，Li Z，et al. Is the bullhead sign on bone scintigraphy really common in the patient with SAPHO syndrome? A single-center study of a 16-year experience. Nucl Med Commun，2016，37（4）：387-392.

［3］李忱，徐文睿，刘晋河，等. SAPHO 综合征的临床表现和影像学评估的研究进展. 医学研究杂志，2016，45（4）：181-183.

（刘萌　范岩）

病例 52　慢性复发性多灶性骨髓炎

病史及检查目的

患者为 20 岁女性,因"确诊下颌骨骨髓炎 1 年,反复发作"就诊。患者 1 年前因下颌骨右侧肿痛就诊,被诊断为骨髓炎,行抗生素治疗效果不佳,且症状反复发作,近期开始出现右侧锁骨区疼痛。实验室检查无特殊发现;查体未见皮肤异常。为进一步明确病变性质,行全身骨显像检查(病例图 52-1)。

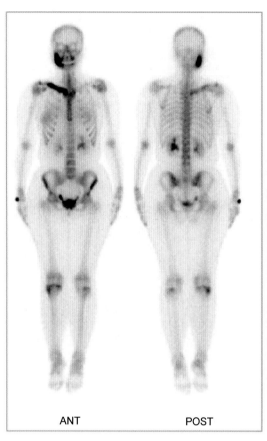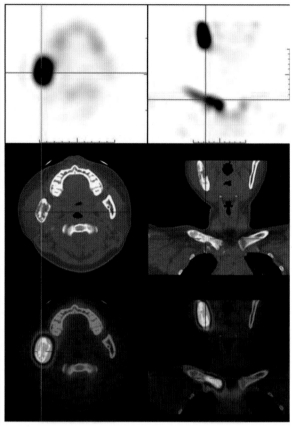

ANT　　　　　　　　POST

病例图 **52-1**　全身骨显像和局部 SPECT/CT 图像。

骨显像检查

影像所见：全身骨骼显影清晰，下颌骨右侧及右锁骨分别可见一团片状和条带状放射性浓聚灶；加做相应部位 SPECT/CT 后，见下颌骨右侧及右侧锁骨显像剂高摄取区局部骨膨胀增粗，骨密度不均匀增高，皮质和髓质分界不清，部分骨皮质不连续。全身其余诸骨放射性分布未见明显异常。

检查意见：下颌骨右侧及右侧锁骨处血运代谢增强灶伴溶骨及硬化性骨质破坏，结合临床考虑慢性复发性多灶性骨髓炎。

病例相关知识及解析

慢性复发性多灶性骨髓炎（chronic recurrent multifocal osteomyelitis，CRMO）是一种慢性自发性炎症性骨髓炎，又称慢性无菌性骨髓炎。目前认为 CRMO 属于 SAPHO 综合征的范畴，该病主要发生于儿童和青少年，女性多发，发病峰值年龄为 7 ~ 12 岁，发病率为（1 ~ 9）/1 000 000。CRMO 表现为反复发作的骨骼炎性疼痛，伴或不伴发热，实验室检查通常可见血清炎症因子水平升高。本病的发病机制尚不明确。部分 CRMO 伴炎性肠病、银屑病等多基因疾病，提示散发性 CRMO 可能存在多基因型遗传易感性，属于自身炎症性疾病范畴。由于自身免疫异常导致骨骼中免疫细胞浸润，继而出现破骨细胞分化和活化，最终引起骨骼无菌性炎症。患者可见多处骨骼同时受累，起病时多表现为轻微骨痛，可伴有局部肿胀、发热和乏力，部分患者可呈急性起病，或伴有剧烈疼痛。大多数患者的炎症过程呈自限性，但也可表现为持续多年的慢性炎症，并出现后遗症，如椎体骨折、驼背等。除骨骼病变外，CRMO 还可伴有其他器官受累，包括皮肤、眼、胃肠道和肺等，其中皮肤炎症主要表现为掌跖脓疱病、银屑病、痤疮，偶见坏疽性脓皮病。鉴于该病发生率低，缺乏大样本临床对照研究，目前尚无针对 CRMO 的统一诊断标准，确诊首先需要除外感染性骨髓炎。骨活检可作为诊断 CRMO 最客观的依据，病理表现为无菌性骨髓炎，早期主要为中性粒细胞、巨噬细胞等炎症细胞浸润和骨质溶解，慢性期可见反应性骨生成、骨硬化，且同一活检标本中可见急性、亚急性、慢性炎症反应并存的现象。

在 CRMO 的临床诊断过程中，影像学检查也具有重要作用。通常 CRMO 在 X 线片或 CT 检查中可见多发灶状溶骨性破坏，伴骨质增生及骨肥厚，可有较厚的层状骨膜反应。MRI 表现为骨质破坏、骨髓水肿及骨肥厚，T1WI 呈低信号，T2WI 呈高信号，T2WI 压脂序列呈高信号，增强扫描明显强化。核素骨显像中，CRMO 病灶常表现为示踪剂明显高摄取灶[1]。由于骨显像可获得全身骨骼影像，因此在评估骨骼受累方面具有 CT、MRI 不可替代的优势[2]。CRMO 主要应与慢性细菌性骨髓炎进行鉴别，因为两者的治疗方法不同，慢性细菌性骨髓炎多采用长期抗生素治疗及感染病灶清除手术；CRMO 在治疗上则多以非甾体抗炎药镇痛治疗为主，也可用抗生素、糖皮质激素、抗风湿病药物等改善病情。

参考文献

[1] Hobolth L，Nemery M，Albrectsen J，et al. Chronic recurrent multifocal. osteomyelitis demonstrated by Tc-99m methylene diphosphonate bone scan. Clin Nucl Med，2008，33（1）：61-63.
[2] Padwa B L，Dentino K，Robson C D，et al. Pediatric chronic nonbacterial osteomyelitis of the jaw：clinical，Radiographic，and histopathologic features. J Oral Maxillofac Surg，2016，74（12）：2393-2402.

（陈钊　郎丽娟）

VII. 其他骨病变

病例 53　应力性骨折

病史及检查目的

患者为 21 岁男性，主因"运动后右侧小腿疼痛 1 个月，加重 1 周"就诊。1 个月前患者于剧烈运动后出现右侧小腿疼痛，休息后有所缓解，无明显活动受限。1 周前长跑后自觉右侧小腿疼痛明显加重。体格检查：右侧小腿无明显肿胀，中下段有轻微压痛，右侧足背动脉搏动良好，远端足趾活动正常，肢体皮肤感觉无异常。实验室检查：无特殊发现。影像学检查（病例图 53-1）：X 线片见右侧胫骨中段局部层状骨膜反应，相应区域髓腔密度稍高；CT 示右侧胫骨中段皮质边缘线状高密度影，周围骨皮质明显增厚，髓腔内可见斑点状稍高密度影；MRI 示右侧胫骨中段骨髓腔内可见斑片状 T1WI 稍低信号、T2WI 稍高信号，皮质结构完整，背侧皮质可见线状稍高信号。为进一步排除骨骼恶性病变，行全身骨显像检查。

骨显像检查

方法及影像所见：静脉注射 ^{99m}Tc-MDP 4 h 后行全身前、后位平面骨显像，结果示全身骨骼显影清晰，左侧股骨下段及右侧胫骨中段分别可见一斜行分布的条片状放射性浓聚灶。加做相应部位 SPECT/CT 后，见放射性浓聚灶相应部位骨皮质连续性欠佳，伴有明显的骨膜反应，但髓腔内未见异常放射性浓聚。全身其余诸骨未见明显异常（病例图 53-2）。

检查意见：左侧股骨下段及右侧胫骨中段显像剂摄取增高病灶考虑应力性骨折可能性大。

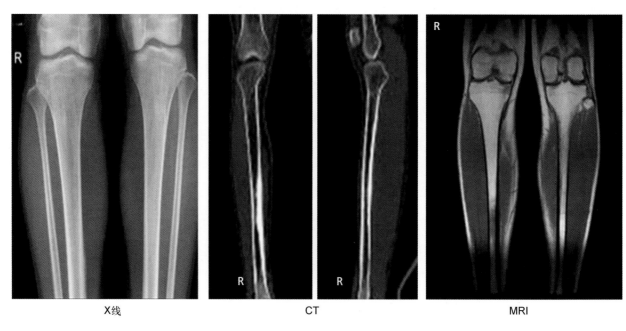

X线　　　　　　　　　CT　　　　　　　　　MRI

病例图 53-1　X 线、CT 及 MRI 图像。

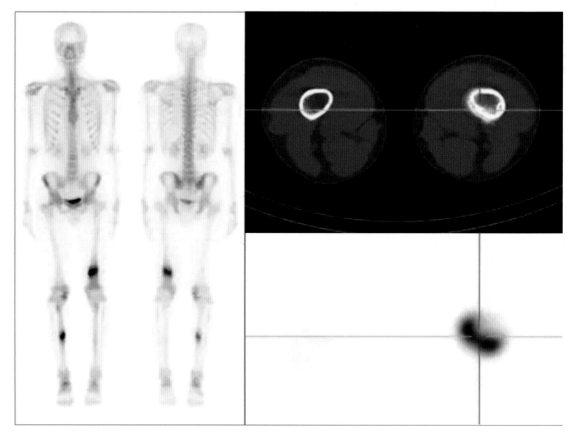

病例图 53-2　全身骨显像及局部 SPECT/CT 图像。

病例相关知识及解析

应力性骨折（stress fracture）又称疲劳性骨折，是一种慢性积累性骨损伤。当肌肉过度疲劳后，不能及时吸收反复碰撞所产生的震动，将应力传导至骨骼，这样长期、反复、轻微的直接或间接损伤可引起特定部位小的骨裂或骨折。应力性骨折多发生于身体承重部位，如小腿胫腓骨和足部。易患人群为足部承重较多的运动员、军事训练人员和芭蕾舞者等，不恰当的体育锻炼造成的过度负重和肌肉疲劳使骨骼失去保护是发生应力性骨折的重要原因。慢性积累性骨损伤发生后，反复的应力负荷增加了破骨细胞的活性，打破了骨吸收与骨修复之间的动态平衡，导致局部骨质微损伤的累积，其病理特征是骨质破坏与修复共存。应力性骨折患者多无明确外伤史，主要表现为患肢局部胀痛，休息后可缓解，可伴有压痛和叩击痛。由于该病起病隐匿、无明显体征，早期准确诊断有一定难度。随着病程的迁延和骨损伤程度的加重，患者会出现骨皮质断裂，进而发展为完全骨折。因此，应力性骨折的早发现、早治疗尤为重要。

对于运动应力性骨折，诊断主要依靠典型的发病部位、运动史、疼痛特点及影像学表现。早期应力性骨折的 X 线表现为局部骨皮质变薄，边缘模糊，成"灰色骨皮质征（grey cortex）"，推测此征象是由局部骨质充血水肿所致。随着病程延长，局部骨痂堆积增多，骨膜反应更明显，长骨骨膜增生围绕骨干生长形成新的不完整的骨皮质轮廓。后期局部愈合呈致密的骨性隆起或骨干梭形增粗[1]。X 线检查对于早期应力性骨折缺乏敏感性，首次检出率仅约15%。CT 可见不同程度的骨膜增生、骨折线及内骨痂，可准确显示骨折线、骨内外膜增生及周围软组织肿胀情况，对运动应力性骨折的诊断特异性高，但很难发现早期的骨折线。MRI 可观察到应力性骨折的功能及形态改变，T1WI 可见低信号骨折线影，T2WI 压脂序列通常呈高信号，并能明确骨髓水肿范围和骨旁软组织的损伤程度[2]。

核素骨显像是基于骨骼血运和骨代谢的改变情况来发现病灶，这些发现往往早于形态学改变。骨显像一般在损伤后 6～72 h 即可观察到放射性浓聚灶，比 X 线检查提早 3～6 个月。放射性核素全身骨显像是早期检出应力性骨折的重要手段，其诊断敏感性可高达100%，尤其有助于发现多发病灶患者除引起首发症状的主病灶以外的骨损伤病灶[3]，但骨显像的空间分辨率差，特异性低。值得注意的是，在诊断结构复杂的关节病变时，无论是解剖成像还是核素显像，使用单一技术通常无法准确诊断。SPECT/CT 将解剖显像和功能显像完美结合，对准确判断结构复杂部位的病变范围和程度十分有利。应力性骨折的鉴别诊断主要包括局部软组织挫伤及骨骼良性或恶性肿瘤导致的病理性骨折，临床病史、实验室检查及影像检查的综合分析可帮助提高诊断准确性。

本例患者以右侧下肢疼痛为首发症状，因此之前的影像学检查均围绕右下肢进行，X 线及 CT 检查右侧胫骨中段及左侧股骨下段均见层状骨膜反应，局部髓腔密度稍增高，MRI 相应区域见斑片状 T1WI 稍低信号、T2WI 稍高信号。上述影像表现均可见于骨髓炎。然而，患者的全身骨显像检查除显示出右侧胫骨病变外，还发现了无明显症状的左侧股骨病灶，病灶表现为沿骨皮质斜行分布的放射性浓聚灶，且通过 SPECT/CT 将病灶定位于骨皮质。进一步结合患者为青年男性、急性起病、剧烈活动后出现症状、休息后可缓解、局部有轻微压痛等临床资料，符合应力性骨折表现，治疗经过也进一步证实了该诊断。

参考文献

［1］李勇刚，王仁法，张景峰，等 . 应力性骨折的影像学诊断 . 中华放射学杂志，2005，39（1）：72-75.

［2］何杰，彭志刚，张英华，等 . 运动相关骨应力性损伤的 MRI 表现 . 中华放射学杂志，2009，43（2）：204-206.

［3］Beck B R，Bergman A G，Miner M，et al. Tibial stress injury：relationship of radiographic，nuclear medicine bone scanning，MR imaging，and CT severity grades to clinical severity and time to healing. Radiology，2012，263（3）：811-818.

（韩萍萍　郑玉民）

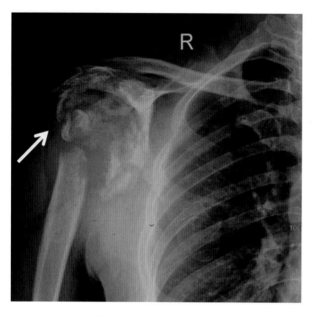

病例图 54-1　右侧肩关节 X 线平片。

病史及检查目的

患者为 43 岁男性，主因"右侧肩关节肿胀 2 年"就诊。患者于 2 年前出现右侧肩关节肿胀，但无明显疼痛及活动障碍。查体发现右侧肩关节外形饱满肿胀，皮温减低，右侧肩关节和右侧胸部区域无痛觉。X 线平片见右侧肩关节结构紊乱，肱骨头及关节盂骨质吸收、碎裂，周边见多发大小不等的骨质密度影，关节周围软组织肿胀（病例图 54-1）。患者 10 年前曾被诊断为脊髓空洞症。为进一步除外骨骼恶性病变，行全身骨显像检查（病例图 54-2）。

骨显像检查

影像所见：骨骼全身前、后位平面显像及上举

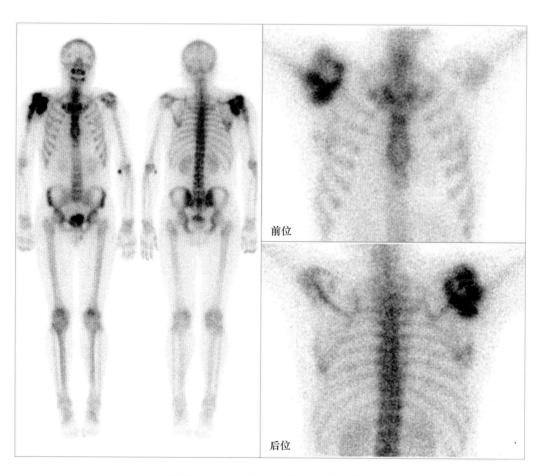

病例图 54-2　全身骨显像及局部平面像。

位双侧肩关节局部平面显像示全身骨骼显像清晰，右侧肩关节可见一团片状形态不规整的放射性浓聚灶，累及肩胛骨和肱骨上段；其余诸骨未见明显异常放射性分布。

检查意见：右侧肩关节放射性浓聚灶，结合病史考虑沙尔科关节可能性大。

病例相关知识及解析

沙尔科关节（Charcot joint）是指由于神经受损，缺少神经保护，在微创伤下出现骨关节破坏的关节病变。由于此种病变不引起痛感，又称无痛性关节病，1868 年由法国医生 Charcot 首次描述。该病多发于成人，以 40～60 岁多见，男女比例约为 3∶1。原发病可为脊髓空洞症、脊髓痨、脊膜膨出、多发性神经炎、截瘫、糖尿病等多种疾病，其中糖尿病最常见。受累关节部位与原发病导致的中枢神经和周围神经损伤部位有关：脊髓空洞症的发病关节多位于肩、肘、颈椎和腕；脊髓痨常累及膝、髋、踝和腰椎；脊髓脊膜膨出以踝、足小关节受累多见；糖尿病以足踝部发病最为多见。沙尔科关节病起病隐匿，主要表现为关节肿胀，扪之有囊性感，但疼痛轻微或无疼痛，伴有关节畸形、不稳定和活动过度，关节活动受限少见，也可触及活动性硬块，局部痛觉减退和丧失，深反射消失。

临床诊断沙尔科关节需满足感觉神经损害和关节损害两个条件。由于中枢或周围神经疾病会导致患者失去关节深部感觉，不能自觉调整肢体的位置，使关节经常遭受较大的冲击、震荡和扭转性损伤，同时由于神经营养障碍，破损的软骨面、骨端骨和韧带不能得到有效修复，导致新骨形成杂乱无章，有时呈骨端碎裂吸收，出现关节迅速破坏、关节囊和韧带松弛等。在感觉神经损伤的同时交感神经亦可丧失功能，引起其支配区域的血管扩张、充血和破骨细胞活性增强，进而导致骨吸收、溶解和碎裂。上述因素的联合作用最终导致关节半脱位或完全脱位，甚至整个关节完全被破坏[1]。沙尔科关节的病理检查可见病变区血管显著增多，血管扩张，哈氏管扩大并融合，破骨细胞数量增多并有显著的骨小梁吸收，同时可见增生的纤维组织伴胶原变性及钙盐沉着。该病的治疗主要包括关节制动、支具保护并限制关节承重等保守措施减缓关节的破坏进程，不主张行关节融合或关节置换治疗。

影像学检查对沙尔科关节病的诊断发挥着重要作用。X 线平片和 CT 检查中沙尔科关节的典型表现为关节面不规则，关节间隙变窄，骨质破坏，关节旁大量块状骨化影，周围可见大小不一的碎骨片，密度增高，可见骨端吸收、缺如、骨质增生、异位钙化或骨化、关节半脱位或脱位，以及关节周围软组织肿胀。MRI 可以清晰地显示出关节囊壁及囊壁外的其余软组织块影和关节腔内的积液，还能明确诊断关节软骨损伤程度及关节不稳定造成的肌腱、韧带退行性变和拉伤[1]。核素骨显像可以提示早期骨损伤，大视野成像可同时观察其他部位骨骼有无异常改变。沙尔科关节在 ^{18}F-FDG PET/CT 显像中也可出现不均匀性异常显像剂高摄取（病例图 54-3），但病灶内的高摄取部分与骨显像并不一致。骨显像中的显像剂高摄取主要是由于病变区内的成骨反应、胶原变性和钙盐沉着；而 PET/CT 中的 FDG 高摄取则主要由长期损伤所伴发的炎症反应所致。

结合患者的病史、临床症状及影像检查，诊断沙尔科关节一般并不困难。然而，若对该病缺乏认识，或患者病史不明确时，其影像表现通常需与骨肉瘤、软骨肉瘤等原发性恶性骨肿瘤及类风湿性关节炎、骨关节结核等炎性疾病进行鉴别。沙尔科关节的诊断要点包括[2]：病变关节的影像改变远超过其临床症状；病变部位存在痛觉、温度觉、空间定位感等深感觉障碍；有脊髓空洞症、糖尿病、创伤、脊膜膨出、梅毒、麻风等病史。

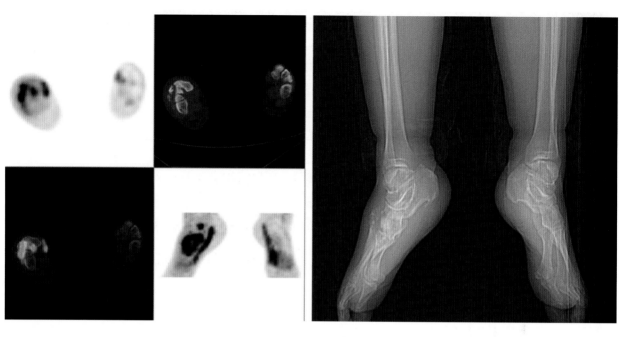

病例图 54-3 沙尔科关节患者的 ¹⁸F-FDG PET/CT 图像。一 53 岁女性患者，既往患糖尿病多年，2 个月前出现右侧踝部隐痛、肿胀，同时双足存在感觉障碍。

参考文献

［1］兰国斌，戴士林，郝泽普，等 . 夏科氏关节病的 CT 及 MRI 特征表现分析 . 中国临床医学影像杂志，2015，26（5）：374-377.

［2］岳明纲，王茜，李河北 . 脊髓空洞症合并 Charcot 关节病 1 例 . 中国医学影像学杂志，2014，22（7）：499-500.

（高平　岳明纲）

病例 55　先天性无痛无汗症骨关节病

病史及检查目的

患者为 30 岁男性，3 个月前无明显诱因突发大小便失禁，伴下肢活动障碍，为进一步诊治就诊于我院。既往史：出生后被诊断为先天性无痛无汗症，其他无特殊病史。体格检查：患者坐轮椅进入病房，神志清楚，对答切题；全身皮肤干燥，见多处瘢痕，皮肤痛觉缺失，指甲发育不良，脊柱生理屈度存在，无明显棘突压痛。双上肢未见明显畸形，肌力、肌张力未见明显异常。左下肢可见膝关节不规则隆起，表面不光滑，质硬，无波动感，关节屈伸正常，局部皮温正常，无皮肤红肿、破溃或静脉怒张，压痛（－）；右下肢未见明显异常。双下肢感觉减弱，巴宾斯基征（－）。实验室检查无特殊发现。X 线检查及 CT 见多骨病变（病例图 55-1）。为进一步了解全身骨病变情况，行 ⁹⁹ᵐTc-MDP 全身骨显像检查（病例图 55-2）。

骨显像检查

方法及影像所见：静脉注射 ⁹⁹ᵐTc-MDP 3 h 后行全身前、后位平面显像。全身骨骼显像清晰，脊柱

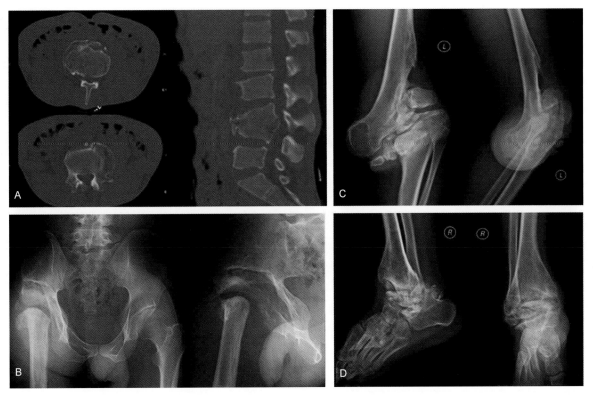

病例图 55-1 X 线检查和 CT。A. 腰椎 L3、L4 椎体融合，L5/S1 椎间盘膨出，前纵韧带钙化；B-C. 右侧髋关节髋臼扩大、骨质吸收，股骨头脱位，骨骺未融合，残端如刀削状；D. 左侧膝关节正常关节结构消失，关节对位差，骨端膨大，周围见多发游离骨块，股骨下段、胫骨平台见骨质破坏，关节周围软组织肿胀，右侧踝关节诸骨在位，胫腓骨远端膨大变形，距骨变扁，诸骨骨密度弥漫性减低，骨小梁稀疏，内外踝边缘可见骨质增生，关节间隙狭窄。

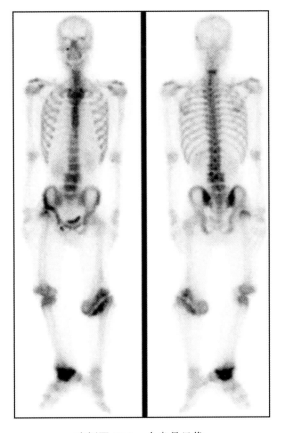

病例图 55-2　全身骨显像。

临床应用篇

形态欠规整，放射性分布不均匀，下位颈椎椎体可见放射性浓聚灶，腰椎顺列不佳，L3、L4 椎体似相互融合，放射性分布增高；右侧股骨头正常形态消失，脱出髋臼向后上方移位；左侧膝关节及右侧踝关节对位不良，关节周围可见团片状不均匀放射性浓聚灶；右侧膝关节对位可，放射性分布增高；其余诸骨未见明显异常放射性分布。右侧耻骨下方点状放射性摄取为污染所致。

检查意见：脊柱及多关节放射性浓聚灶，结合病史，符合先天性无痛无汗症所致多发骨关节病（沙尔科关节）。

病例相关知识及解析

先天性无痛无汗症（congenital insensitivity to pain with anhidrosis，CIPA）是一种罕见的常染色体隐性遗传病，发病机制不明，可能与 *TRKA*（*NTRK1*）基因突变、肿瘤或某些酶缺陷等有关。该病的发病年龄为 0 ～ 13 岁，男女比例约为 3：1。其临床表现包括：①神经系统检查异常：痛觉缺失或迟钝，痛觉缺失多为全身性，80% 的患者痛觉完全丧失，而触觉良好。②自残行为：患者表现为咬伤舌头、嘴唇、手指，皮肤常遗留各种瘢痕。③无汗、发热：全身皮肤干燥、无汗，体温易受环境影响。④骨关节病变：患者因感觉神经功能障碍，缺乏对疼痛的防御反应，各关节活动度超过正常范围，容易发生外伤、骨折、关节囊松弛、关节脱位和崩解等骨关节病变。⑤其他表现：如智力障碍、角膜混浊及神经麻痹性角膜炎等。CIPA 的诊断依赖于患者的临床表现、碘淀粉发汗试验阴性及分子生物技术检出 *NTRK1* 基因突变。目前尚无针对 CIPA 的特异性治疗方法，主要包括预防骨折、脱位及其他有害损伤，并防止因外界温度过高继发感染而死亡，尝试纠正 *NTRK1* 基因异常是未来 CIPA 防治研究的热点之一。

由于 CIPA 患者的骨关节病变与神经功能障碍导致的痛觉缺失有关，故亦可将其称为沙尔科关节。但是，糖尿病、脊髓空洞症、脊柱脊髓损伤等所致的沙尔科关节好发于成人，并以单发病变多见，而 CIPA 所致的沙尔科关节多见于儿童，常为多骨、多关节受累，根据上述 CIPA 相关的症状、体征，结合临床病史通常不难做出诊断。然而，当遇到成年就诊或不愿意过多叙述病史的患者，诊断较为困难，影像学检查有助于诊断[1-2]。

参考文献

［1］窦银聪，葛英辉，李国艳，等. 11 例先天性无痛无汗症的骨关节病影像学分析. 临床放射学杂志，2013，32（2）：246-250.
［2］姬少绯，杨黎，岳瑞杰. 先天性无痛无汗症并陈旧性骨折一例. 中华放射学杂志，2010，44（10）：1060.

（周欣 赵赟赟）

病例 56　半肢骨骺发育异常

病史及检查目的

患儿为 3 岁男性，于出生 4 个月后发现左侧髋关节、左侧膝关节及左侧踝关节活动受限，未予诊治。近期因患儿行走不稳而行 CT 检查，结果发现左侧股骨近端及远端骨骺、左侧胫骨近端及远端骨骺明显增大，密度呈不均匀性增高。临床考虑诊断半肢骨骺发育异常。为进一步了解全身骨病变情况，行全身骨显像检查（病例图 56-1）。

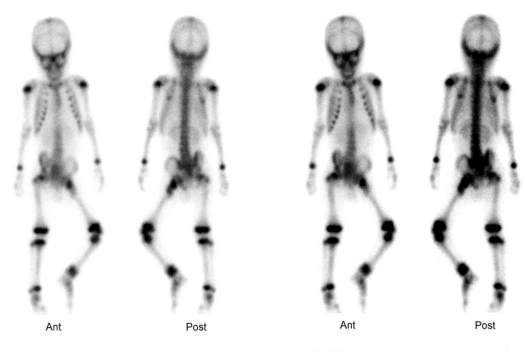

Ant   Post   Ant   Post

病例图 56-1　全身骨显像图像。

骨显像检查

方法及影像所见：静脉注射 5 mCi ^{99m}Tc-MDP 4 h 后行全身前、后位平面显像。全身骨骼显影清晰；左下肢呈强迫屈曲体位，左侧股骨近端及远端骨骺、左侧胫骨近端及远端骨骺形态不规整且较对侧增厚，显像剂摄取不均匀增高；双上肢骨骺形态尚规则，放射性分布对称；其余诸骨放射性分布大致均匀，未见局限性异常放射性浓聚区或缺损区。

检查意见：左侧下肢半肢骨骺血运代谢异常，累及左侧股骨近端及远端骨骺、左侧胫骨近端及远端骨骺，符合半肢骨骺发育异常表现。

病例相关知识及解析

半肢骨骺发育异常（dysplasia epiphysealis hemimelica，DEH）又称 Trevor 病、半肢骨骺异样增殖、良性骨骺骨软骨瘤等，最早由 Mouchet 与 Belot 于 1926 年报道，当时被称为跗骨巨大症（tarsomegalie），1950 年 Trevor 报道后称之为跗骨骨骺续连症（Tarso epiphysial aclasis），也称 Trevor 病，1956 年 Fairbank 提出了半肢骨骺发育异常这一名称[1]。DEH 是一种罕见的骺软骨生长发育障碍性疾病。特征为 1 个或多个骨骺不对称性过度生长，表现为关节附近的硬性肿物，可致关节活动受限、畸形、疼痛，亦可出现跛行或下肢不等长。该病的发病率约为 1/100 000，发病年龄为 1 ~ 14 岁，多见于 2 ~ 4 岁，男女比例约为 3∶1。DEH 的发病原因尚不明确，目前无家族遗传性或恶变的报道。有学者认为其发病机制为长骨骨骺或跗骨等部位软骨分化增生调节异常，因其病理表现为分化良好的增生软骨组织，常被报告为骨软骨瘤，但骨软骨瘤多生长于干骺端，而 DEH 病变发生于骨骺处。DEH 的病灶多位于下肢，好发部位依次为股骨远端、胫骨近端、距骨、跗舟骨、第一楔状骨。病变多侵及骨骺的 1/2 或局限于单侧肢体的半侧，多发病变者常侵及同侧肢体，且内侧多见。临床将 DEH 分为 3 型：①局限型：病变发生于单一骨骺。②经典型：病变发生于同一肢体的多个骨骺。③严重型：病变累及全部下肢（从骨盆至双足）。

DEH 的 X 线特征为骨骺软骨非对称性生长导致病变处骨骺较对侧肢体骨骺增厚，可见散在斑点状或不规则钙化或骨化，随着病变进展，不规则骨化可与固有骨骺融合形成骺早闭，而骨骺偏侧性增大可致关节面倾斜内翻或外翻畸形，晚期常继发退行性骨关节病（病例图 56-2）。CT 可以更清晰地显示小的骨化或钙化灶，揭示软骨病变与固有骨骺的解剖关系（病例图 56-3）[2]。MRI 可用于评估关节受累情况，如关节软骨的形态、关节畸形及关节周围软组织受侵情况，但 DEH 常见多发病灶，而 MRI 的检查时间较长，因此在幼儿患者中的应用受到一定限制。

核素骨显像在 DEH 的诊疗中具有以下作用：①检出多发病灶：尽管正常发育期儿童的骨骺可见放射性浓聚，但通常呈双侧对称、均匀性分布，DEH 则表现为患侧骨骺增厚增宽，呈不对称、不均匀性放射性浓聚。②协助鉴别诊断：对于以关节处硬性包块就诊的患儿，从疾病发病率的角度考虑，首先应排查原发性骨肿瘤的可能性，而骨显像通过肿物对显像剂的摄取程度及病灶分布特点，可协助判断病变

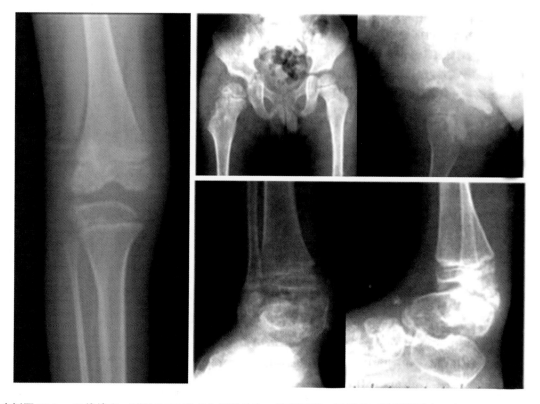

病例图 56-2　X 线检查。可见 DEH 患者右侧股骨头、股骨远端、胫腓骨远端骨骺增大，密度不均匀增高。

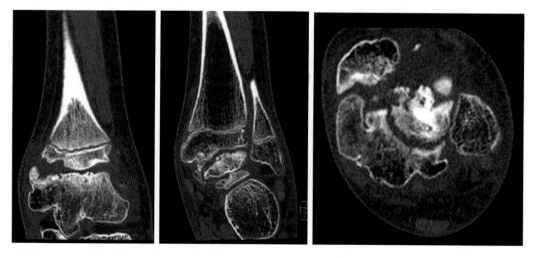

病例图 56-3　CT。可见 DEH 患者左侧距骨内侧骨化伴胫骨骨骺不规则扩大。

良恶性。③临床随访观察：DEH 与多发性骨软骨瘤的特点类似，病变可随年龄增大而生长，骺闭合后停止生长，因此该病患儿需随访至青春期。

DEH 的骨显像表现需要与同样好发于儿童且累及多处骨骺与干骺端的疾病相鉴别，包括多发性骨骺发育不良（multiple epiphyseal dysplasia，MED）、多发性骨软骨瘤及多发性内生软骨瘤（Ollier 病）等鉴别。MED 为常染色体显性遗传病，家族史可提供一定帮助，不同于 DEH 的单侧分布特点，MED 对称性累及双侧上下肢骨骺，且最好发于双侧髋关节，表现为股骨头对称性骨骺小，股骨头形态变扁，骨骺可见轻度放射性分布增高。多发性骨软骨瘤小为常染色体显性遗传病，骨性包块呈对称性分布为其重要特点，骨显像常表现为长骨末端多发、不规则、背向关节生长的骨质突起伴骨显像剂摄取，同时可伴有长骨干骺端骨质增粗及顶端软骨帽放射性浓聚，以膝关节周围最为明显。多发性内生软骨瘤患者多于幼年发病，临床进程缓慢，通常侵犯干骺端和骨干，发生于身体半侧，有时仅局限在 1 个或几个手指，除手以外，易受侵犯的骨骼依次是足部管状骨、股骨、胫骨、肱骨、尺桡骨和骨盆，当骨显像中病变骨代谢异常活跃时应警惕恶变可能。

参考文献

[1] Degnan A J, Ho-Fung V M. More than epiphyseal osteochondromas: updated understanding of imaging findings in dysplasia epiphysealis hemimelica（Trevor disease）. AJR Am J Roentgenol, 2018, 211（4）: 910-919.
[2] Tyler P A, Rajeswaran G, Saifuddin A. Imaging of dysplasia epiphysealis hemimelica（Trevor's disease）. Clin Radiol, 2013, 68（4）: 415-421.

（张毓艺　杨芳）

病例 57　结节性硬化症

病史及检查目的

患者为 18 岁女性。3 天前不明原因出现左侧腰部疼痛及下腹坠胀感，伴有发热（体温最高 38.5℃）。幼年时有癫痫发作史。现精神、智力尚可。体格检查：鼻翼两侧多发蝶状血管纤维瘤，腰背部可见色素脱失斑及鲨鱼皮斑痣，双足可见趾下纤维瘤（病例图 57-1）。实验室检查：血红蛋白 89 g/L（参考值：110～150 g/L），ESR 94 mm/h（参考值：0～20 mm/h），CRP 135.8 mg/L（参考值：0～10 mg/L），G 试验、T-SPOT、降钙素原、肿瘤标志物及自身抗体均为阴性。影像学检查：双侧侧脑室旁结节影；双侧额顶枕叶皮层多发异常信号影；肝、双肾多发错构瘤并左肾巨大错构瘤出血；双肺多发磨玻璃密度结节；部分胸椎及附件骨质密度不均（病例图 57-2）。临床考虑结节性硬化，左肾巨大错构瘤伴出血感染。为协助评估骨骼受累情况行全身骨显像检查（病例图 57-3）。

骨显像检查

影像所见：全身前、后位平面显像见全身骨骼显影清晰，右侧眉弓部、骶骨及右侧髂骨可见多发点状、片状放射性浓聚灶，脊柱放射性分布不均匀。加做腰骶部 SPECT/CT 后，可见骶骨和髂骨放射性浓聚灶相应部位有结节状或形态不规整的高密度影；腰椎多椎体可见骨密度增高影，以椎弓根、椎板、棘突等附件受累为主，但未见骨皮质破坏和软组织密度影。全身其余诸骨未见明显异常。

检查意见：全身骨多发骨质密度增高灶，部分伴血运代谢增高，符合结节性硬化症骨骼受累表现。

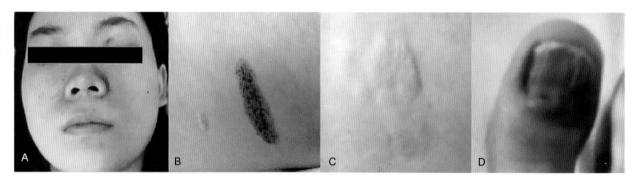

病例图 57-1 患者体格检查。A.鼻翼两侧蝶状血管纤维瘤；B.腰背部色素脱失斑；C.鲨鱼皮斑痣；D.双足趾下纤维瘤。

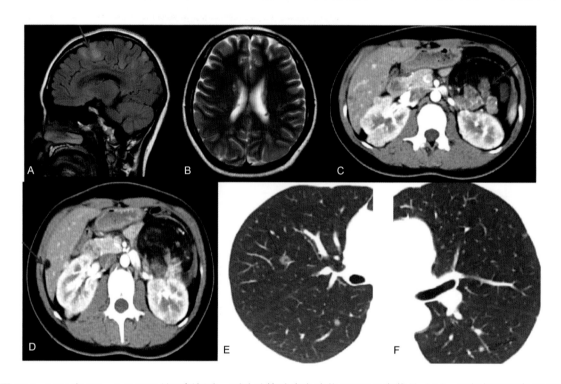

病例图 57-2 MRI 和 CT。A-B.MRI 见双侧额叶、顶叶及枕叶多发片状 T2WI 呈高信号（A），双侧侧脑室旁 T2WI 呈低信号（B）；C-F.CT 检查示双肾（C）和肝（D）多发血管平滑肌脂肪瘤（脂肪为主），双肺多发结节（E 和 F）。

最终临床诊断

根据患者的病史、临床表现、实验室检查及影像学检查结果，临床确诊为结节性硬化症。

病例相关知识及解析

结节性硬化症（tuberous sclerosis complex，TSC）是一种少见的常染色体显性遗传性神经皮肤综合征，可呈家族性发病，也可散发，发病率为 1/10 000 ～ 1/6000，男女比约为 2∶1 ～ 3∶1。此病可出现于任何年龄，且病变随年龄增长而逐渐进展。TSC 的病因主要是 *TSC1* 基因或 *TSC2* 基因发生杂合突变，最终改变细胞增殖和分化，从而产生多个器官错构瘤样病变。TSC 患者的临床症状主要以神经和皮肤受累表现为主，面部血管纤维瘤、癫痫发作和智力低下三联征是其特征性临床表现。约 90% 的患者在婴幼儿期即可见四肢和躯干出现数目、大小不等的色素脱失斑，年长儿可于口鼻三角区出现血管纤维瘤；鲨鱼皮斑是本病的另一皮肤损害症状。阵发性癫痫是 TSC 最常见的首诊症状，且 60% ～ 70% 的患者有智力低下表现。该病可累及皮肤、脑、肾、肝、肺、心脏、视网膜等多器官。

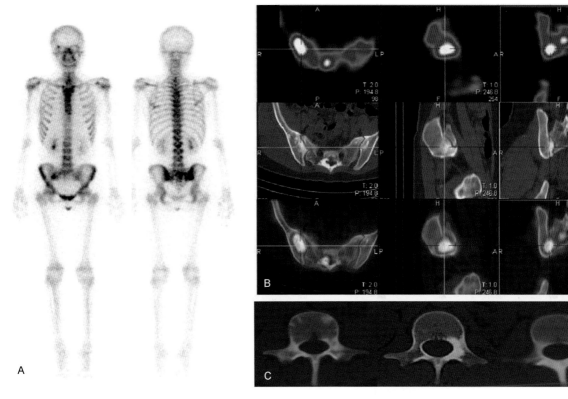

病例图 57-3　全身骨显像（A）及局部 SPECT/CT 显像（B-C）。

　　颅脑受累表现为室管膜下结节、皮质结节、脑白质异常及室管膜下巨细胞星形细胞瘤。多发室管膜下结节是 TSC 的重要表现，CT 表现为多发的沿侧脑室壁分布的等密度或钙化结节，MRI 表现为T1WI、T2WI 等信号或低信号，增强扫描无强化（病例图 57-2B）；皮质内结节在 CT 上表现为等密度或稍低密度或钙化灶，无水肿或占位效应，MRI 表现为 T1WI 低信号，T2WI 和液体抑制反转恢复（fluid attenuated inversion recovery sequence，FLAIR）序列呈高信号，增强扫描无强化（病例图 57-2A）；脑白质异常在 MRI 上多表现为从脑室或脑室旁白质延伸至皮质的线状影，T1WI 等信号或稍低信号，T2WI 和 FLAIR 呈高信号；室管膜下巨细胞星形细胞瘤多位于侧脑室孟氏孔、三角区或第三脑室附近，CT 呈等密度或稍高密度肿块，MRI 表现为 T1WI 等信号或稍低信号，T2WI 高信号，增强扫描不均匀强化。肾受累最常见的表现为双肾血管平滑肌脂肪瘤，发生率可高达 93%，且女性多见，肿瘤往往体积大，易出现自发性出血和肾功能损害，约 2% 的患者有恶变为肾细胞癌的可能。肾血管平滑肌脂肪瘤的 CT 表现为双肾实质内多发的混杂密度肿块，内含脂肪密度是其特征性表现（病例图 57-2C），增强扫描显著强化。肝受累表现为肝错构瘤，CT 表现为含脂肪成分的类圆形低密度占位（病例图57-2D）。肺受累主要表现为肺淋巴管肌瘤病，CT 可见双肺多发圆形、类圆形低密度含气囊腔，也可表现为多灶性小结节性肺细胞增生，CT 可见随机分布于双肺的多个直径＜ 1.0 cm 的非钙化实性结节或磨玻璃结节（病例图 57-2E 和病例图 57-2F）。TSC 累及心脏可表现为横纹肌瘤，累及眼可表现为眼底视盘区桑葚状或斑块状视网膜错构瘤。骨骼受累亦可见，CT 表现为骨骼内多发高密度结节或斑片状骨质硬化，其中腰椎最常受累（多累及椎体附件）[1]，当多发小结节硬化骨斑密集融合时可呈现象牙质样融合骨硬化现象，尤其发生在椎弓根部及大部椎板区，颇具特征性（病例图 57-3C），足短管状骨可见局限性骨皮质增生，实际上可能是皮质骨内缘小结节增生、贴附融合改变。

　　TSC 可累及全身多器官，根据国际共识，符合病例表 57-1 中的 2 个主要表现，或 1 个主要表现和2 个，或 2 个以上次要表现即可诊断[2]。因此，诊断 TSC 需结合患者的病史、临床表现及影像检查进行综合分析。鉴于目前有关 TSC 骨骼受累的影像诊断研究报道较少，本例重点展示了 TSC 的骨显像结果。从本例患者的骨显像结果可以看出，TSC 的骨病灶在骨显像中可呈放射性浓聚灶，也可不摄取显像剂，这与既往的个案报道相同。对于病灶的这种非同质性改变现象，考虑可能与 TSC 疾病慢性进展过程中不同时期病灶在血供及代谢活跃程度方面存在差异有关。^{18}F-FDG PET/CT 在 TSC 中的诊疗价值尚有待进一步的临床研究证实。

病例表 57-1　TSC 的临床诊断标准

主要表现	次要表现
1. 面部血管纤维瘤	1. 多发随机分布的牙釉质凹陷
2. 非创伤性指（趾）甲或甲周纤维瘤	2. 错构瘤性直肠息肉
3. 色素脱失斑（3 处以上）	3. 骨囊肿
4. 鲨鱼皮斑	4. 大脑白质放射状移行纹理
5. 大脑皮质结节	5. 牙龈纤维瘤
6. 室管膜下结节	6. 非肾性错构瘤
7. 室管膜下巨细胞星形细胞瘤	7. 视网膜色素脱失斑
8. 心脏横纹肌瘤	8. 皮肤咖啡斑
9. 淋巴管肌瘤病	9. 多发肾囊肿
10. 肾血管平滑肌脂肪瘤	
11. 多发性视网膜结节性错构瘤	

参考文献

［1］程建敏，郑祥武，黄云较，等 . 结节性硬化症的骨骼影像学特征 . 中华放射学杂志，2007，41（6）：574-577.

［2］Roach E S，Gomez M R，Northrup H. Tuberous sclerosis complex consensus conference：revised clinical diagnostic criteria. J Child Neurol，1998，13（12）：624-628.

（徐燕　严凯　代文莉）

病例 58　纤维性骨营养不良综合征（McCune-Albright 综合征）

病史及检查目的

患者为 7 岁女童。2 个月前家长发现患儿双侧乳房增大，无触痛，10 天前出现不明原因阴道出血，近期身高增长加快，余无不适。既往史无特殊。查体：身高 126.3 cm，体重 22.6 kg，双侧乳房隆起，可触及乳核，发育分期为 Tanner Ⅱ $^+$ 期，未见腋毛；患儿外阴未见阴毛，发育分期为 Tanner Ⅰ 期；阴阜、臀部、背部可见多个牛奶咖啡斑。实验室检查：雌二醇（estradiol，E_2）128.60 pmol/L（参考值：≤ 115.6 pmol/L），余未见异常。B 超检查示：子宫呈发育型，右侧卵巢见增大卵泡，左侧卵巢内见一较大囊性无回声区（大卵泡？囊肿？）。临床考虑为纤维性骨营养不良综合征。为进一步协助评估骨骼受累情况，行骨显像检查（病例图 58-1）。

骨显像检查

方法及影像所见：静脉注射 5 mCi ^{99m}Tc-MDP 4 h 后行全身前、后位平面显像。全身骨骼显影清晰，

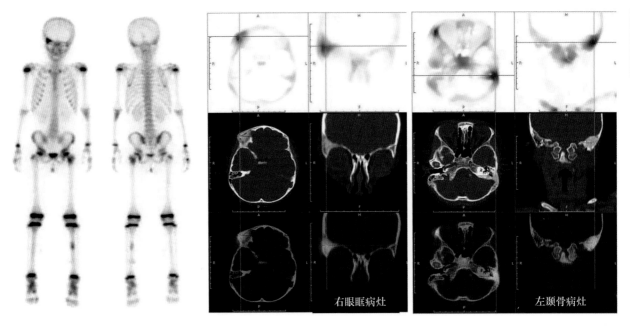

右眼眶病灶　　　　　　　　　　左颞骨病灶

病例图 **58-1**　全身骨显像及头部 SPECT/CT。

右侧眼眶外上壁、左侧颞骨、左侧尺骨上段、左侧股骨头、左侧胫骨中段多发放射性浓聚灶，扫描野内其余诸骨未见明显异常。加做头部 SPECT/CT 后，见颅面骨放射性浓聚灶相应部位 CT 示骨膨胀性改变，骨质密度增高，呈磨玻璃样改变。

检查意见：颅面骨、四肢骨多发血运代谢增强灶，结合病史，符合纤维性骨营养不良综合征骨骼受累表现。

病例相关知识及解析

纤维性骨营养不良综合征又称 McCune-Albright 综合征（McCune-Albright syndrome，MAS），是一种以多发性骨纤维结构不良、皮肤牛奶咖啡斑及内分泌功能紊乱为典型三联征的罕见疾病。最早由 McCune 和 Albright 分别于 1936 年和 1937 年报道。国外报道的患病率为 1/（100 000 ～ 1000 000），不同种族、不同性别人群均可发生，女性多见，绝大多数患者的发病年龄不超过 30 岁，均为散发，未见明确家族性发病或遗传倾向。MAS 是由胚胎早期鸟嘌呤核苷酸结合蛋白 α 亚基（Gsα）编码的 *GNAS1* 基因发生激活突变导致的体细胞基因突变病[1]。基因突变的时间及突变细胞在病变中的比例决定了疾病的严重程度和临床表型。该病具有自限性，青春期前进展较快，成年后病变大多趋于稳定，很少发生恶变。

皮肤牛奶咖啡斑通常被认为是 MAS 的首发临床表现[2]，但常被忽视。约 66% 的患者在出生时或出生后不久即可出现该体征[3]，常见部位为后颈部、背部、躯干及面部，边界呈锯齿状、不规则。内分泌功能紊乱可表现为外周性性早熟、甲状腺功能亢进、库欣综合征、生长激素过多等。多发性骨纤维结构不良是 MAS 最常见的表现，有文献报道 50% 的骨损害出现在 8 岁左右[4]。病变处由纤维结缔组织、散在的未成熟的交织骨骨片和软骨组织结节组成，常出现骨髓腔向骨皮质膨胀，导致骨皮质变薄。病灶内出现液化、囊变、出血和软骨结节内的骨化可形成局灶性畸形，累及骨承重部位时可导致跛行，甚至病理性骨折。当累及颅面部时，可产生无痛性硬性隆起，形成所谓的“骨性狮面”，严重者压迫听神经和视神经可导致听力和视力丧失[5]；股骨近端受累时，可导致髋内翻，表现为典型的“牧羊杖”畸形[6]。目前认为具备骨损害、皮肤色素沉着和性早熟三大主征即可诊断 MAS，但在实际临床中具备三联征者仅占 24%，33% 的患者有 2 种主要症状，40% 的患者仅有 1 种症状[7]。对于临床表现不典型的病例，检测 20 号染色体编码 G 蛋白的 Gsα 亚基因突变有助于诊断。

影像学检查主要是通过检出多发性骨纤维结构不良来辅助临床诊断。X线检查中多发性骨纤维结构不良可表现为：①磨玻璃样改变：正常的骨小梁消失，髓腔闭塞，伴有囊性阴影，内有钙化。②囊状膨胀性改变：分为单囊型和多囊型，可见骨皮质变薄，外缘较光整，边界清晰，多见硬化边。③地图样（虫蚀样）改变：单发或多发的溶骨性破坏，边缘锐利，酷似恶性肿瘤骨转移。④丝瓜瓤样改变：骨膨胀变粗，骨皮质变薄，骨小梁粗大、扭曲，表现为沿骨干纵轴方向走行的骨纹，呈丝瓜瓤状。CT可更精确显示病灶的范围、程度及内部结构。全身骨显像可用于评估疾病的骨累及范围。

该病的鉴别主要涉及变形性骨炎和神经纤维瘤病。MAS骨病不典型时易与变形性骨炎相混淆，但变形性骨炎患者无性早熟，亦无色素沉着的牛奶咖啡斑，且血ALP水平明显升高。神经纤维瘤病是一种常染色体显性遗传病，主要特征为皮肤牛奶咖啡斑和周围神经多发性神经纤维瘤，可出现骨骼发育异常，故临床表现类似MAS，但该病患者无性早熟，皮下结节或软性色块改变及多发性神经纤维瘤不同于MAS的表现。

参考文献

［1］Tobar-Rubin R，Sultan D，Janevska D，et al. Intragenic suppression of a constitutively active allele of Gsalpha associated with McCune-Albright syndrome. J Mol Endocrinol，2013，50（2）：193-201.

［2］Robinson C，Collins M T，Boyce A M. Fibrous dysplasia/McCune-Albright syndrome：clinical and translational perspectives. Curr Osteoporos Rep，2016，14（5）：178-186.

［3］Collins M T，Chebli C，Jones J，et al. Renal phosphate wasting in fibrous dysplasia of bone is part of a generalized renal tubular dysfunction similar to that seen in tumor-induced osteomalacia. J Bone Miner Res，2001，16（5）：806-813.

［4］Medina Y N，Rapaport R. Evolving diagnosis of McCune-Albright syndrome. atypical presentation and follow up. J Pediatr Endocrinol Metab，2009，22（4）：373-377.

［5］郑俊杰，童安莉，茅江峰，等. McCune-Albright综合征合并Klinefelter综合征一例报道. 中华内分泌代谢杂志，2017，33（9）：787-789.

［6］Ippolito E，Farsetti P，Boyce A M，et al. Radiographic classification of coronal plane femoral deformities in polyostotic fibrous dysplasia. Clin Orthop Relat Res，2014，472（5）：1558-1567.

［7］Lumbroso S，Paris F，Sultan C. Activating Gsalpha mutations：analysis of 113 patients with signs of McCune-Albright syndrome-a European Collaborative Study. J Clin Endocrinol Metab，2004，89（5）：2107-2113.

（许燕峰　杨吉刚）

病例 59　假体周围骨溶解

病史及检查目的

患儿为10岁男性，主因"右侧股骨骨肉瘤术后3年，发现右侧股骨残端骨质破坏1个月"就诊。患者3年前因右侧股骨远端骨肉瘤行"新辅助化疗＋右侧股骨远端肿瘤瘤段截除术＋肿瘤型人工关节置换术"。1年半前随访胸部CT发现右肺下叶肿瘤转移，随后行手术切除。1年前骨显像检查全身骨未见复发转移病灶。1个月前复查股骨X线平片发现右侧股骨残端新发溶骨性骨质破坏，临床考虑肿瘤复发可能，并计划行"股骨肿瘤切除术＋假体翻修术"，术前再次行骨显像检查以明确其他部位有无转移病灶（病例图59-1）。

骨显像检查

影像所见：全身骨骼显像清晰，脊柱放射性分布均匀，右侧股骨远端骨肉瘤术后改变，右侧股骨短缩，中远段置入假体部分不摄取显像剂，近段残留骨皮质区见不均匀性放射性浓聚灶，但未见明显显像剂高

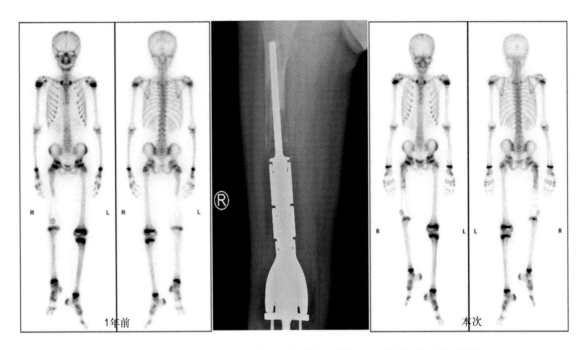

病例图 59-1 患者 1 年前骨显像、1 个月前右侧股骨 X 线平片及术前骨显像。

摄取现象；扫描范围其他区域未见异常显像剂分布。本次显像结果与 1 年前骨显像比较无显著变化。

检查意见：CT 所示股骨残端病变区未见明显成骨活性，不支持骨肉瘤复发，考虑假体周围骨溶解可能性大。

最终诊断及随访

患者随后行假体翻修术，术中见股骨残端假体完全松动，接口处骨质缺损、糟乱，但未见明确软组织肿物。术中刮取局部组织送检病理，结果示：未见肿瘤成分。最终临床诊断为骨肉瘤术后假体周围骨溶解致假体松动。

病例相关知识及解析

骨溶解在国外文献中多被称为 Gorham-Stout 综合征，又称大块骨质溶解症、急性自发性骨吸收等，其基本病理改变是毛细血管、淋巴管和纤维组织增生，导致邻近的骨组织溶解消失，病灶内血管内皮细胞生长不活跃，无细胞异型性，有时可见少量坏死灶及淋巴细胞浸润。病变常起自单一骨，并可越过周围软组织侵及邻骨，因此常被误诊为肿瘤、病理性骨折及慢性骨髓炎等。骨溶解的病因和发病机制尚不明确，可能与遗传、外伤、感染、血管瘤或淋巴管瘤等因素相关。因起病隐匿、无特异性临床症状，骨溶解通常很难被及时发现，常在发生严重骨质缺损出现假体松动甚至假体周围骨折后，患者出现疼痛、活动困难等症状时才被发现。

目前人工关节假体置换术已被广泛用于因骨折、关节退行性变或免疫系统疾病等造成关节功能障碍的患者。本例患者的骨溶解发生于骨肉瘤切除术＋人工关节假体植入术后，虽然创伤是诱发假体周围骨溶解的因素，但对于人工关节假体置换术后的患者，假体周围骨质溶解导致假体松动也是术后常见并发症之一，且多见于固定和功能良好的初次关节置换者。对于此类骨溶解的发生，多认为与假体磨损颗粒的产生以及应力遮挡等因素相关，尤其是磨损颗粒可诱发并刺激巨噬细胞和破骨细胞形成，使成骨与破骨之间的平衡被打破，当局部破骨活性大于成骨活性时，即可导致假体周围骨溶解[1]。值得注意的是，当人工关节假体置换术后患者出现局部疼痛时，需首先鉴别是由单纯假体松动所致还是合并感染（对应的治疗方案不同），因此影像诊断的作用不可小觑。三时相骨显像可通过血流相-血池相观察骨骼周围软组织血流灌注变化来有效地识别假体周围感染（参见病例42），但骨溶解导致的结构改变则需要通过X线检查/CT进行显示。典型的骨溶解在X线检查/CT中常可见假体周围骨质出现与假体边缘平行的宽度>2 mm的均匀透亮带，也可表现为假体周围骨质出现边界不规则的局灶膨胀性透亮区[2]。此外，对于骨肉瘤患者，肿瘤切除术＋人工假体置入术后面临的临床问题还包括与局部复发肿瘤的鉴别，特别是当假体周围骨质出现不规则的局灶性膨胀性透亮区和软组织密度影时，有无肿瘤复发及转移是临床首先考虑的问题，正如本例患者。

　　骨显像对于具有成骨特性的骨肿瘤与骨溶解的鉴别诊断具有较高的价值。尽管使用SPECT/CT技术的研究发现一些骨溶解的病变边缘可见轻度放射性浓聚影[3]，但整体上骨显像中骨溶解区域多无明显的显像剂摄取增高表现。而对于具有成骨特性的骨肉瘤，其原发病灶、复发病灶及转移病灶通常均表现出对骨显像剂的高摄取（参见病例9）。因此，若常规影像揭示的骨溶解区在骨显像中无明显放射性浓聚，则不符合骨肉瘤复发的表现。本例患者正是将核素功能显像与X线解剖影像综合分析后得出了骨肉瘤术后假体周围骨溶解的诊断。回顾性分析患者的X线影像可观察到与假体边缘平行的层状透亮带及多个不规则小透亮区，内为软组织密度影，但未见明显恶性肿瘤生长征象，这也符合假体周围骨溶解表现。

　　目前有关假体周围骨溶解行 ^{18}F-FDG PET/CT 的研究报道较少，但有个案报道过人工关节置换术后假体周围骨溶解伴软组织肿物形成被误诊为肿瘤转移的情况[4]。假体周围骨溶解可引发局部无菌性炎症反应，被激活的炎症细胞对FDG的摄取可能造成与肿瘤复发鉴别困难，尤其是在有软组织肿物形成的情况下（病例图59-2）。然而，由于摄取FDG的炎症细胞并不摄取骨显像剂，因此当发现骨溶解伴

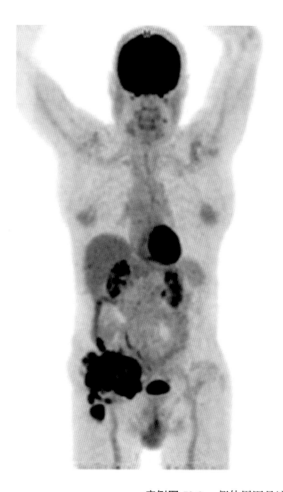
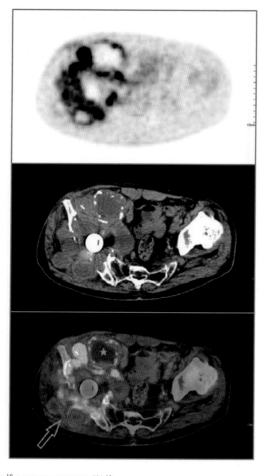

病例图 59-2　假体周围骨溶解的 ^{18}F-FDG PET/CT 影像。

软组织肿物形成时，可考虑采用骨显像与 FDG 显像联合的方法鉴别炎性病变与复发性骨肿瘤，特别适用于具有成骨特性的骨肉瘤。

参考文献

［1］艾承冲，蒋佳，陈世益. 髋关节假体周围骨质溶解的生物学机制. 中华骨科杂志，2017，37（7）：441-448.

［2］戚洪波，徐凌斌，王加伟，等. 全髋关节置换术后假体周围骨溶解的影像表现. 中华放射学杂志，2013，47（12）：1077-1081.

［3］王荣强，杨柳. SPECT/CT 与 X 线对髋关节置换术后假体周围骨质溶解的诊断价值. 中国 CT 和 MRI 杂志，2020，18（4）：142-144.

［4］Espinosa Muñoz E，Gutiérrez Cardo A L，Puentes Zarzuela C. Periprosthetic osteolysis by microparticles mimicking a tumour process in the right hip in ^{18}F-FDG PET/CT study. Reumatol Clin，2021，17（7）：425-426.

（李原）

病例 60　保肢术后骺板生长潜能预测

病史与检查目的

患儿为 9 岁男性，右侧股骨远端骨肉瘤切除术后 3 个月。9 个月前因右侧大腿疼痛及活动受限就诊，经检查诊断为右侧股骨远端骨肉瘤，随后行新辅助化疗＋肿瘤切除术＋骺微创型假体置换术。现患儿术后 3 个月，右侧下肢功能良好，为除外肿瘤复发转移，同时评估术后骨骺生长潜能，行全身骨显像检查（病例图 60-1）。

骨显像检查

影像所见：全身前、后位骨显像示全身骨骼显影清晰，右侧股骨远端骨肉瘤术后假体部位呈放射性稀疏缺损区，邻近假体的右侧胫骨近端骺板 MDP 摄取较健侧减低，患侧 / 健侧放射性比值为 0.62。其余诸骨未见明确异常放射性分布。

影像诊断：全身骨显像未见明确肿瘤复发转移征象；右侧胫骨骨骺代谢减低预示该处骨骺生长障碍，将随生长产生肢体不等长现象。

临床随访

患儿于术后 1 年复查 X 线片观察骨骼生长情况，并进行双下肢长度测量。术前 X 线检查示双下肢胫骨长度均为 30.9 cm，术后 1 年患侧胫骨长度为 32.5 cm，健侧胫骨长度为 33.7 cm，双侧长度差为 1.2 cm（病例图 60-2）。

病例相关知识与解析

原发性骨肿瘤常见于青少年，多发生于四肢长骨，尤其是股骨远端。随着新辅助化疗的引入，患者术后保留肢体功能的概率及 5 年生存率均明显提高，而手术对肢体功能的影响也越来越受到临床医师的重视，在手术方式上也由原来的单纯肢体截除逐步变为强调尽量保留肢体功能的设计[1]。对于股骨远端骨肉瘤患者，手术对骨骺的损伤及术后应力改变会导致患侧骨生长速度慢于健侧，从

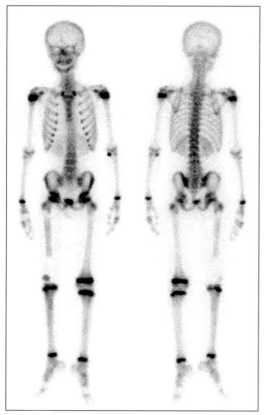

病例图 60-1　全身骨显像。

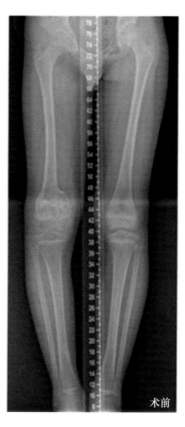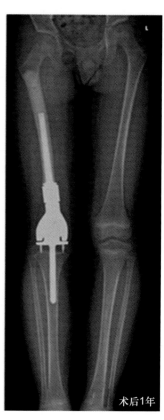

术前　术后1年

病例图 60-2　手术前及术后 1 年 X 线检查。

而发生成熟后肢体不等长（leg length discrepency，LLD），而 LLD 不仅会造成患者的步态异常，严重者还会影响脊柱生长发育，使患者的生活质量降低。目前临床上可用以下方法对 LLD 予以纠正：当 LLD ≤ 2 cm 时可使用增高鞋垫加以矫正；当 LLD > 3 cm 影响步态时，则需要进行健侧暂时性骨骺阻滞或行矫形手术。此外，国外已开发了利用磁力延长假体长度的技术，国内已有医院通过采用股骨半关节假体或骺微创型假体减少对骨骺的破坏以保护胫骨生长的方法。然而，临床医师在选择 LLD 矫正方案时，通常需要对保肢术后骺板的生长潜能做出评估。既往临床评估 LLD 多采用 Paley Growth 根据临床数据得出的分类办法，但个体差异、手术方式和假体类型等对胫骨生长会带来不同的影响。

有研究显示，骨显像剂 MDP 会被具有生长潜能的骨骺生长板高度摄取，且摄取程度与骨生长速度呈正相关[2]。北京大学人民医院核医学科与骨肿瘤科将这一显像机制用于股骨远端恶性肿瘤行保肢术患儿的胫骨生长预测，并通过测量胫骨骨骺术侧与健侧的放射性比值，发现患侧肢体术后骨骺的 MDP 摄取程度与其潜在的生长长度呈正相关（病例图 60-3 和病例图 60-4）。

在临床实践中，采用不同类型假体的术后骨骺 MDP 摄取程度与 LLD 程度均有所不同。股骨半关节假体（对患侧胫骨骨骺无直接损伤）、骺微创型假体（最小化对患侧胫骨骨骺的损伤）和成人旋转铰链式假体对患侧胫骨生长潜能的影响依次增大[3]。本例患者肿瘤切除后采用微创型假体，术后骨显像显示胫骨骨骺放射性减低，提示该种假体金属柄的插入对胫骨骨骺仍存在损伤作用。因此，骨显像可用于保肢术后预测骺板生长潜能。

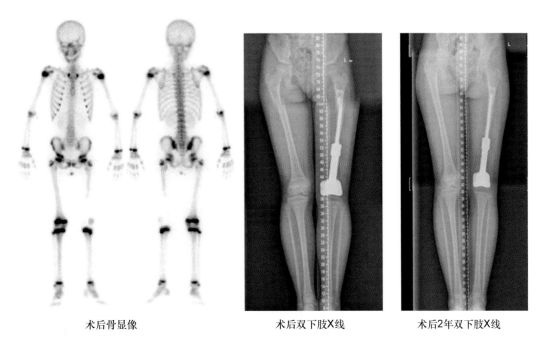

术后骨显像　　　　　　术后双下肢X线　　　　　　术后2年双下肢X线

病例图 60-3　患儿为 11 岁女性。因骨肉瘤行左下肢半股骨假体置换术，术后患侧骨骺 MDP 摄取与健侧相当（比值为 0.92），随访 2 年双侧胫骨长度差为 0.2 cm。

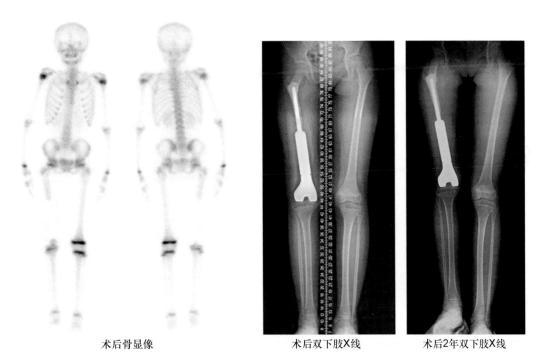

术后骨显像　　　　　　术后双下肢X线　　　　　　术后2年双下肢X线

病例图 60-4　患儿为 10 岁女性。因骨肉瘤行右下肢半股骨假体置换术，术后患侧胫骨近端骨骺 MDP 摄取明显减低（与健侧比值为 0.60），随访 2 年双侧胫骨长度差为 1.9 cm。

参考文献

［1］郭卫，姬涛，杨毅，等 . 少年儿童膝关节恶性骨肿瘤切除后的重建方法 . 中华解剖与临床杂志，2019，24（3）：197-202.

［2］Yamane T，Kuji I，Seto A，et al. Quantification of osteoblastic activity in epiphyseal growth plates by quantitative bone SPECT/CT. Skeletal Radiol，2018，47（6）：805-810.

［3］Li Y，Ji T，Wang Q，et al. Growth prediction value of Tc-99m-MDP on epiphysis around the knee：an observational study from pediatric limb salvage for malignant bone tumor. SNMMI annual meeting，2019.

（李原　姬涛）

病例61　双膦酸盐相关性颌骨坏死

病史及检查目的

患者为56岁女性，2年前体检发现左肺下叶占位，经穿刺活检病理诊断为高分化腺癌，同期全身骨显像检查考虑存在右侧髋臼骨转移，随后行化疗＋唑来膦酸治疗。1年半前患者开始反复出现右侧下颌骨区肿胀，伴口腔内流血、流脓，并多次排出死骨残渣，抗感染治疗后症状好转。近期复查CEA轻度增高。为除外骨转移，行^{99m}Tc-MDP全身骨显像＋颌面部及骨盆SPECT/CT显像（病例图61-1）

骨显像检查

方法及影像所见：静脉注射^{99m}Tc-MDP 3 h后行全身前、后位平面显像。全身骨骼显影清晰，下颌骨右侧可见一条片状放射性浓聚灶，右侧髋臼上缘亦可见一小片状放射性浓聚灶，其余诸骨未见明显异常放射性分布。加做颌面部及骨盆SPECT/CT后，见下颌骨右侧浓聚灶相应部位骨质破坏，骨质缺损区内含不规则死骨，伴有较广泛的下颌骨硬化；右侧髋臼上缘放射性浓聚灶处可见伴有周边硬化缘的骨质破坏区。

检查意见：右侧髋臼上缘血运代谢增强灶考虑转移性骨肿瘤治疗后改变；下颌骨右侧血运代谢增强灶，结合病史，考虑双膦酸盐相关性颌骨骨坏死可能性大。

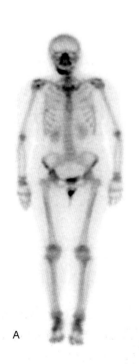
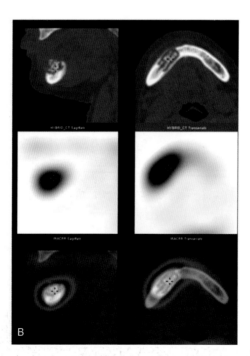
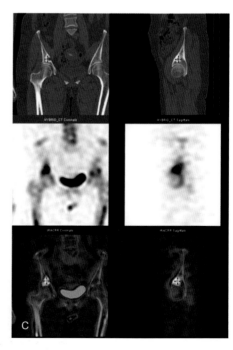

病例图61-1　全身骨显像（A）、颌面部（B）及骨盆（C）SPECT/CT显像。

病例相关知识及解析

双膦酸盐相关性颌骨骨坏死（bisphosphonate-related osteonecrosis of the jaws，BRONJ）是使用双磷酸盐后引发的严重并发症，2003年由Marx等首次报道[1]。双膦酸盐是用于各类骨疾病及钙代谢性疾病的一类新药物。能与骨质中的羟膦灰石特异性结合，抑制破骨细胞活性，从而抑制骨质吸收，因此被广泛用于治疗骨质疏松症、变形性骨炎、恶性肿瘤骨转移引起的高钙血症和骨痛症等。目前临床使用的双膦酸盐包括非含氮类的依替膦酸钠、氯屈膦酸钠，以及含氮类的阿仑膦酸钠、伊班膦酸钠、帕米膦酸二钠、利塞膦酸钠、唑来膦酸等。虽然BRONJ在临床上罕见，但近年来逐渐受到临床关注。BRONJ具有以下特点：①药物使用时间与BRONJ的发生呈正相关；②不同类型双膦酸盐引起BRONJ的发生率有所不同，其中使用唑来膦酸的发生率最高；③BRONJ的发生与患者的疾病类型有关，有报道其在治疗多发性骨髓瘤患者时发生率最高；④BRONJ发生后，即使停药也不能使之逆转[2]。

BRONJ多发生于50岁以上患者，无明显性别倾向，其中绝大多数发生于下颌骨，部分病例可同时累及上、下颌骨。BRONJ的病因及发病机制尚不清楚。病变可出现在药物使用过程中，也可出现在使用结束后，多出现于拔牙或植牙后，少数可为自发。临床常表现为拔牙后创面不愈，常伴有黄色带臭味的炎性分泌物，其他症状包括软组织肿胀、疼痛、牙齿松动、瘘管形成和骨暴露等，合并急性感染时，可因周围神经受压迫而出现剧烈的颌骨疼痛。BRONJ的CT表现除溶骨性骨质破坏外，常伴有骨质硬化，其中牙槽嵴及齿槽骨板硬化被认为是特征性改变，晚期患者颌骨广泛硬化，可导致邻近的下颌管狭窄[3]。BRONJ的诊断主要依赖临床表现、组织学上的骨质坏死证据、影像学表现及双膦酸盐药物使用史等。目前尚无针对BRONJ的有效治疗方法，主要以预防为主。

在BRONJ的临床诊断中，主要需要与以下疾病进行鉴别：①转移瘤：对于有恶性肿瘤病史的患者，BRONJ易被误诊为转移瘤，转移瘤常见溶骨性病变，但多伴有局部软组织密度肿物，一般无骨膜反应，无硬化。②放射性颌骨坏死：主要依据患者病变部位是否有放射治疗史，放射性颌骨坏死呈弥漫分布，而BRONJ较易累及牙槽嵴和齿槽骨板。③单纯性慢性骨髓炎：可有软组织肿胀、骨质增生硬化、形成窦道流脓，仅凭局部症状和影像表现难以与BRONJ鉴别，但结合患者病史及双膦酸盐使用史可帮助鉴别。

本例患者临床确诊肺癌骨转移，在治疗随访过程中发现下颌骨新发血运代谢增高灶，极易误诊为转移性骨肿瘤，此时加做局部SPECT/CT显像有助于明确病变的性质，同时结合患者有双膦酸盐药物使用史，不难做出正确的判断。

参考文献

［1］Marx R E. Pamidronate（Aredia）and zoledronate（Zometa）induced avascular necrosis of the jaws：a growing epidemic. J Oral Maxillofac Surg，2003，61（9）：1115-1117.

［2］章斌，田泾，金剑. 唑来膦酸致多发性骨髓瘤患者下颌骨坏死1例报告与分析. 上海医药，2017，38（19）：3-5.

［3］谢新凤，杨万群，黄飚，等. 双膦酸盐相关性颌骨坏死的CT诊断. 放射学实践，2018，33（5）：488-492.

（孙楚楚　任凌）

病例 62　转移性钙化

病史及检查目的

患者为29岁女性，乳腺癌术后6年，确诊多发骨转移、肝转移、肺转移3年，其间曾行多次化疗，末次化疗于 1 周前结束。3 年前因右侧股骨转移瘤行股骨肿瘤切除术＋假体置换术。现患者自述全身多处骨痛。实验室检查：CEA 88.33 ng/ml（参考值：0 ～ 10 ng/ml），CA15-3 239.2 ku/L（参考值：0 ～ 30 ku/L）；血钙 4.62 mmol/L（参考值：2.1 ～ 2.8 mmol/L），血磷 1.55 mmol/L（参考值：0.8 ～ 1.45 mmol/L）；尿素 5.52 mmol/L（参考值：2.9 ～ 8.3 mmol/L），肌酐 57 μmol/L（参考值：20 ～ 106 μmol/L）。为进一步了解全身骨病变情况，行全身骨显像（病例图 62-1）。

骨显像检查

方法及影像所见：静脉注射 ^{99m}Tc-MDP 4 h 后行全身前、后位平面显像。全身骨骼显像清晰，脊椎多个椎体及左侧髋关节可见点状、片状放射性浓聚灶；右侧髋关节置换术后右侧股骨上段假体呈放射性缺损区；余骨未见明显异常放射性分布。除骨骼摄取显像剂外，左上肺、右肺大部及胃壁亦可见弥漫不均匀性显像剂高摄取，加做胸部 SPECT/CT 后，见显像剂浓聚区域相应肺组织无明显结构改变；胃区未见明显占位性病变，放射性浓聚沿胃壁走行分布。此外，双肾显影明显；左侧肘部注射点处见显像剂外漏所致的小片状放射性浓聚灶。

检查意见：全身多骨血运代谢增高灶考虑骨转移；骨骼外双肺、胃壁及肾显像剂异常摄取考虑为转移性钙化。

病例相关知识及解析

转移性钙化（metastatic calcification）是由于全身性钙磷代谢障碍引起机体血钙或血磷升高，导致钙盐在未受损伤的组织内沉积，多见于肾衰竭后的代谢异常、甲状旁腺功能亢进、过多接受维生素 D 或骨肿瘤造成骨组织严重破坏使大量骨钙入血等。钙盐的常见沉积部位包括肾小管、肺泡、胃黏膜、血管、心脏、关节周围软组织及皮肤等，经合理治疗后多数可逐步消退。在钙化形成的早期，患者通常无症状，仅在 X 线、超声检查时偶然被发现，但钙化体积较大时可产生不同的临床症状，如皮肤钙化可引起顽固性瘙痒；关节周围软组织钙化可引起肌肉酸痛、关节疼痛及活动受限；小 - 中动脉钙化可导致皮肤、皮下脂肪、肌肉、筋膜及内脏器官组织缺血坏死，继发感染；心肌或心脏瓣膜钙化可引起房室传导阻滞和心力衰竭；肺钙化可引起咳嗽及活动后气喘等呼吸道症状等。

转移性钙化的 CT 表现为钙化的结节或肿物，结合临床及实验室检查诊断并不困难，但值得注意

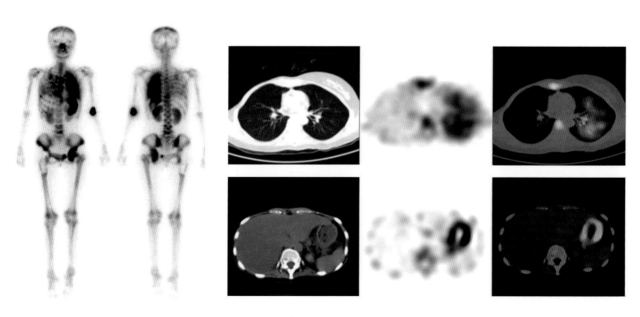

病例图 62-1　全身骨显像及胸部 SPECT/CT。

的是，患者在无明显症状或钙化灶的情况下可能被临床忽略。本例乳腺癌患者处于随访中，临床已确认有骨骼、肝及肺转移发生，骨显像检查的主要目的是观察骨骼病变情况。但骨显像除了显示多发骨转移病灶外，还显示出双肺及胃壁对骨显像剂的弥漫性摄取，基于 MDP 的骨显像机制，提示这种骨骼以外的显像剂摄取由转移性钙化所致。值得注意的是，此时患者骨显像剂高摄取的相应部位在 CT 中并未显示出明显钙化征象，患者也未表现出明显的呼吸系统及胃肠道症状，这提示骨显像可在病变形成的早期阶段显示软组织中存在的矿化活动过程，若病情未能得到控制，随后组织器官中逐渐出现的高密度钙化灶会被 CT 检出。有研究证实新形成的钙化灶与 MDP 的亲和力比陈旧性钙化灶强[1]，这也说明了转移性钙化病变区对骨显像剂的摄取程度与疾病的活动状态相关，一些对骨显像剂低摄取的钙化区很可能是陈旧性病灶。由此可见，骨显像是早期检出转移性钙化的有效技术手段，其早期检出转移性钙化的意义在于提示临床及时采取干预措施，减轻或避免临床症状的出现。骨显像诊断转移性钙化时应注意排除其他可导致骨外摄取显像剂的情况，包括显像剂质量、手术创伤、放疗、伴有钙化的转移性肿瘤、大量胸腹腔积液及弥漫性炎性病变等，因此骨显像诊断中应密切结合患者的病史，获得高钙血症的实验室证据，而加做 SPECT/CT 或获得同机 CT 影像可进一步帮助鉴别诊断。

尽管本例患者转移性钙化的发生与恶性肿瘤相关，但实际临床中许多其他因素亦可导致转移性钙化的发生，其中肾透析患者转移性钙化的发生率为 36% ~ 76%[2]（病例图 62-2）。对发生于肾病患者的转移性钙化，骨显像中可能还有以下发现：①肾衰竭患者伴继发性甲状旁腺功能亢进时可见代谢性骨病征象；②转移性钙化病灶可类似占位性病变，此时通常需要与代谢性骨病伴发的纤维囊性骨炎（棕色瘤）进行鉴别。

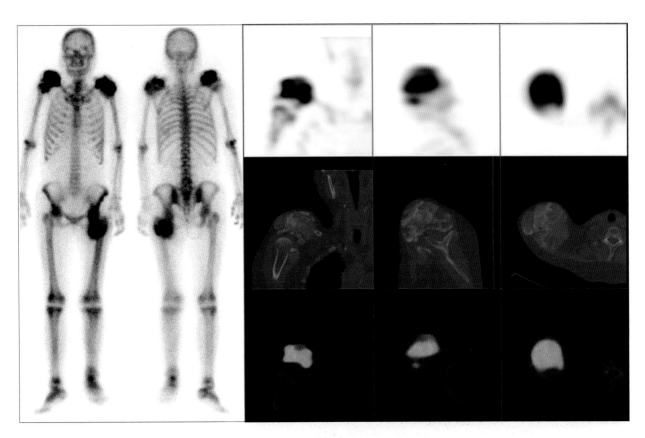

病例图 62-2 长期肾透析患者的骨显像图像。除颅骨、下颌骨及四肢长骨骨皮质放射性浓聚外，还可见双侧肩关节和左侧髋周围软组织转移性钙化。

参考文献

[1] Castaigne C，Martin P，Blocklet D. Lung，gastric and soft tissue uptake of Tc-99m MDP and Ga-67 citrate associated with hypercalcemia. Clin Nucl Med，2003，28（6）：467-471.

[2] Milliner D S，Zinsmeister A R，Lieberman E，et al. Soft tissue calcification in pediatric patients with end stage renal disease. Kidney Int，1990，38（5）：931-936.

（高平）

病例 63 肿瘤对骨显像剂的摄取

病史及检查目的

患者为 74 岁女性，因"诊断右侧乳腺癌 3 个月，双侧膝关节不适 2 周"就诊。患者 6 年前无意中触及右乳肿物，未重视。3 个月前自觉肿物增大，行穿刺活检，病理诊断为右侧乳腺黏液癌伴右侧腋窝淋巴结转移，予规律内分泌治疗至今。2 周前自觉双侧膝关节不适，否认近期外伤及手术史。近期胸部 CT 示：右侧乳房皮肤增厚，外侧象限可见团块状软组织肿物影，最大截面范围为 6.5 cm×5.3 cm，边界欠清晰，增强后明显不均匀强化，右侧腋窝见数个小淋巴结，扫描野内双肺及骨骼未见明确转移征象（病例图 63-1）。为进一步除外骨转移，行全身骨显像检查（病例图 63-2）。

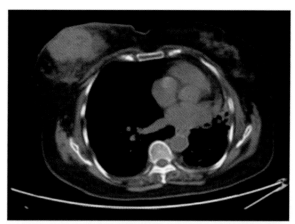

CT平扫

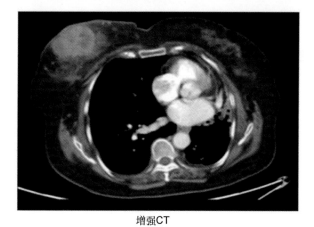

增强CT

病例图 63-1 胸部 CT。

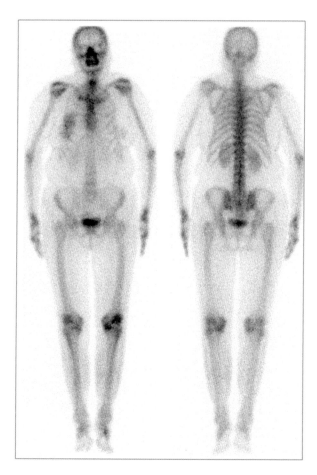

病例图 63-2 全身骨显像。

骨显像检查

方法及影像所见：静脉注射 ^{99m}Tc-MDP 4 h 后行全身前、后位平面显像。全身骨骼显像清晰，脊柱各椎体及胸骨显像剂分布均匀；双侧膝关节及左侧足部可见点状、片状放射性浓聚灶；前位像右侧胸部可见片状显像剂摄取增高灶，受其遮挡局部肋骨放射性分布情况观察不满意；其余诸骨未见明显异常放射性分布。

检查意见：全身骨显像未见明显骨转移征象；双侧膝关节及左侧足部血运代谢增强灶考虑为退行性改变；右前胸显像剂摄取增高灶考虑为乳腺肿物摄取显像剂所致。

病例相关知识及解析

^{99m}Tc-MDP 骨显像是早期评估恶性肿瘤是否发生骨转移最常用的检查方法。临床实践中经常可以遇到骨显像剂被骨骼以外的器官和软组织所摄取，各种因素导致的局部血流量增加、钙离子浓度增加、毛细血管通透性增加均可造成骨显像剂在该区域的分布增多。本病例展示了肿瘤实体组织对骨显像剂的摄取，是骨显像中骨外摄取的相对常见情况。

Loutfi 等将骨外摄取骨显像剂分为 3 种情况[1]：①显像剂经泌尿系统排泄导致的双肾、输尿管和膀胱显影；②显像剂质量和操作技术的影响导致的骨外摄取，如显像剂中游离锝比例过高，既往注射的钙剂、铁剂或钆剂与 ^{99m}Tc-MDP 形成胶体，或显像剂误入动脉等；③肿瘤、炎症、淀粉样变、横纹肌溶解、交感神经病变、体腔积液或软组织水肿等多种病理因素所致的异常摄取。其中，恶性肿瘤或可疑恶性肿瘤患者全身骨显像时骨外软组织出现局灶性异常显像剂摄取多由原发性和转移性恶性肿瘤所致（占90%）[2-3]，临床常见于肺癌、乳腺癌、贲门癌、鼻咽癌、食管癌、肾癌等。异常摄取的机制可能与血管增生、肿瘤细胞局部钙离子浓度改变、肿瘤组织的坏死液化等有关。此外，部分成骨性肿瘤（如骨肉瘤、软骨肉瘤）摄取骨显像剂是因为肿瘤细胞可直接形成肿瘤性类骨组织和骨组织，类骨组织中钙盐沉积，对 MDP 有很强的浓聚能力（病例图 63-3）。

本例为已经明确诊断的乳腺癌患者，在骨显像中仅前位像患侧胸壁可见团片状显像剂分布，其形态

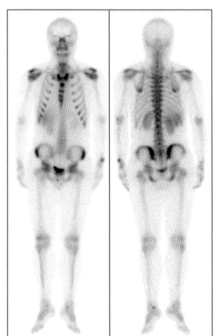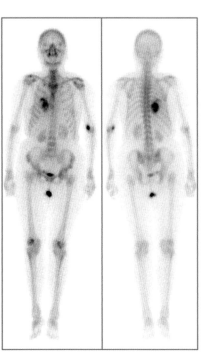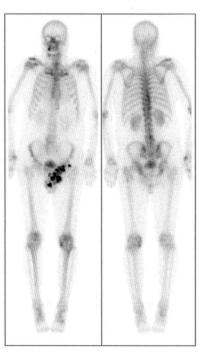

病例图 63-3 原发性肿瘤对骨显像剂的摄取。从左向右依次为肝癌、肺癌和骨外骨肉瘤患者的骨显像图像。

与肋骨走行方向不一致，在胸部 CT 的相应部位除了乳腺区可见软组织肿块外，肺内及肋骨均未见明显异常，因此考虑为乳腺肿瘤摄取显像剂。值得注意的是，某些腺体组织丰富的正常女性乳腺亦可出现乳腺区显像剂摄取增高，但为双侧对称，摄取程度相对较低，且分布基本均匀，因此除一侧乳房缺如外，当发现双侧乳腺对显像剂的摄取不对称时，应考虑肿瘤可能。

骨显像对骨外组织显影的定性虽无特异性，但可提供一些有价值的诊断信息，"意外"显影的骨外组织可能为原发性恶性肿瘤、转移瘤或恶性病变的继发性病变，可提示临床从而为最终诊断和准确分期提供帮助。反之，当临床病史已提供恶性病变的部位时，核医学医师应该仔细鉴别这些部位是否有显像剂的摄取，不要把显影的骨外组织误认为骨组织，做出骨转移的错误诊断。

参考文献

［1］Loutfi I，Collier B D，Mohammed A M. Nonosseous abnormalities on bone scans. J Nuel Med Technol，2003，31（3）：149-153.

［2］张芬茹，许建林，周建平，等.肿瘤患者骨外软组织摄取骨显像剂的临床意义.中国医学影像技术，2007，23（7）：1076-1079.

［3］马超，匡安仁，左书耀，等. 放射性核素骨显像骨外异常放射性浓聚影的原因. 中华核医学杂志，2006，26（5）：319-320.

（高平　王茜）

病例 64　药物因素导致的骨外摄取骨显像剂

病史及检查目的

患者为 78 岁男性，因"间断发热、干咳 2 周，憋喘 1 天"入院，入院后行颈部 CT 检查发现 C2 ～ C3 椎体水平左侧咽侧壁明显增厚，考虑恶性病变可能；胸部 CT 和腹盆腔超声未见明显异常。为除外骨转移，行全身骨显像检查（病例图 64-1）。

骨显像检查

方法及影像所见：静脉注射 ^{99m}Tc-MDP 4 h 后行全身前、后位骨显像。结果示全身骨骼显像清晰，脊柱、胸骨、胸骨、肋骨、骨盆及四肢骨放射性分布基本均匀，未见明显异常放射性分布；蝶窦及上、下颌骨可见数个小点状放射性浓聚灶；双侧肩关节可见点状放射性浓聚灶；肝和脾可见弥漫性显像剂摄取。

检查意见：全身骨显像未见明显骨转移征象；蝶窦及上、下颌骨血运代谢增强灶与局部炎症有关；双侧肩关节血运代谢增强灶考虑为退行性变；结合当日 MRI 检查史，肝脾显像剂摄取考虑与造影剂使用相关［追问病史得知，患者于骨显像检查当日先接受了 MRI 检查，检查中使用了造影剂二乙烯五胺乙酸钆（Gd-DTPA），约 1 h 后至核医学科注射骨显像剂 ^{99m}Tc-MDP］。

最终临床诊断

患者经 MRI 检查发现左侧咽壁肿物，经组织病理学证实为鳞状细胞癌。同期实验室检查示肝、肾功能未见异常。影像学检查未发现骨转移征象。

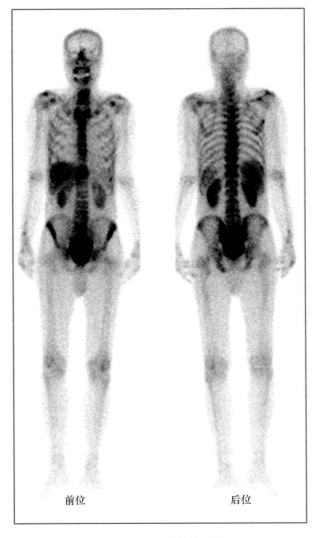

前位　　　　　　　　后位

病例图 **64-1**　全身骨显像。

病例相关知识及解析

除被骨骼摄取外，骨显像中的显像剂 ^{99m}Tc-MDP 在其排泄路径（肾、输尿管、膀胱）上也可显示生理性的摄取与蓄积，甲状腺、乳腺及肢体软组织等亦可见不同程度的生理性显像剂分布。病理性骨外摄取相对少见，可见于心肌梗死灶、脑梗死灶，原发性肿瘤病灶、感染与非感染性炎性病灶、创伤、胸腔积液、腹腔积液，以及各种原因致高钙血症时发生的异位性钙化等。然而，骨显像中发现肝和脾同时呈弥漫性摄取显像剂的情况较少见。

当骨显像发现肝和脾异常摄取显像剂时，应首先除外药物标记时产生过多的锝胶体复合物所致的肝脾显影，其他可导致肝和脾摄取的原因包括静脉注射 CT 增强造影剂碘海醇、多发性骨髓瘤继发淀粉样变或高钙血症、淋巴瘤、原发性巨球蛋白血症等，均应逐一排除。本例为临床怀疑恶性肿瘤患者，但全身骨显像未发现骨转移征象，却显示出肝、脾对 ^{99m}Tc-MDP 的异常摄取，检查当日使用相同批次显像剂行骨显像检查的其他患者均未见肝脾显影，因此可除外显像剂质量因素的影响。患者无急、慢性肝病史，近期常规实验室检查（包括血常规、尿常规、粪常规、肝肾功能、电解质、血脂、血糖、凝血功能、肿瘤标志物等）均未发现明显异常，腹部 B 超肝脾亦未见异常，这些资料有助于排除由于肝脾原发疾病导致的显像剂异常摄取。追问病史，患者检查当日上午注射 Gd-DTPA 后行 MRI 检查，之后约 1 h 到核医学科注射 ^{99m}Tc-MDP，4 h 后行全身骨显像，因此推断患者肝脾显影很可能是由于短时间内注射 Gd-DTPA 的影响。

既往有文献报道过在注射 Gd-DTPA 后 25 ～ 30 min 再注射 ^{99m}Tc-MDP，其随后的骨显像中可发现肝脾呈不同程度显影，而这种现象会在 1 周后的重复骨显像检查中消失[1]，证实 MRI 造影剂 Gd-DTPA 可造成骨显像中肝脾摄取 MDP。然而，目前有关肝脾摄取 MDP 的机制尚未明确，但有两点可以确定：一是有胶体或大颗粒物质形成才可能被肝脾中的单核吞噬细胞系统摄取；二是上述物质能被 ^{99m}Tc 标记才能使肝脾显影。研究显示，在骨显像剂给药前或给药后短期内静脉注射 Gd-DTPA 均可引起肝脾弥漫性异常放射性摄取[2-3]。由于 Gd-DTPA 在静脉注射后 1 min 即可达到血液和组织的分布高峰，消除半衰期为 20 ～ 100 min，24 h 内约 90% 以原型随尿排出[4]，而考虑到核素显像剂的物理量和化学量微小，与 MRI 造影剂用量存在很大差异，尽管 Gd-DTPA 排泄较快，但为了避免残留造影剂对骨显像的干扰，在临床工作中应注意将两种影像检查的时间安排在间隔 24 h 以上。

参考文献

[1] Shi X M, Jing H L, Zhuang H M, et al. Diffuse hepatic and splenic uptake of Tc-99m methylene diphosphonate on bone scintigraphy after intravenous administration of gadolinium-containing MRI contrast. Clin Nucl Med, 2011, 36（3）: 178-182.

[2] Zhang W, Zhang Y, Li X, et al. Increased liver and spleen accumulation of Tc-99m methylene diphosphonate associated with intravenous injection of MRI contrast gadolinium-diethylenetriaminepentancetic acid. Clin Nucl Med, 2011, 36（3）: 183-185.

[3] Zhang W, Chen B, Deng H, et al. Hepatic and splenic uptake on bone scintigraphy in patients with intravenous administration of ^{99m}Tc methylene diphospbonate prior to gadolinium-containing contrast. Clin Nucl Med, 2013, 38（3）: 219-220.

[4] Weinmann H J, Braseh R C, Press W R, et al. Characteristics of gadolinium-DTPA complex: a potential NMR contrast agent. AJR Am J Roentgenol, 1984, 142（3）: 619-624.

（邸丽娟）

病例 65　骨显像图像质量的影响因素

病史及检查目的

患者为 50 岁男性，9 个月前因咳嗽行胸部 CT 检查，发现双肺多发结节，口服抗生素治疗后症状好转。2 周前复查胸部 CT 提示右肺下叶结节较前增大，考虑肿瘤可能，拟行手术切除。术前为除外骨转移，行全身骨显像（病例图 65-1）。

骨显像检查

方法及影像所见：静脉注射显像剂 ^{99m}Tc-MDP 4 h 后行全身前、后位平面骨显像。结果示全身骨骼显影清晰，脊柱各椎体及胸骨放射性分布均匀，颅骨、肋骨、肩胛骨和骨盆放射性摄取基本对称，右侧膝关节可见一点状放射性浓聚灶；此外，右侧前臂远端至手部放射性分布明显增高，呈"手套征"表现；其余诸骨未见明显异常。

检查意见：全身骨显像未见明确骨转移征象；右侧膝关节血运代谢增强灶考虑炎性病变；右侧前臂远端至手部血运代谢增强灶考虑与显像剂注射有关。

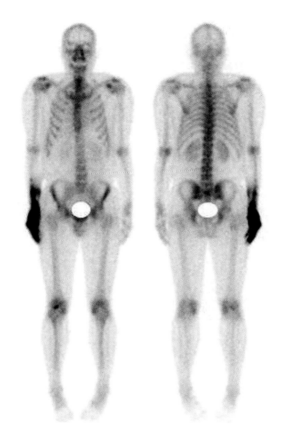

病例图 65-1　全身骨显像。

病例相关知识及解析

骨显像是核医学科常规开展的检查项目之一，2018 年全国核医学现状普查结果显示，骨显像检查例数居单光子显像的首位[1]，在骨骼良、恶性病变的诊疗中发挥着不可替代的作用。然而，获得优质的图像是核医学医师进行准确诊断的前提。正常情况下，检查当日首先由护士将检定合格的骨显像剂 ^{99m}Tc-MDP 20 ～ 25 mCi 通过静脉注射的方式引入患者体内，同时嘱患者饮水至少 1000 ml 并多次排尿。随后，在显像剂注射 3 ～ 4 h 后要求患者排空膀胱并摘除身上的金属物品，由技术操作人员通过预先设定的程序进行图像采集和处理，获得用于诊断的影像。因此，药物注射、患者准备、图像采集和处理各个环节的多种因素均可能影响最终的图像质量。

1. 药物因素

合格的放射性药物是取得优质图像的先决条件，放射性药物的物理状态、核素纯度、放射化学纯度、化学纯度、pH 值和离子强度等出现问题均可导致图像质量下降。尽管在药物使用前已经由放射性药物生产机构进行了严格的质量控制，但在临床实际应用中也会遇到因药物放置时间过长导致药物放射性活度下降，造成图像质量下降，或因标记核素脱落致游离锝过多，甲状腺、唾液腺或胃黏膜因摄取而显影（病例图 65-2）。

2. 注射因素

一般情况下，为保证显像剂迅速、完全地经静脉注入体内，注射时宜选择粗直、弹性好、不易滑动的静脉，如肘窝的贵要静脉、正中静脉、头静脉或手臂的浅静脉，但对于儿童等血管纤细的患者或经多次化疗的肿瘤患者，推荐使用三通管预先建立静脉通道。采用直接静脉注射时，应注意避免进针过浅或过深，在显像剂推注过程中注意观察患者反应，退针后嘱患者屈肘按压 5 ～ 10 min，否则显像剂容易外漏到组织间隙造成注射部位的显像剂聚集，漏出较多者还可因部分容积效应影响邻近结构的观察（病例

图 65-3）。形成本例患者"手套征"样改变的原因是进针时针头刺破动脉，显像剂随血液循环到达远端组织[2-3]。

3. 患者因素

多种患者自身因素亦可影响骨显像的图像质量，在操作过程中应尽量避免或采取适当措施干预。

（1）饮水不足：显像剂注入后通常要求患者多饮水并排尿，目的是促进体循环内的放射性药物排泄，增加骨与软组织的对比度。然而，一些患者可能因自身疾病的原因导致饮水不足或尿液生成及排出减少（如慢性肾脏病或长期化疗后肾功能损伤等），使得本底放射性分布增高，骨骼显影不清晰（病例图 65-4）。

（2）排尿困难：一些高龄或行动不便的患者常因尿液排出困难导致膀胱内显像剂大量蓄积，从而影响对骨盆诸骨的观察。当患者病变位于骨盆时，应事先了解患者的排尿情况，必要时在显像剂注射前预先置入导尿管或进行局部 SPECT/CT 显像，以排除膀胱内放射性干扰（病例图 65-5）。

（3）体表污染：患者在排尿过程中可能会造成尿液污染衣物、会阴部、大腿内侧，甚至小腿内侧，形成体表不规则放射性浓聚灶（病例图 65-6）。发现患者有体表污染时，应在去除污染后再次采集图像。

（4）配饰及植入物：图像采集前嘱患摘除佩戴的金属物品是为了避免其遮挡造成伪影，但实际工作中仍有不遵医嘱的患者，故图像采集前应注意问询和检查。此外，需注意识别一些无法移除的体内医疗置入物形成的伪影，如心脏起搏器植入后、椎体成形术骨水泥填充后形成的放射性"冷区"等（病例

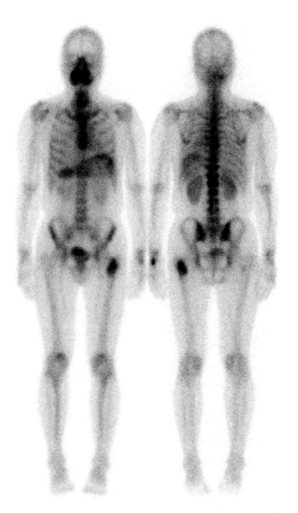

病例图 65-2　游离锝过多导致的唾液腺、甲状腺及胃黏膜显影。

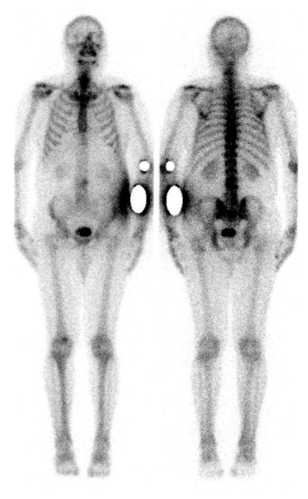

病例图 65-3　注射部位显像剂漏出过多产生的部分容积效应。

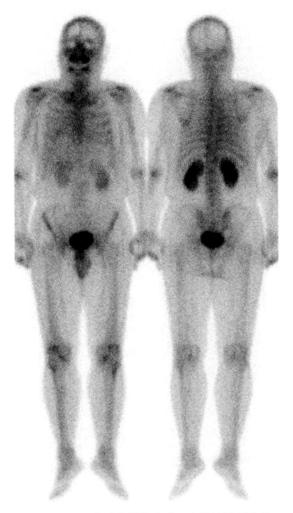

病例图 **65-4** 肾功能损伤造成全身骨显影不清晰。

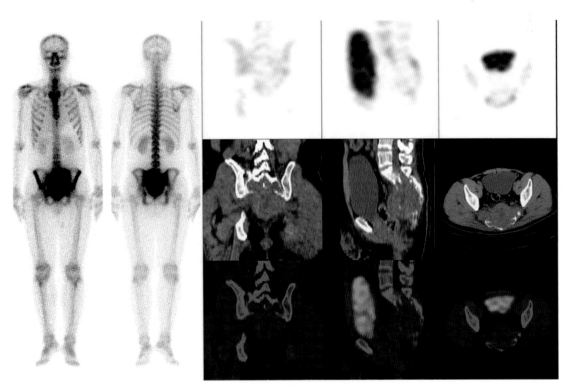

病例图 **65-5** 膀胱过度充盈影响骨盆病变的观察。

图 65-7）。

（5）体位移动：患者因疼痛或意识障碍等原因在图像采集过程中出现体位移动亦可影响图像质量（病例图 65-8）。因此，对于无法耐受检查的患者，应提前给予必要的镇痛、镇静药物或采取心理疏导、固定等措施，以保证检查顺利进行。

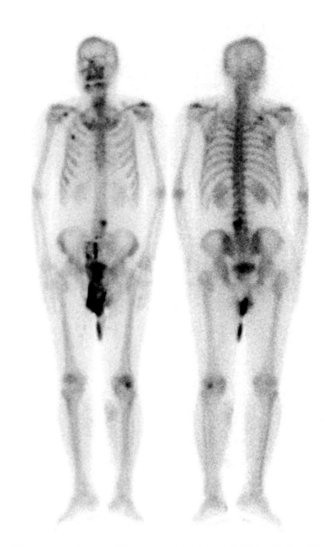

病例图 65-6 尿液造成会阴部、大腿内侧及左侧小腿内侧污染。

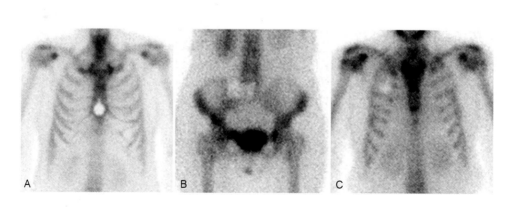

病例图 65-7 金属物遮挡造成的放射性"冷区"。A. 吊坠；B. 皮带扣；C. 心脏起搏器。

4. 技术操作因素

过早行图像采集、患者摆位不正、导尿管和尿袋摆放位置不佳、图像采集条件设定错误、扫描床速过快、扫描时探头未贴近患者等均可造成图像质量下降（病例图 65-9）。

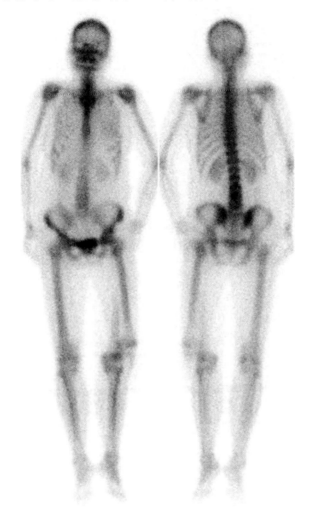

病例图 65-8 左下肢体位移动造成的伪影。

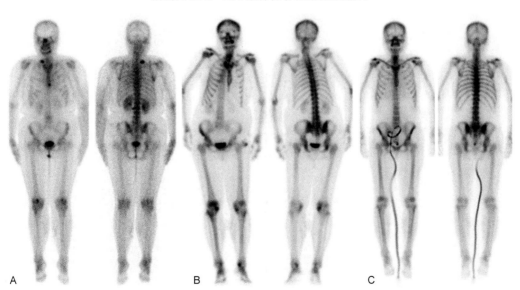

病例图 65-9 技术操作因素对图像质量的影响。A. 显像剂注射后过早成像使软组织本底偏高；B. 患者摆位不正导致图像不对称，可能被误认为强迫体位；C. 导尿管屈曲影响骨盆局部观察。

（1）图像采集时间：若显像剂注射后过早行图像采集，软组织本底仍然偏高，特别是对于老年、肥胖或化疗后的患者，因此推荐剂注射后 4 h 进行图像采集。

（2）正确摆位：在图像采集前，需要技术操作人员对患者进行床旁摆位，将患者头部摆正，身体左右对称，双臂置于身体两侧、手心向上，双脚尖并拢向前，双足跟分开。对于有导尿管的患者，应将导尿管顺直置于两腿间，尿袋置于足底，避免导管及尿袋与身体重叠。

（3）图像采集：图像采集时首先将探头尽量贴近患者身体，然后应用本单位固定的程序进行图像采集，无特殊情况不可随意改变常规程序。探头远离患者或床速过快均可导致骨骼图像模糊，影响对病变的观察。

5. 设备故障因素

各种设备故障会直接对图像质量和影像诊断产生不良影响。因此，日常工作中要求严格做好设备的质量控制与检测，以保证核医学显像设备的稳定运转。

参考文献

［1］中华医学会核医学分会 . 2018 年全国核医学现状普查结果简报 . 中华核医学与分子影像杂志，2018，38（12）：813-814.

［2］Bozkurt M F，Ugur O. Intra-arterial Tc-99m MDP injection mimicking reflex sympathetic dystrophy. Clin Nucl Med，2001，26（2）：154-156.

［3］Giammarile F，Mognetti T，Paycha F. Injection after displaying "sock" pattern on bone scan："glove" sign equivalent resulting from bisphosphonate-（99mTc）injection in foot venous system. Eur J Nucl Med Mol Imaging，2014，41（8）：1644-1645.

（高平　王茜）